高等职业教育食品类专业教材

食品营养与卫生

主编　刘冬梅　邓桂兰

副主编　顾宗珠　邓鹏飞

参编人员　魏强华　王小梅　沈　健　吴小勇

中国轻工业出版社

图书在版编目（CIP）数据

食品营养与卫生/刘冬梅，邓桂兰主编．—北京：中国轻工业出版社，2024.1

高等职业教育"十二五"规划教材

ISBN 978 - 7 - 5184 - 0218 - 2

Ⅰ．①食…　Ⅱ．①刘…②邓…　Ⅲ．①食品营养—高等职业教育—教材 ②食品卫生—高等职业教育—教材　Ⅳ．①R15

中国版本图书馆 CIP 数据核字（2015）第 016136 号

责任编辑：马　妍

策划编辑：马　妍　　责任终审：张乃东　　封面设计：锋尚设计
版式设计：锋尚设计　　责任校对：吴大鹏　　责任监印：张　可

出版发行：中国轻工业出版社（北京鲁谷东街 5 号，邮编：100040）
印　　刷：三河市万龙印装有限公司
经　　销：各地新华书店
版　　次：2024 年 1 月第 1 版第 7 次印刷
开　　本：720×1000　1/16　印张：19
字　　数：383 千字
书　　号：ISBN 978 - 7 - 5184 - 0218 - 2　　定价：38.00 元
邮购电话：010 - 85119873
发行电话：010 - 85119832　010 - 85119912
网　　址：http://www.chlip.com.cn
Email：club@ chlip.com.cn
如发现图书残缺请与我社邮购联系调换
232070J2C107ZBQ

近十年来，我国城乡居民的膳食、营养状况有了明显改善，但与此同时，我国也面临着营养缺乏与营养结构失衡的双重挑战，高血压、糖尿病、传染病、寄生虫病等与膳食密切相关的疾病仍在威胁着人们的健康。因此，大力开展营养与卫生方面的宣传、教育工作，引导我国居民参与及改善营养膳食搭配和预防食源性疾病是我们面临的一个非常紧迫的任务。为适应社会对健康的需求，根据高职高专人才培养目标的要求，我们编写了本教材，既可作为高职高专食品专业、烹饪营养专业、餐饮管理专业的辅导教材，也可作为专业科研、技术人员及公共营养师的参考用书。

本教材以培养学生的综合素质与职业能力为目标，以教、学、做一体化为思路，按照"模块""项目""任务"的框架结构进行编写。全书共分为五大模块，包括食品营养学基础、食品卫生学基础、各种食物的营养与卫生、各类人群的营养与膳食、餐饮营养与卫生管理。每个模块细分为若干个项目，每个项目再细分为若干个任务。在每个任务中，又以案例引入 →知识介绍 →技能实训→知识拓展→练习题的形式组织编排内容，达到用"案例"激发学生学习兴趣、用"知识"提高学生理论水平、用"实训"训练学生操作技能、用"知识拓展"拓宽学生思维空间、用"练习题"巩固学生学习内容的目的。

本教材编写时，在遵循高职教育教学规律的基础上，对课程教学内容进行了整合和提升，并进行了一些新的尝试，体现了如下特点。

● 新颖性：打破原有的将概念、理论简单罗列出来的知识体系模式，按照工学结合的要求，以"模块""项目""任务"的框架结构重新组织教材内容。教材的每个基本单位"任务"是一个完整而又独立的教学单元，便于教师掌控时间和组织教学。

● 针对性：针对高职高专学生专业基础薄弱、化学知识不扎实的特点，弱化传统教材中的化学知识，积极引入与生活相关的案例，激发学生的学习兴趣，并有助于其理解教材内容。

　　● 职业性：为适应餐饮管理类专业学生毕业后从事餐饮工作的需要，增加"餐饮营养与卫生管理"模块，使学生掌握食物在餐饮加工中的营养变化特点以及存在的卫生安全问题，提升服务质量和服务水平，以满足顾客的需要。

　　● 考证：将公共营养师的考证内容融入到教材内容中，使学生通过对教材的学习和掌握能够达到考证的最基本要求。

　　本教材由刘冬梅（华南理工大学）、邓桂兰（广东轻工职业技术学院）担任主编，顾宗珠（广东轻工职业技术学院）、邓鹏飞（海南师范大学）担任副主编，魏强华（广东轻工职业技术学院）、王小梅（广东轻工职业技术学院）、沈健（广东轻工职业技术学院）、吴小勇（广东药学院）也参与了本教材的编写工作。具体编写分工如下：模块一、模块二及模块三项目一中的任务一、任务二由刘冬梅编写，共计160千字；模块三项目一中的任务三、任务四由魏强华编写，共计14千字；模块三项目二中的任务一由沈健编写，共计11千字；模块三项目二中的任务二、任务三由吴小勇编写，共计12千字；模块三中的项目三由王小梅编写，共计14千字；模块四中的项目一由邓鹏飞编写，共计38.5千字；模块四中的项目二由顾宗珠编写，共计47.5千字；模块五由邓桂兰编写，共计83千字。全书由邓桂兰统稿和审稿。

　　由于编者水平所限，不足之处在所难免，敬请读者指正。

编　者

2014 年 10 月

模块一　食品营养学基础——人体需要的营养素和能量

模块二　食品卫生学基础——食品污染与食物中毒

模块三　各种食物的营养与卫生

模块四　各类人群的营养与膳食

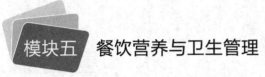

模块五　餐饮营养与卫生管理

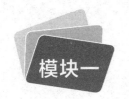

模块一 食品营养学基础
——人体需要的营养素和能量

能力目标

　　1. 能掌握六大营养素的供给量及食物来源；能对食物中的蛋白质、脂类进行营养评价。

　　2. 能计算人体一日能量需要量，并能根据食物摄入情况计算人体能量摄入量。

知识目标

　　1. 理解六大营养素的功能；理解人体能量需要量的计算方法。

　　2. 掌握食物蛋白质、脂类的营养价值评价方法。

　　3. 掌握六大营养素的供给量和食物来源。

【篇首阅读】

　　营养素是指食物中所含的维持人体生命所必需的化学成分。研究表明，人体所需营养素不下百种，其中一些营养素可由人体自身合成，而另外一些营养素人体则无法合成，必须从食物中摄取。人体需从食物中摄取的营养素有40多种，可概括为六大类，即蛋白质、脂类、碳水化合物、矿物质、维生素和水。营养素的生理功能可归纳为：一是给人体提供能量，二是构成机体成分和组织修复，三是生理调节功能。

项目一　六大营养素　🔍

任务一　蛋白质

【引入】

安徽阜阳"大头娃娃"事件

从 2003 年 5 月起，安徽阜阳地区 100 多名婴幼儿陆续患上一种怪病：脸大如盘，四肢短小，被称为"大头娃娃"。罪魁祸首竟是他们喝的奶粉。原来一些不法分子用淀粉、蔗糖等全部或部分替代奶粉，再用奶香精等进行调香调味，制造出劣质奶粉。长期食用这种低蛋白质的劣质奶粉会导致婴幼儿营养不良、生长停滞、免疫力下降，致使婴儿头大身子小，身体虚，进而并发多种疾病甚至死亡。

【知识介绍】

一、蛋白质概述

（一）蛋白质的组成

1. 蛋白质的元素组成

蛋白质主要由碳、氢、氧、氮四种元素组成，有些蛋白质还含有硫、磷、铁、碘、锰等其他元素。各种蛋白质的含氮量很接近，平均为 16%，即食物的蛋白质和氮元素存在如下关系：氮元素质量＝蛋白质质量×16%。

2. 蛋白质的结构组成

氨基酸是构成蛋白质的基本单位。构成天然蛋白质的氨基酸只有 20 种，这 20 种氨基酸根据来源不同，分为以下三大类。

（1）必需氨基酸　是指人体不能合成，或能合成但合成数量不能满足人体需要而必须从食物中获得的氨基酸。必需氨基酸有 8 种：异亮氨酸（Ile）、亮氨酸（Leu）、色氨酸（Trp）、缬氨酸（Val）、苏氨酸（Thr）、赖氨酸（Lys）、苯丙氨酸（Phe）和甲硫氨酸（Met）。对于婴幼儿来说，必需氨基酸还包括组氨酸（His）。

（2）非必需氨基酸　是指能由人体合成且合成的数量能满足人体需要的氨基酸。非必需氨基酸有 9 种：丙氨酸（Ala）、脯氨酸（Pro）、甘氨酸（Gly）、丝氨酸（Ser）、天冬酰胺（Asn）、谷氨酰胺（Gln）、精氨酸（Arg）、天冬氨酸

（Asp）、谷氨酸（Glu）。

（3）半必需氨基酸　半胱氨酸（Cys）、酪氨酸（Tyr）在体内可分别由甲硫氨酸（Met）和苯丙氨酸（Phe）转变而来，因此，被称为半必需氨基酸。

（二）蛋白质的分类

1. 按化学结构分类

蛋白质可分为单纯蛋白质与结合蛋白质两大类。前者如清蛋白、球蛋白、谷蛋白等，水解后的最终产物只有氨基酸；后者如核蛋白、糖蛋白、脂蛋白等，水解产物除有氨基酸，还有非蛋白质分子。

2. 按蛋白质形状分类

可将蛋白质分为纤维状蛋白质和球状蛋白质。前者多为结构蛋白，是形成机体组织的物质基础，如胶原蛋白等；后者多用以合成生物活性因子，如酶、激素、免疫因子、补体等。

3. 按营养价值分类

可将蛋白质分为完全蛋白质、半完全蛋白质和不完全蛋白质。

二、蛋白质的生理功能

1. 构成人体细胞、组织、器官的重要成分

例如人的心、肝、肾等器官含有大量蛋白质，皮肤、肌肉、骨骼、牙齿等也含有蛋白质；人体由细胞构成，细胞内也含有蛋白质。

2. 维持组织的生长、更新和修补

人体的生长发育可视为蛋白质不断积累的过程，因此，给儿童、青少年及孕妇提供足够量的优质蛋白质极其重要。另外，人体各种组织的蛋白质在不断更新，例如胃黏膜 2～3d 就要全部更新，人体必须摄入足够量的蛋白质，才能维持其组织的更新。在组织受创伤时，则需供给更多的蛋白质作为组织修补的原料。

3. 构成体内多种生理活性物质的重要成分

例如核蛋白构成细胞核并影响细胞功能；酶蛋白具有促进食物消化、吸收的作用；免疫蛋白具有维持机体免疫功能的作用；由蛋白质或蛋白质衍生物构成的某些激素，如垂体激素、甲状腺激素、胰岛素及肾上腺素等都是机体的重要调节物质。

4. 供给能量

每克蛋白质在体内约产生 16.7kJ 的热能，人体一日所需能量应有 10%～15% 来源于蛋白质。

三、食物蛋白质营养价值的评价

（一）食物中蛋白质的含量

这是衡量食物蛋白质营养价值的基础指标，因为一种优质蛋白质只有具备一

定的数量才能满足人体需要。动物性食物（包括畜禽肉类、鱼虾类、蛋类等）通常含蛋白质较高，植物性食物除豆及豆制品、某些坚果类外，大多数蛋白质含量较低。

（二）食物蛋白质的必需氨基酸模式

1. 必需氨基酸模式的概念

必需氨基酸模式是指一种蛋白质中所含必需氨基酸的种类及每种必需氨基酸的含量。表1-1列出的即是人体蛋白质的氨基酸模式。

表1-1　　　　　　　　　人体蛋白质的必需氨基酸模式（简化前）

必需氨基酸种类	异亮氨酸	亮氨酸	赖氨酸	甲硫氨酸＋半胱氨酸	苯丙氨酸＋酪氨酸	苏氨酸	缬氨酸	色氨酸
必需氨基酸含量 /（mg/g蛋白质）	40	70	55	35	60	40	50	10

（资料来源：吴坤. 营养与食品卫生学. 第5版. 北京：人民卫生出版社，2005：12.）

为简化氨基酸模式，我们将一种蛋白质中的色氨酸含量假定为1，再分别计算其他必需氨基酸与色氨酸的相应比值而得到简化了的氨基酸模式（见表1-2）。

表1-2　人体蛋白质和不同食物蛋白质的必需氨基酸模式（简化后）　单位：mg/g蛋白质

氨基酸	人体	全鸡蛋	鸡蛋白	牛乳	猪瘦肉	牛肉	大豆	面粉	大米
异亮氨酸	4.0	2.5	3.3	3.0	3.4	3.2	3.0	2.3	2.5
亮氨酸	7.0	4.0	5.6	6.4	6.3	5.6	5.1	4.4	5.1
赖氨酸	5.5	3.1	4.3	5.4	5.7	5.8	4.4	1.5	2.3
甲硫氨酸＋半胱氨酸	3.5	2.3	3.9	2.4	2.5	2.8	1.7	2.7	2.4
苯丙氨酸＋酪氨酸	6.0	3.6	6.3	6.1	6.0	4.9	6.4	5.1	5.8
苏氨酸	4.0	2.1	2.7	2.7	3.5	3.0	2.7	1.8	2.3
缬氨酸	5.0	2.5	4.0	3.5	3.9	3.2	3.5	2.7	3.4
色氨酸	1.0	1.0	1.0	1.0	1.0	1.0	1.0	1.0	1.0

（资料来源：吴坤. 营养与食品卫生学. 第6版. 北京：人民卫生出版社，2007：17）

2. 氨基酸模式的意义

食物蛋白质的营养价值主要取决于蛋白质的必需氨基酸模式，食物蛋白质的必需氨基酸模式与人体蛋白质的必需氨基酸模式越接近，则该种食物蛋白质的营养价值就越高。

3. 利用氨基酸模式评价食物蛋白质营养价值的方法

氨基酸评分（amino acid score，AAS）又称蛋白质化学评分，是广泛应用的一种蛋白质营养价值评价方法，既可用于单一食物蛋白质的评价，又可用于混合食物蛋白质的评价。氨基酸评分分值为食物蛋白质中的必需氨基酸和参考蛋白〔参考蛋白可采用世界卫生组织（WHO）人体必需氨基酸模式〕或理想模式中相应的必需氨基酸的比值。

$$AAS = \frac{被测蛋白质中氨基酸含量（mg/g\ 蛋白质）}{理想模式或参考蛋白质中氨基酸含量（mg/g\ 蛋白质）}$$

4. 利用氨基酸模式对食物蛋白质进行分类

（1）完全蛋白质　这是一类优质蛋白质，它们所含的必需氨基酸种类齐全，数量充足，比例适当。肉、鱼、蛋、乳等动物性食物中的蛋白质大多属于完全蛋白质。

（2）半完全蛋白质　这类蛋白质所含氨基酸虽然种类齐全，但其中某些氨基酸的数量不能满足人体的需要。例如，小麦和大麦中的麦胶蛋白便是半完全蛋白质，含赖氨酸很少。

（3）不完全蛋白质　这类蛋白质所含必需氨基酸种类不全，单纯靠它们既不能促进生长发育，也不能维持生命。例如，胶原蛋白、玉米胶蛋白等便是不完全蛋白质。

（三）蛋白质的消化率

蛋白质消化率是指一种食物蛋白质可被分解、吸收的程度，常采用表观消化率和真消化率两种表示方法。

$$表观消化率 = \frac{食物氮 - 粪氮}{食物氮}$$

$$真消化率 = \frac{食物氮 - （粪氮 - 粪代谢氮）}{食物氮}$$

一般动物性食物蛋白质的消化率要高于植物性食物（见表1-3），同一种食物因加工烹饪方法不同，其蛋白质的消化吸收率也不同。

表1-3　　　　　　　　几种食物蛋白质的真消化率　　　　　单位:%

食物	真消化率	食物	真消化率	食物	真消化率
鸡蛋	97 ±3	玉米	85 ±6	小米	79
牛乳	95 ±3	大豆粉	87 ±7	菜豆	78
肉、鱼	94 ±3	精制小麦	96 ±4	中国混合膳食	96

（资料来源：WHO Technical Report Series 724. 1985）

（四）蛋白质的利用率

蛋白质的利用率是指食物蛋白质被消化吸收后在体内被利用的程度，常采用以下方法测定食物蛋白质的利用率。

1. 蛋白质功效比值

蛋白质功效比值（protein efficiency ratio，PER）是指在实验期内，机体平均每摄入 1g 蛋白质时所增加的体重数。一般食物蛋白质的 PER 值越大,其营养价值越高。常见食物蛋白质的 PER 值见表 1 - 4。

表 1 - 4　　　　　　　几种常见食物蛋白质的 PER 值

食物	PER	食物	PER	食物	PER	食物	PER
鱼	4.55	牛乳	3.09	牛肉	2.30	精制面粉	0.60
全鸡蛋	3.92	大豆	2.32	大米	2.16	—	—

(资料来源:杨月欣. 公共营养师培训教程. 第 1 版. 北京:中国劳动社会保障出版社.)

2. 蛋白质的生物价

蛋白质的生物价(biological value,BV)是反映食物蛋白质消化吸收后,被机体利用程度的一项指标。一般食物蛋白质的 BV 值越高(最高值为 100),则蛋白质被机体利用率越高,蛋白质的营养价值也越高。常用食物蛋白质的 BV 值如表 1 -5 所示。

表 1 -5　　　　　　　常用食物蛋白质的生物价

食物	BV	食物	BV	食物	BV	食物	BV	食物	BV
全鸡蛋	94	鱼	83	蚕豆	58	大米	77	玉米	60
鸡蛋白	83	红薯	72	扁豆	72	小麦	67	花生	59
鸡蛋黄	96	生大豆	57	牛肉	76	白面	52	马铃薯	67
脱脂牛乳	85	熟大豆	64	猪肉	74	小米	57	白菜	76

(资料来源:葛可佑. 公共营养师(基础知识). 第 1 版. 北京:中国劳动社会保障出版社,2007:75.)

3. 蛋白质的净利用率

蛋白质的净利用率(net protein utilization,NPU)是反应食物蛋白质被利用的程度,它把食物蛋白质的消化和利用都包括了,更为全面。

$$NPU = 蛋白质储留量 \div 蛋白质摄入量 \times 100\% = 消化率 \times 生物价$$

四、 科学摄入蛋白质

(一) 蛋白质的摄入量

按能量计算,普通成人摄入蛋白质提供的能量应占膳食总能量的 10% ~ 15%。人体摄入蛋白质过量或不足都对健康不利。

1. 蛋白质摄入不足

(1)以消瘦为特征的蛋白质 - 能量缺乏　这是一种能量和蛋白质摄入均不足的营养性疾病,表现为体重下降、消瘦、贫血等。

(2)以浮肿为特征的蛋白质缺乏　这是一种能量能基本满足需要而蛋白质严重不足的营养性疾病,表现为全身水肿、虚弱、抵抗力低下等症状。

2. 蛋白质摄入过量

首先，摄入过多的动物性蛋白质就必然会同时摄入较多的动物脂肪和胆固醇，增加肥胖、高血压等的发病率；其次，蛋白质在体内分解代谢过程中，生成许多含氮的最终产物，如氨、尿素、肌酐等，其中氨对人体是有毒的，它需要在肝脏转变成尿素，再由肾脏排出体外。如果摄入过多的蛋白质，会导致生成的氨过多，必然会增加机体肝脏及肾脏的负担。

（二）蛋白质的食物来源

动物性食物，包括畜禽肉类、鱼类、蛋类等，其蛋白质含量均较高，一般为10% ~20%，且为优质蛋白质，是人体蛋白质的重要来源。谷类、薯类、硬果类、果蔬类等植物性食物，除豆类外，多数蛋白质含量不高，且多为半完全蛋白质。为保证膳食中有一定数量的优质蛋白质，一般要求动物性蛋白质和大豆蛋白质应占膳食蛋白质总量的30% ~50%。

（三）摄入蛋白质的同时也要考虑其他营养素的含量

最适合食用的蛋白质食物不一定是那些蛋白质含量最高的食物，因为还要考虑到该种食物中其他营养素的含量。例如，大豆其实是一种优于羊肉的蛋白质来源，因为它产生热量少，而且它产生的热量主要来自对身体有益的碳水化合物，且不含任何饱和脂肪酸。

（四）利用食物互补提高蛋白质营养价值

1. 限制性氨基酸的概念

食物蛋白质中一种或几种必需氨基酸含量相对较低时，会导致其他必需氨基酸在体内不能被充分利用而浪费，这些含量相对较低的必需氨基酸即为限制性氨基酸，其中含量最低的称第一限制性氨基酸，余者以此类推。几种食物蛋白质的限制性氨基酸如表1-6所示。

表1-6   **几种食物蛋白质的限制性氨基酸**

食物	第一限制性氨基酸	第二限制性氨基酸	第三限制性氨基酸
大麦	赖氨酸	苏氨酸	甲硫氨酸
小麦	赖氨酸	苏氨酸	缬氨酸
玉米	赖氨酸	色氨酸	苏氨酸
大米	赖氨酸	苏氨酸	
燕麦	赖氨酸	苏氨酸	甲硫氨酸

（资料来源：吴坤. 营养与食品卫生学. 第6版. 北京：人民卫生出版社，2007：132. ）

2. 蛋白质的互补

蛋白质的互补是指将几种食物适当混合后再食用，使不同食物之间相对不足的必需氨基酸相互补偿，从而接近人体蛋白质必需氨基酸模式，以提高食物蛋白质营养价值的方法。食物混合食用后其生物价可得到提高，如表1-7所示。利用蛋白质的互补作用应遵循三个原则：①食物的生物学种属越远越好；②搭配食物的种类越多越好；③搭配食物的食用时间越近越好，最好同时食用。

表1-7　　　　　　　　　　　几种混合食物的生物价

食物名称	食物蛋白质配合比	单独食用生物价	混合食用生物价
小麦	31%	67	
小米	46%	57	
大豆	8%	64	89
牛肉干	15%	76	
小米	40%	57	
大豆	20%	64	73
玉米	40%	60	

（资料来源：葛可佑. 公共营养师（基础知识）. 第1版. 北京：中国劳动社会保障出版社，2007：76.）

（五）　食用蛋白质要以足够的热量供应为前提

人体在摄入足够蛋白质的同时，必须摄入足够的能量，这样才能发挥蛋白质应有的作用。如果热量供应不足，人体将消耗食物中的蛋白质来提供能量，用蛋白质作能源是一种浪费，是大材小用。

五、　蛋白质食物过敏

食物过敏是人体免疫系统对特定食物产生的不正常免疫反应，即当食物中的某些物质（通常为蛋白质）进入人体后，被免疫系统当成入侵病原，免疫系统便释放出一种特异型免疫球蛋白，并与食物结合生成许多化学物质，造成皮肤红肿、经常性腹泻、消化不良、头痛、咽喉疼痛、哮喘等过敏症状。引起人体过敏的食物往往是鸡蛋、乳制品、海鲜等蛋白质含量高的食物。对蛋白质过敏的人应少吃高蛋白的食物。

【技能实训】

1. 给每位同学一张表格，上面列有人体蛋白质氨基酸模式和几种常见食物蛋白质的氨基酸模式，然后请每位同学选出几组较优的食物搭配组合。

2. 某29岁男子的一日膳食情况见表1-8，请计算该男子一日三餐各摄入了多少蛋白质。

表 1-8	某男子一日摄入的食物种类及数量
餐次	食物种类及数量
早餐	面条（挂面 143g）、牛乳（353g）、鸡蛋（50g）、烹饪用油（花生油 10g）、食盐 2g
午餐	米饭（大米 187g）、香芹炒豆干（香芹 100g，豆干 68g）、清蒸草鱼（草鱼 114g）、烹饪用油（花生油 10g）、食盐 2g
晚餐	米饭（大米 140g）、辣椒炒肉（辣椒 100g、猪瘦肉 83g）、清炒白菜（白菜 200g）、烹饪用油（花生油 10g）、食盐 2g

【知识拓展】

素食主义者应如何补充蛋白质？一般人群需要补充蛋白粉吗？

【练习题】

1. 蛋白质有哪些重要的生理功能？蛋白质长期摄入过少或过多对人体分别有什么影响？

2. 如何评价一种食物蛋白质的营养价值？哪些食物的蛋白质为优质蛋白质？

任务二　脂类

【引入】

脂肪不足也存在健康隐患

小李家的宝贝儿子快 1 岁了，长得非常可爱。但是最近一个月来，小家伙整天哭闹，不停地要吃东西，经常是刚喂完就又饿了。小李带儿子去医院检查，结果一切正常，医生建议给孩子适当准备些易消化的、含有一定量脂肪的辅食，作为主食乳粉的辅助。小李回家照医生建议喂养了孩子一段时间，发现儿子果然不再频繁哭闹着要吃东西，进食规律多了。

【知识介绍】

一、脂类概述

脂类的共同特点是不溶于水，而溶于油脂及乙醚、氯仿、苯等有机溶剂。

（一）脂类的组成

1. 脂类的元素组成

脂类是一大类物质的总称，主要由碳、氢、氧三种元素组成，有的脂类还含有少量的磷、氮等元素。

2. 脂类的结构组成

脂类包括脂肪和类脂。

（1）脂肪的结构组成　脂肪由脂肪分子构成，每个脂肪分子又由一个甘油分子和三个脂肪酸分子缩合而成，故脂肪又称甘油三酯。脂肪经过消化分解为甘油和脂肪酸，经人体吸收后进入到血液中，不会改变血糖和胰岛素水平。

①甘油：又称丙三醇，为无色无臭的澄清黏稠液体，有暖甜味，能从空气中吸收潮气。每克甘油完全氧化可产生 16.7kJ 热量。

②脂肪酸：自然界存在的脂肪酸有 40 余种，可按下面方法进行分类。

Ⅰ. 按脂肪酸的饱和度分类

★饱和脂肪酸：是指不含双键的脂肪酸，例如硬脂酸、软脂酸等。

★单不饱和脂肪酸：是指含有一个双键的脂肪酸，例如油酸。

★多不饱和脂肪酸：是指含有两个或两个以上双键的脂肪酸，例如亚油酸、亚麻酸等。

以不饱和脂肪酸为主组成的脂肪在室温下呈液态，大多为植物油。以饱和脂肪酸为主组成的脂肪在室温下呈固态，多为动物脂肪。表 1 - 9 列出了一些常用油脂的脂肪酸组成。

表 1 - 9　　　几种常用油脂的脂肪酸组成（占脂肪酸总量）　　　单位:%

名称	饱和脂肪酸	不饱和脂肪酸			其他脂肪酸
		油酸（$C_{18:1}$）	亚油酸（$C_{18:2}$）	亚麻酸（$C_{18:3}$）	
橄榄油	10	83	7		
花生油	19	41	38	0.4	1
可可油	93	6	1		
椰子油	92	0	6	2	
玉米油	15	27	56	0.6	1
葵花籽油	14	19	63	5	
棉籽油	24	25	44	0.4	3
芝麻油	15	38	46	0.3	1
棕榈油	42	44	12		
茶油	10	79	10	1	1
猪油	43	44	9		
牛油	62	29	2	1	7
羊油	57	33	3	2	3
黄油	56	32	4	1.3	4

（资料来源：中国营养学会．中国居民膳食营养素参考摄入量．第 1 版．北京：中国轻工业出版社，2010：35.）

Ⅱ. 按脂肪酸的营养价值分类

★非必需脂肪酸：是指机体可以自行合成，不必依靠食物供应的脂肪酸，它包括饱和脂肪酸、单不饱和脂肪酸和一些多不饱和脂肪酸。

★必需脂肪酸：是指为人体健康和生命所必需，但机体自身不能合成，必须依赖食物供应的脂肪酸。必需脂肪酸主要包括亚油酸和亚麻酸。

Ⅲ. 按脂肪酸的空间结构分类

不饱和脂肪酸由于双键的存在可出现顺式及反式的立体异构体，故不饱和脂肪酸分为：

★顺式脂肪酸：氢原子在双键同侧。

★反式脂肪酸：氢原子在双键异侧。

在自然状态下，大多数的不饱和脂肪酸为顺式脂肪酸，只有少数是反式脂肪酸，反式脂肪酸主要存在于牛乳和奶油中。

（2）类脂的结构组成　类脂在某些理化性质上与脂肪相似，除含脂肪酸和甘油外，还含有其他非脂成分。

（二）脂类的分类

脂类包括脂肪和类脂，天然食物中的脂类95%是脂肪，5%是类脂。

1. 脂肪

（1）植物性油脂　以不饱和脂肪酸为主，在室温下多呈液态，故称为植物油。

（2）动物性油脂　以饱和脂肪酸为主，在室温下多呈固态，故称为动物脂。

2. 类脂

（1）蜡　蜡是高级脂肪酸和高级一元醇所形成的酯，常见的有蜂蜡、虫蜡、鲸蜡等。

（2）磷脂　磷脂是由两分子脂肪酸和一分子磷酸与甘油缩合成的复合类脂，是生物膜的重要组成部分，天然存在于人体所有细胞和组织中。比较重要的磷脂是卵磷脂和脑磷脂。

（3）糖脂　糖脂是一类含糖类残基的、化学结构各不相同的脂类化合物，且不断有糖脂的新成员被发现。糖脂分为两大类：糖基酰甘油和糖鞘脂。

（4）固醇类　又称为甾醇类，分为动物固醇和植物固醇，动物固醇主要是胆固醇，植物固醇有谷固醇、豆固醇和麦角固醇等。营养学中最重要的固醇是胆固醇。

（5）萜类　萜类化合物种类很多，广泛存在于植物体内，是植物香精油的主要成分。

（6）脂蛋白类　脂蛋白是脂类与蛋白质结合在一起形成的脂质－蛋白质复合物。人体脂蛋白可分为以下四类：乳糜微粒（运输外源性甘油三酯）、高密度脂蛋白（将肝脏以外组织中的胆固醇转运到肝脏进行分解代谢，是抗动脉粥样硬化因子)、低密度脂蛋白(将胆固醇运送到外周血液,是致动脉粥样硬化的因子)和极低密度脂蛋白(致动脉粥样硬化因子)。

二、 脂类的生理功能

(一) 脂肪的生理功能

1. 供给和储存能量

脂肪产热较高,1g脂肪释放的能量是37.6kJ,是蛋白质或碳水化合物的2.25倍。正常人体每日所需能量有20%~30%由摄入的脂肪产生。脂肪是人体储存能量的主要形式,当人体摄入能量过多时,能量就会转化为脂肪贮存起来。当人体能量摄入不足时,贮存脂肪又可以释放能量供机体消耗。

2. 给人体提供必需脂肪酸

由于天然食物中的脂类95%是脂肪,5%才是类脂,故脂肪酸(包括必需脂肪酸)的主要来源还是脂肪。必需脂肪酸的生理功能主要有:①在人体内参与磷脂的合成,是线粒体和细胞膜的重要组成成分。②与胆固醇结合,使胆固醇能在体内正常转运及代谢,减少胆固醇在血管壁上沉积。③必需脂肪酸是合成前列腺素的原料。④必需脂肪酸对人体组织的生长和修复,以及胎儿和婴儿大脑和视力的正常发育极其重要。

3. 维持人体体温和保护内脏器官

人体皮下的脂肪层是一种较好的绝热物质,可阻止体热散失,故在寒冷情况下,可保持人体体温。另外,脂肪是器官和神经组织的防护性隔离层,保护和固定重要器官,作为填充衬垫,避免人体器官机械摩擦及免受外界环境损伤。

4. 促进脂溶性维生素的吸收和利用

脂肪是脂溶性维生素A、维生素D、维生素E、维生素K的载体,脂溶性维生素只有溶解在脂肪中才能被人体吸收。另外,有些食物的脂肪本身就含有脂溶性维生素,如植物油富含维生素E,人体在摄入这些脂肪的同时也就相应摄入了其中所含的脂溶性维生素。因此,如果摄入食物中缺少脂肪,将影响脂溶性维生素的吸收和利用。

5. 增加饱腹感, 促进食欲

由于脂肪在人体胃内停留时间较长,因此摄入脂肪含量高的食物,可使人体有饱腹感,不易饥饿。另外,脂肪可以增加摄入食物的烹饪效果,增加食物的香味,使人感到可口。

(二) 类脂的生理功能

类脂的主要功能是构成身体组织和一些重要的生理活性物质。营养学上最重要的类脂是卵磷脂和胆固醇。

1. 卵磷脂的生理功能

卵磷脂又名磷脂酰胆碱,存在于每个细胞中,更多的是集中在脑及神经系统、血液循环系统、免疫系统以及肝、心、肾等重要器官。其生理功能主要有：①卵磷脂是细胞膜的重要组成部分。②提高大脑功效，增强记忆力。③促进脂肪代谢，防止脂肪肝。④促进血液中脂肪和胆固醇乳化和排出，防止脂肪和胆固醇沉积于血管壁。

2. 胆固醇的生理功能

人体每千克体重含胆固醇2g。其生理功能主要有：①胆固醇是细胞膜的重要组成成分。②促进人体合成胆汁，胆汁是一种消化液，有乳化脂肪、促进脂肪消化的作用。③胆固醇是人体合成肾上腺皮质激素、雄性激素、雌性激素等激素的重要材料。④人体皮肤含有的7－脱氢胆固醇在太阳紫外线的照射下可转变为维生素D_3。胆固醇在体内虽有着广泛的生理作用，但当其过量时可导致高胆固醇血症，对机体产生不利的影响。

三、 食物脂肪营养价值的评价

（一） 必需脂肪酸的含量

由于必需脂肪酸的营养价值高于非必需脂肪酸，所以食物脂肪中必需脂肪酸的含量越高，则该食物脂肪的营养价值就越高。

（二） 脂溶性维生素的含量

脂溶性维生素包括维生素A、维生素D、维生素E、维生素K四种，它们常与脂肪共存于食物中。例如，动物肝脏、鱼肝油、蛋黄富含维生素A和维生素D，乳和蛋类的脂肪也富含维生素A和维生素D，植物油富含维生素E。一般来说，食物脂肪所含脂溶性维生素越多，其营养价值越高。

（三） 脂肪的消化率

一般来说，脂肪分子中双键数量越多，脂肪的熔点越低，脂肪的消化率越高，故植物油的消化率通常要高于动物脂肪。

（四） 脂类的稳定性

油脂变质酸败不但使油脂具有刺鼻的臭味，而且降低了营养价值。脂类稳定性的大小与不饱和脂肪酸的多少和维生素E的含量有关。不饱和脂肪酸是不稳定的，容易氧化酸败。维生素E有抗氧化作用，可防止脂类酸败。

四、 科学摄入脂类

（一） 脂类的摄入量

1. 脂肪的摄入量

膳食中脂肪的摄入量应由每日的能量需求决定，不同人群每日脂肪适宜摄入量见表1－10。另外，每日摄入的饱和脂肪酸、单不饱和脂肪酸及多不饱和脂肪酸的比例应为1:1:1。

表 1 –10 　　　　　　　　　　　**不同人群每日脂肪适宜摄入量**

组别	婴儿	幼儿	儿童	青少年	成人	老年
年龄/岁	0 ~ 0.5	0.5 ~ 2	2 ~ 7	7 ~ 14	14 ~ 18	18 ~ 60	60 以上
脂肪供能百分比/%	45 ~ 50	35 ~ 40	30 ~ 35	25 ~ 30	25 ~ 30	20 ~ 30	20 ~ 30

（资料来源：中国营养学会. 中国居民膳食营养素参考摄入量. 北京：中国轻工业出版社，2010：36 ~ 37.）

　　人体每日摄入的脂肪应适量，摄入不足或过量都会影响身体健康。

　　（1）脂肪摄入不足　脂肪对人体有重要作用，如长期摄入不足，会导致人体生长发育迟缓，营养不良，体重下降和各种脂溶性维生素缺乏症如皮肤干燥等。

　　（2）脂肪摄入过量　脂肪较难消化，故摄入过多会引起消化不良等现象。又因脂肪产生能量多，故过多的脂肪又会引起超重、肥胖等症状，还易诱发冠心病、高血脂等疾病。

　　2. 类脂的摄入量

　　（1）卵磷脂　国外营养学家建议卵磷脂参考摄取量：成年男子和女子每天分别补充 550mg 和 425mg；孕妇和哺乳期妇女每天分别补充 450mg 和 550mg。儿童、青少年每日食用 1 ~ 2 枚鸡蛋（每枚鸡蛋约含 700mg 卵磷脂）即可满足需要。

　　（2）胆固醇　人体除了可从膳食中摄入胆固醇外，还可通过肝脏和小肠合成胆固醇。营养学家建议每人每天摄入 50 ~ 300mg 为宜。而伴有冠心病或其他动脉粥样硬化病的高胆固醇血症患者，每天胆固醇的摄入量应低于 200mg。

　　（二）脂类的食物来源

　　1. 脂肪的食物来源

　　（1）植物性食物　例如坚果类、豆类及油料作物的种子等均含丰富脂肪。

　　（2）动物性食物　动物性食物除脂肪组织外，其他部位也都含有脂肪。动物的种类和部位不同，脂肪含量差异很大，一般畜肉类脂肪含量较高，禽肉类、鱼类脂肪含量较低。

　　（3）烹饪用油　主要是指用于制作菜肴、点心等食品时使用的油类。

　　2. 类脂的食物来源

　　（1）卵磷脂的食物来源　卵磷脂广泛存在于蛋黄、大豆、芝麻、黑木耳、蘑菇、山药、谷类、鳗鱼、鱼头、玉米油、葵花籽和酵母等食物中，动物的瘦肉、脑、骨髓、肝脏、肾脏、心脏以及牛乳中也都含有卵磷脂。其中又以蛋黄、大豆和动物肝脏含量最高。

　　（2）胆固醇的食物来源　胆固醇广泛存在于各种动物性食物之中，但是不同的动物以及动物的不同部位，胆固醇含量差异较大。一般畜肉的胆固醇含量高于禽肉，肥肉高于瘦肉，贝壳类和软体类高于一般鱼类，而蛋黄、鱼子、动物大脑及内脏胆固醇含量则最高。

（三）正确食用烹饪油

由于膳食脂肪的来源除烹调外，大多来自含动物脂肪的动物性食物，因此在选用烹饪油时宜以植物油为主，且每人每天摄入的植物油和动物脂肪的比例最好为2:1。另外，每一种烹饪油都有自己的特点，不建议长期食用单一种植物油。营养学家建议每人每天烹饪用油摄入量在25g左右为宜。

（四）不吃或少吃反式脂肪

1. 反式脂肪的概念

反式脂肪是指含反式脂肪酸的脂肪，它不是人体需要的营养素，对身体也无益处甚至有害。

2. 反式脂肪对人体的危害

（1）增加人体血液的黏稠度和凝聚力，易导致血栓的形成。

（2）使低密度脂蛋白上升，并使高密度脂蛋白下降，故能增加人体罹患冠心病及其他心血管疾病的概率。

（3）对于处于生长期的婴幼儿及青少年来说，反式脂肪的摄入会影响人体对必需脂肪酸的吸收，进而影响到其生长发育。

（4）或可降低男性精子密度。

3. 反式脂肪的来源

（1）天然的反式脂肪　主要存在于反刍动物的肉及乳中，例如牛肉、羊肉、牛乳、羊乳等，但这些食物的反式脂肪含量并不高。

（2）人工制造的反式脂肪　主要来源于两条途径：①液态的天然油脂因富含不饱和脂肪酸，当用180℃以上的温度长时间加热（如油炸）时，可产生反式脂肪；②液态的植物油经过"氢化"变成固体或半固态的过程中，将一部分脂肪改变为反式脂肪。

4. 减少反式脂肪摄入的措施

尽量少吃油炸的或用氢化油脂制成的食物。目前反式脂肪没有列在现行的食品营养标签中，但仍有方法确定产品中是否含反式脂肪酸，如食物标签列出成分如"代可可脂""植物黄油（人造黄油）""氢化植物油""氢化脂肪""精炼植物油""氢化菜籽油""氢化棕榈油""固体菜籽油""酥油""人造酥油"或"起酥油"等即表示含有反式脂肪。

【技能实训】

1. 仍以表1-8为例，请计算该名29岁男子一日三餐的脂肪摄入量。
2. 如何正确选择烹饪用油？金龙鱼调和油广告中的1:1:1是什么意思？

【知识拓展】

为什么小孩和脑力劳动者要多吃鸡蛋？老年人和婴幼儿在摄入脂类物质时应注意什么？

【练习题】

1. 脂肪、卵磷脂、胆固醇、必需脂肪酸分别有什么生理功能？胆固醇摄入过量有什么危害？

2. 如何评价食物脂肪的营养价值？

3. 食用油脂长时间加热有什么危害？应如何正确贮存食用油脂？

任务三　碳水化合物

【引入】

主食不可省

李先生因经商应酬频繁，且常以酒代水、以菜代饭，生意蒸蒸日上，身体却每况愈下。专家提醒，常常只吃菜饮酒不吃主食，对肝脏、心血管损害很大，因为碳水化合物有加强肝脏解毒的功能。另外，应酬时不吃主食或过少吃主食，势必导致高蛋白或高脂类食物的摄入，这易引起痛风，并加重肾脏负担。

【知识介绍】

一、碳水化合物概述

（一）碳水化合物的组成

1. 碳水化合物的元素组成

碳水化合物是由碳、氢、氧三种元素组成的一大类化合物，广泛存在于动植物，特别是植物中。

2. 碳水化合物的结构组成

碳水化合物种类很多，但不管是何种类的碳水化合物，都是由若干个单糖缩合而来的。单糖是组成碳水化合物的最小单位，不能被水解成更小的分子。

（二）碳水化合物的分类

1. 单糖

单糖一般无色，有甜味，易溶于水，难溶于酒精，不经消化就可直接被人体吸收。

（1）葡萄糖　葡萄糖是最重要的单糖，存在于各种植物性食物中。葡萄糖不经消化可以直接被人体吸收到血液中，我们把血液中的糖类称为血糖，血糖一般主要是葡萄糖。人体所需能量主要直接来源于葡萄糖，葡萄糖还是中枢神经系统的唯一能源物质。

（2）果糖　果糖主要存在于水果和蜂蜜中，是最甜的一种糖。它不经消化可以直接被人体吸收，在人体内先转化为肝糖原，再分解为葡萄糖供人体使用。不过葡萄糖和糖原不可逆向转化为果糖。果糖不刺激胰岛素分泌，也不造成明显的食后高血糖症，是一种"健康糖"。

（3）半乳糖　自然界食物中不存在游离的半乳糖，几乎全部以结合的形式存在，例如和葡萄糖结合成乳糖。人体摄入的半乳糖主要由乳糖消化分解而来，消化后的半乳糖被肠道吸收后，须先经门静脉到肝脏，在肝脏作用下转变成葡萄糖后再供人体使用。

2. 双糖

双糖多为结晶体，味甜，溶于水，必须在体内水解成单糖后才能被人体吸收。

（1）蔗糖　蔗糖由一分子葡萄糖和一分子果糖缩合而成，味道很甜，普遍存在于植物的根、茎、叶、花、种子和果实中。近来发现许多疾病如龋齿、肥胖、糖尿病等，可能与过多摄入蔗糖有关。

（2）麦芽糖　麦芽糖由两分子葡萄糖缩合而成，主要存在于发芽的谷粒，尤其是麦芽中，故名为麦芽糖。麦芽糖为白色晶体，易溶于水，甜度为蔗糖的46%，也是常食用的糖类。

（3）乳糖　乳糖由一分子葡萄糖和一分子半乳糖缩合而成，难溶于水，只存在于哺乳动物的乳汁中。乳糖是婴儿主要的食用糖类物质，它的存在可以促进婴儿肠道双歧杆菌的生长，还能促进对钙的吸收。但婴幼儿断奶后，其肠道中分解乳糖的乳糖酶活性急剧降低，甚至在某些个体中降为零，因此当摄入牛乳或其他乳制品时，可因乳糖不消化导致腹痛和腹泻，即出现所谓的"乳糖不耐症"。

3. 寡糖

寡糖又称低聚糖，是由3~10个单糖分子缩合而成的，其种类很多，包括棉籽糖、水苏糖、异麦芽酮糖、乳酮糖、低聚果糖、低聚木糖、大豆低聚糖、低聚壳聚糖等。例如棉籽糖和水苏糖主要存在于豆类食品中，因它们在小肠内不被消化吸收，进入到大肠后能被大肠内的产气菌分解利用，产气菌得以大量生长繁殖并产生大量气体，由此导致肠胀气。

4. 多糖

多糖由10个以上单糖分子缩合而成，不易溶于水，无甜味。有些多糖可以被人体消化吸收，例如淀粉、糖原；而另外一些多糖则不能被人体消化吸收，例如膳食纤维。

（1）淀粉　淀粉在谷类、薯类、豆类中含量丰富，它是植物存储能量的主要形式。淀粉能被人体消化和吸收，它在小肠内被消化分解生成葡萄糖，然后再经小肠吸收到血液中。淀粉是人类能量的重要来源。

（2）糖原　糖原主要存在于动物体内，是动物储备能量的来源之一。当人体由于进食血糖升高时，这时过多的葡萄糖便合成糖原贮存起来，人体各组织都可利用葡萄糖合成糖原，其中肝脏和肌肉储存的糖原较多，分别称为肝糖原和肌糖原。而当饥饿血糖降低时，肝糖原又可分解成葡萄糖进入血液供机体使用，而肌糖原则不能直接分解为葡萄糖，但它可通过"肌糖原→血乳酸→肝糖原→血糖→肌糖原"的方式产生葡萄糖。另外，糖原还有调节血糖功能，使血糖浓度保持在正常范围。

（3）膳食纤维　膳食纤维是最复杂的多糖，分为非水溶性纤维和水溶性纤维两大类。纤维素、半纤维素和木质素是常见的非水溶性纤维，存在于植物细胞壁中；而果胶、树胶等属于水溶性纤维，则存在于自然界的非纤维性物质中。膳食纤维不能被人体消化和吸收，但是它可刺激和促进胃肠道的蠕动，有利于粪便的排泄。

二、 碳水化合物的功能

（一） 人体内碳水化合物的功能

人体内的碳水化合物主要有三种存在形式：葡萄糖、糖原、含糖的复合物。

1. 提供和贮存能量

供给能量是碳水化合物的主要功能，1g 碳水化合物提供的能量约为 16.7kJ。营养学家建议每人每日摄入碳水化合物提供的能量应占一日总能量的 55% ~ 65%。碳水化合物还能以糖原的形式贮存起来，是人体贮存能量的来源之一。

2. 构成机体组织和神经系统的重要物质

例如糖与蛋白质结合形成的糖蛋白是构成抗体、酶、激素、核酸的重要组成部分；糖和脂肪形成的糖脂是组成细胞膜与神经组织的重要成分；脱氧核糖核酸（DNA）和核糖核酸（RNA）也含有大量的糖。

3. 保肝解毒作用

当肝脏贮备糖原充足时，肝脏的解毒功能增强，人体对某些细菌毒素的抵抗力也相应增强，因此保持肝脏含有丰富的糖原可起到保护肝脏的作用。

4. 抗生酮作用

脂肪氧化产能时，先在体内生成乙酰辅酶 A（乙酰 CoA），再与草酰乙酸结合进入三羧酸循环而被彻底氧化。当碳水化合物摄入不足（葡萄糖不够）时，草酰乙酸减少（由葡萄糖生成而来），乙酰 CoA 大多转变为乙酰乙酸、β - 羟丁酸和丙酮等酮体，体内过量的酮堆积会影响机体的酸碱平衡，以致产生酮血症和酮尿症。故足量的碳水化合物摄入可避免产生过量的酮体，营养学上将这一作用称为抗生酮作用。

5. 节约蛋白质作用

当碳水化合物摄入不足时，食物蛋白质分解的氨基酸就主要用于产生能量了，而不能用于重新合成蛋白质，使食物蛋白质不能发挥其更重要的功能。而当膳食中碳水化合物供给充足时，就可以使那些用于产生能量的蛋白质得到节省，使蛋白质用于最需要它的地方。

（二）食物中碳水化合物的功能

1. 生成葡萄糖供人体使用

葡萄糖是活细胞的主要能量来源，特别是中枢神经系统几乎全部依赖血糖的供应作为能源。食物中的可消化碳水化合物最终都被消化分解成葡萄糖、果糖、半乳糖等单糖，单糖再进入到血液中形成血糖。血糖中的葡萄糖可被人体直接利用，而果糖、半乳糖则要先经肝脏转化为葡萄糖后才能被利用。

2. 提供低聚糖供人体使用

低聚糖在人的胃和小肠内不被消化吸收，但是可以被大肠内的双歧杆菌所利用，而双歧杆菌对人体健康是有益的。低聚糖的作用主要有：①促进双歧杆菌增殖，增强机体免疫力；②热值低，不引起血糖升高；③润肠通便，可有效防止结肠癌等癌症；④不被口腔内的链球菌所利用，具有抗龋齿作用。

3. 提供膳食纤维供人体使用

膳食纤维是指在食物中存在的无法被人体消化吸收的一大类物质，包括纤维素、半纤维素、木质素、果胶等多种物质，其作用主要有：①润肠通便，改善大肠功能；②减少小肠对胆固醇和脂肪的吸收，降低血浆胆固醇含量，减少心血管疾病的发生；③改善血糖的生成反应，改善糖尿病症状；④增加胃部饱腹感，减少食物摄入量，预防肥胖。

4. 改变食物的色、香、味、形

碳水化合物的各种性质有助于加工出色、香、味、形各异的各种食品。例如食糖的甜味是大部分人都喜爱的，食糖是食物加工不可缺少的原料，但摄入食糖过多可导致许多危害。

三、食物的血糖指数

（一）血糖指数的概念

食物的血糖指数（glycemic index，GI），表示人体食用含50g碳水化合物的某种食物后所引起的人体对此食物的血糖反应。食物的GI值反映了食物与葡萄糖相比升高血糖的速度和能力。低GI的食物，由于在胃肠道停留时间长，吸收率低，葡萄糖释放缓慢，进入血液后对血糖变化的影响较小，即餐后血糖的波动较小；而高GI的食物消化快，吸收率高，葡萄糖进入血液后峰值高，使餐后血糖波动较大。

（二） 血糖指数的意义

食用低 GI 食物对餐后血糖的影响较小，有利于机体将血糖浓度控制在正常范围。所以 WHO 和 FAO 都推荐，人们应参照食物血糖生成指数表，合理选择食物，控制饮食，这对于糖尿病患者尤其重要。低 GI 食物还可以较长时间地维持机体的饱腹感，减少饥饿感，并改善肠道运动，促进粪便和肠道代谢物的排出，有利于控制肥胖、降低血脂、减少便秘。

（三） 影响血糖指数的因素

1. 食物的成分

（1） 碳水化合物的种类　碳水化合物的类型和结构越简单，血糖指数越高，单糖比多糖具有更高的血糖指数。食物中的碳水化合物之间会发生一定的转化，例如食物的成熟度越高，多糖转化为单糖的量则越多，食物的血糖指数就越高。

（2） 碳水化合物的含量　含量越高，食物的血糖指数越高。

（3） 膳食纤维素含量　食物所含的膳食纤维是天然屏障，可以降低消化率，因此膳食纤维（特别是水溶性纤维）越多，其血糖指数越低。

（4） 蛋白质和脂肪的含量　食物中蛋白质和脂肪的含量增多，可降低胃排空及消化率，使血糖生成指数降低。但对糖尿病患者来说，所需要的是低脂肪、低血糖指数的食物，任何类型的高脂肪食物不管其 GI 的高低，都仍应限制食用。

（5） 水分含量　水分含量越少，其血糖指数就越高。

2. 食物的物理状态

（1） 生料的物理状态　食品生料越是经过精加工，其血糖指数越高，例如用磨成细粉的谷类和豆类做成的食品其血糖指数就较高。

（2） 熟食的物理状态　熟食所用的烹饪方式不同，也会影响血糖。一般油炸、油煎、抹油烘烤、红烧、膨化食物血糖指数高；食物蒸煮越透、越烂，其血糖指数就越高；加工成糊状的食物更易被吸收，其血糖指数也更高。例如，稀饭升糖速度远比干饭快。有糖尿病史的病人经常吃稀饭或类似稀饭的液态或半固态食物如米汤、面糊、米粉、肠粉、发糕，甚至包括一些精粉馒头、面条等，可使血糖发生较大波动，故糖尿病病人应少吃这类食物。

3. 食用者

同种食物在不同人吃后血糖的反应也会有差异；即便是同一个人，在不同时间吃同一种食物，或是与不同食物同时吃时，对其血糖的影响也存在一些差别。

（四） 血糖指数的应用

糖尿病是一种严重影响人类健康的病症，饮食治疗是治疗糖尿病最基本的方法。研究表明，糖尿病发病危险与碳水化合物摄入总量无关，而与摄入食物的 GI 值呈正相关，故糖尿病人应严格根据 GI 来选择食物。而对于非糖尿病的一般人群，在日常饮食中有意识地多选择一些 GI 值较低的食物也有利于身体健康。下面表 1 – 11、表 1 – 12、表 1 – 13 分别列出了一些食物的 GI 值，以供参考。

表 1 – 11　　　　　　　　　　高 GI（GI > 75）的食物

食物种类	GI	食物种类	GI	食物种类	GI
麦芽糖	105	馒头	88	面条	82
葡萄糖	100	绵白糖	84	烙饼	80
白面包	88	大米饭	83	玉米片	79

表 1 – 12　　　　　　　　中等 GI（GI = 55 ~ 75）的食物

食物种类	GI	食物种类	GI	食物种类	GI
油条	75	西瓜	72	菠萝	66
南瓜	75	胡萝卜	71	蔗糖	65
梳打饼干	72	玉米粉	68	荞麦面条	59

表 1 – 13　　　　　　　　　低 GI（GI < 55）的食物

食物种类	GI	食物种类	GI	食物种类	GI	食物种类	GI
香蕉	52	葡萄	43	苹果	36	四季豆	27
猕猴桃	52	柑橘	43	梨	36	绿豆	27
山药	51	藕粉	33	柚子	25	酸奶	48
扁豆	38	牛乳	28	果糖	23		

（资料来源：中国营养学会．中国居民膳食指南．第 1 版．拉萨：西藏人民出版社，2008：11 – 12．）

四、 科学摄入碳水化合物

（一） 碳水化合物的摄入量

1. 膳食中碳水化合物的总摄入量

中国营养学会建议，碳水化合物提供的能量占一日总能量的 55% ~ 65% 较为适宜，碳水化合物占总能量的比例大于 80% 和小于 40% 都对健康不利。我国居民碳水化合物主要来源于谷类、薯类等淀粉类食物。

（1）碳水化合物摄入不足　这种情况主要发生在贫困地区，另外，减肥者和控制体重的人群由于严格控制碳水化合物的摄入量，也可能会造成碳水化合物摄入不足。

（2）碳水化合物摄入过量　这可导致机体摄入的能量超过了实际消耗的能量，多余的能量就转化为脂肪贮存起来，导致肥胖。肥胖容易诱发高血压、高血脂等心血管疾病。

2. 膳食中各种碳水化合物的摄入量

（1）淀粉的摄入量　淀粉主要存在于谷类、薯类等食物中。《中国居民膳食指南》建议一般成年人每天摄入 250~400g 谷类及薯类食物为宜。

（2）膳食纤维的摄入量　《中国居民膳食指南》建议成年人每天摄入 25~35g 膳食纤维。膳食纤维供给不足，易导致便秘、痔疮、高血脂及肠道瘤的高发病率；但膳食纤维摄入过量，则会影响机体对其他营养素的消化吸收，还会导致腹胀不适，对健康也不利。

（3）低聚糖的摄入量　由于低聚糖广泛存在于蔬菜、水果等各种食物中，只要饮食均衡，一般不存在缺乏的情况。一般认为每人每天摄入量不应超过 10g。

（4）精制糖摄入量　世界卫生组织建议，人体应限制纯能量食物如糖的摄入，每人每日摄入精制糖不超过 40g。

（二）碳水化合物的食物来源

碳水化合物主要来源于植物性食物。动物性食物中碳水化合物含量很少，但是乳类含乳糖较多，是婴儿碳水化合物的主要来源。

1. 淀粉的食物来源

淀粉主要来源于谷类（如大米、小麦粉、玉米等）、薯类（如红薯、马铃薯）、豆类（如豌豆、绿豆、红豆等）、坚果类（如板栗、白果等）及某些根茎类蔬菜（如芋头、南瓜、莲藕）等食物。

2. 膳食纤维的食物来源

膳食纤维主要来源于蔬菜、水果、豆类、坚果类和谷类等食物。谷物在加工中要去掉谷粒外皮及外层，而这部分刚好富含膳食纤维，故精加工的大米、面粉含纤维较少，而粗加工的大米、面粉及杂粮（如玉米、小米、燕麦等）则含纤维较多。

3. 低聚糖的食物来源

某些蔬菜、水果中含有较丰富的天然低聚糖，如洋葱、大蒜、芦笋、洋姜、葡萄、香蕉、大豆、蜂蜜等，多食这类食物对身体有益。

【技能实训】

1. 粗略估算自己一日主食的总摄入量，并计算出主食可提供的热能。
2. 为糖尿病患者列出适宜其食用的食物名单（按主食、副食分别列出）。

【知识拓展】

你知道在食品或烹饪中常用的甜味剂有哪些吗？它们有什么特点？

【练习题】

1. 人体内碳水化合物有什么重要生理功能？食物中的低聚糖和膳食纤维各

有什么功能?

2. 人体如何通过糖原来调节血糖浓度?

3. 为什么人体所需的大部分能量由碳水化合物提供?

任务四　矿物质

【引入】

女娃严重缺锌得异食癖

5岁大的悦悦(化名)被发现患了一种怪病,见到土块就往嘴里塞,然后开始嘎吱嘎吱地嚼,不管家人如何劝,她都没能改掉这个坏习惯。无奈,家人只好将她带到了儿童医院。经检查原来是悦悦体内严重缺锌,导致患了异食癖。

【知识介绍】

一、 矿物质概述

(一) 矿物质的概念

在组成人体的所有元素中,除了碳、氢、氧、氮这四种元素外,其他元素统称为矿物质(又称无机盐)。矿物质约占人体体重的4%。

(二) 矿物质的分类

1. 常量元素

常量元素又称宏量元素,是指占人体体重超过0.01%的元素,每人每日需要量在100mg以上。常量元素主要包括钙(Ca)、磷(P)、钾(K)、钠(Na)、镁(Mg)、硫(S)、氯(Cl)。

2. 微量元素

微量元素又称痕量元素,是指占人体体重低于0.01%的元素,每人每日需要量在100mg以下。包括铁(Fe)、锌(Zn)、碘(I)、硒(Se)、铜(Cu)、钼(Mo)、铬(Cr)、钴(Co)等。此外,氟(F)属于可能必需的微量元素。

(三) 矿物质的特点

(1) 矿物质在体内不能合成,必须从食物和饮水中摄取。

(2) 矿物质在体内分布不均匀,同一元素在机体的不同组织和器官中含量差异大。

(3) 矿物质相互之间存在协同或拮抗作用。

(4) 某些微量元素在体内需要量很少,但摄入过多又易产生毒性作用。

二、常量元素

(一) 钙

钙约占人体体重的 2%。成人体内含钙总量为 1200g，其中约 99% 集中在骨骼和牙齿；约 1% 的钙存在于软组织、细胞外液及血液中。

1. 钙的生理功能

(1) 构成骨骼和牙齿的主要成分　这是钙的一个最主要的作用，人体缺钙，主要影响骨骼的生长发育和骨骼的硬度，例如婴幼儿缺钙可导致佝偻病、枕秃、鸡胸、O 形腿、X 形腿等，如图 1-1 至图 1-3 所示。

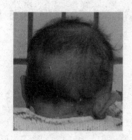 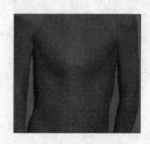 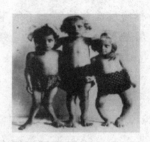

图 1-1　枕秃　　　　图 1-2　鸡胸（胸骨向前突出）　　　图 1-3　O 形腿、X 形腿

(2) 维持肌肉和神经的正常兴奋　如血液钙离子浓度降低时，肌肉、神经的兴奋性增高，可导致神经性偏头痛、烦躁不安、失眠，甚至引起手足抽搐；而钙离子浓度过高时，则损害肌肉的收缩功能，引起心脏和呼吸衰竭。

(3) 参与凝血过程　血的凝固是一个复杂的过程，其中一个步骤是凝血酶原被激活变为具有活性的凝血酶，而钙则有激活凝血酶原使之变成凝血酶的作用。

钙还有其他许多功能，如在体内参与调节或激活多种酶的活性，如 ATP 酶、脂肪酶等；钙还参与维持毛细血管及细胞膜的正常渗透性，如缺钙易导致过敏、水肿等。钙对细胞的吞噬、激素的分泌也有影响。

2. 钙的摄入量

营养学会推荐各种人群钙的参考摄入量分别为：婴幼一天 0.3~0.4g，儿童一天 0.6~0.8g，青少年一天 1g，成人一天 0.8g，老年人一天 1g，孕妇、乳母一天 1.2g。

(1) 钙摄入不足　合理进行钙补充是健康生活的坚实基础，缺钙会影响机体的健康尤其是骨骼的健康。下面表 1-14 列出了不同人群缺钙的症状，以供参考。

表 1-14　　　　　　　　　　　　不同人群缺钙的症状

人群	缺钙表现	人群	缺钙表现
婴幼儿	佝偻病、免疫力低下	孕产妇	小腿痉挛、腰酸背痛、关节痛、浮肿
儿童、青少年	腿软、抽筋、精力不集中、偏食、厌食	中老年	骨质疏松、各类骨折等
青壮年	经常性倦怠、乏力、抽筋、腰酸背痛		

（2）钙摄入过量　钙摄入过量也会对机体健康产生不利影响，包括：增加肾结石风险；出现乳碱综合征；过量钙还会干扰铁、锌等其他矿物质的吸收和利用。

3. 钙的食物来源

一般来说，乳及乳制品如牛乳、酸奶、奶酪等，不仅含钙多，而且吸收率高，是钙的良好来源，酸奶中的钙比鲜奶更容易吸收。水产品如虾皮、小虾、小鱼、海鱼、鱼骨粉、海带、紫菜、泥鳅、田螺、河蚌、河蟹等含钙也很高。其他食物，例如豆腐、豆浆等豆制品，花生仁、核桃仁、瓜子等坚果类，以及动物肝脏、蛋黄、排骨汤、香菇、木耳、芝麻酱、深绿色蔬菜等，也是钙的较好来源。

4. 影响钙吸收的因素

（1）促进钙吸收的因素

①适宜钙磷比例：膳食中钙磷比例成人为 1∶1～1∶2、婴儿（1 岁以下）为 2∶1 时，最有利于钙的吸收。

②维生素 D：人体尤其是婴幼儿，可通过定期补充鱼肝油、维生素 D 制剂或多晒太阳等来促进机体对膳食中钙的吸收。

③适量蛋白质：蛋白质消化产生的氨基酸可以与钙结合，形成可溶性的钙盐而促进钙的吸收。但蛋白质摄入量过多（超过推荐摄入量）时，又会增加钙的排泄。

④乳糖：可与钙结合形成可溶性低分子物质而有利于钙的吸收。

⑤酸性环境促进钙的溶解和吸收。

⑥多做运动促进钙的吸收。

（2）阻碍钙吸收的因素

①植酸、草酸：粮食、蔬菜等植物性食物中含有的植酸、草酸、磷酸等可与钙形成难溶的盐类，使钙难被吸收。

②膳食纤维：膳食纤维不能被人体消化吸收，但可将钙包裹或与钙结合形成不溶性的物质而影响对钙的吸收。

③脂肪：脂肪分解产生脂肪酸，当脂肪摄入过多时，一部分脂肪酸难以消化

吸收，这些未被消化的脂肪酸（尤其饱和脂肪酸）与钙结合形成难溶的钙皂，不利于人体对钙的吸收。

④浓茶、咖啡、高盐饮食：浓茶、咖啡有利尿功能，使尿钙排出增多，而高盐饮食也会使尿钙排出增多。

（二）磷

成人体内含磷 600～700g，其中 85%～90% 的磷与钙一起储存在骨骼和牙齿中，10% 与蛋白质、脂类、糖等有机物结合构成软组织。

1. 磷的生理功能

（1）构成骨骼和牙齿的重要成分　骨骼、牙齿的生长发育需要磷的参与，骨骼中形成 2g 钙需要 1g 磷。钙和磷形成难溶盐而使骨骼和牙齿的结构坚固。

（2）组成生命物质的重要成分　例如磷是体内 DNA、RNA 的组成成分；磷与脂肪形成的磷脂是构成细胞膜的重要成分；磷是人体内许多酶的辅酶或辅基的组成成分。

（3）参与能量代谢　脂肪、碳水化合物等在代谢过程中，需先磷酸化才能进行反应产生能量；另外高能磷酸化合物如三磷酸腺苷等是人体内的能量载体，可储存和转移能量。

（4）调节机体的酸碱平衡　磷酸盐可与氢离子结合为磷酸氢二钠和磷酸二氢钠，两者的 pH 接近中性，共同构成机体的缓冲体系并调节体液的酸碱平衡。

2. 磷的摄入量

我国推荐磷的摄入量为成人每日 720mg。

（1）磷摄入不足　磷因其食物来源丰富，营养性缺磷的现象很少见，临床所见磷缺乏的病人多为长期使用大量抗酸药或禁食者。磷缺乏时可出现精神混乱、颅神经麻痹、肌无力、厌食、关节僵硬、尿钙增高等症状。

（2）磷摄入过量　这种情况也很少见。在某些特殊情况下，如医用口服、灌肠或静脉注射大量磷酸盐后可引起血液磷浓度过高。过量的磷酸盐可引起低血钙症，导致神经兴奋性增强，手足抽搐和惊厥。

3. 磷的食物来源

磷广泛存在于各种食物中。但磷往往是与蛋白质共存的，故动物性食物如畜禽肉、鱼、蛋、乳及动物的肝、肾等均是磷的良好来源。一些植物性食物含磷也较丰富，例如坚果、海带、紫菜、豆类等。粮谷类食物由于所含磷是以磷酸盐的形式存在，故不易被人体吸收。

（三）钾

正常人体内含钾 140～150g，约 98% 存在于细胞内液中，其他存在于细胞外。

1. 钾的生理功能

（1）维持碳水化合物、蛋白质的正常代谢　碳水化合物、蛋白质分解生成的葡萄糖、氨基酸经过细胞膜进入细胞合成糖原和蛋白质时，必须要有适量钾离子的参与。

（2）维持细胞内正常渗透压　由于钾主要存在于细胞内，故钾对细胞内渗透压的维持起重要作用。

（3）维持神经、肌肉的应激性和正常功能　细胞内的钾离子和细胞外的钠离子共同作用，可激活 $Na^+ - K^+ - ATP$ 酶，产生能量，并使细胞膜有电信号能力，从而维持神经、肌肉的正常应激性。

（4）维持心肌的正常功能　钾缺乏时，心肌兴奋性增高；钾过量时又使心肌自律性、传导性和兴奋性受抑制；两者均可引起心律失常。

（5）降血压功能　补钾对高血压及正常血压者具有降压的作用。

2. 钾的摄入量

儿童每日应摄取钾 1600mg，成人每天 2000mg，孕妇的每日适宜摄入量为 2000mg，乳母的每日适宜量为 2400mg。

（1）钾摄入不足　人体内钾总量减少可引起钾缺乏症，可在神经、肌肉、消化、心血管、泌尿、中枢神经等系统发生功能性或病理性改变。主要表现为肌肉无力或瘫痪、心律失常、横纹肌肉裂解症及肾功能障碍等。较易出现钾摄入不足的情况主要有：①大量饮用咖啡、酒和吃甜食；②严重腹泻；③不吃主食减肥；④神经和肉体的紧张。

（2）钾摄入过量　钾过多主要表现在神经肌肉和心血管方面。神经肌肉表现为极度疲乏软弱，四肢无力，下肢沉重。心血管系统可见心率缓慢，心音减弱。

3. 钾的食物来源

大部分食物都含有钾，但蔬菜和水果是钾最好的来源，例如柑橘类水果、香蕉、香瓜、番茄、芹菜类绿叶蔬菜、葵花籽、马铃薯等。

（四）钠

一般成人体内钠约占体重的 0.15%，体内钠主要在细胞外液，占总体钠的 44%～50%，骨骼中含量也高达 40%～47%，细胞内液含量较低，仅 9%～10%。

1. 钠的生理功能

（1）调节渗透压与体内水分　钠作为细胞外液中的主要阳离子，与细胞外液中的阴离子构成渗透压，维持体内水分含量的恒定。同时，钠在细胞内液中同样构成渗透压，维持细胞内水分的稳定。钠钾含量的平衡，是维持细胞内外水分恒定的根本条件。

（2）维持血压正常　人群调查与干预研究证实，膳食钠摄入与血压有关。血压随年龄增高，这种增高中有 20% 可能归因于膳食中食盐的摄入。

（3）增强神经、肌肉兴奋性　钠、钾、钙、镁等离子的浓度平衡，对维持神经肌肉的正常兴奋性是必需的。

钠与 ATP 的生成和利用、肌肉运动、心血管功能、能量代谢都有关系，此外，糖代谢、氧的利用也需有钠的参与。

2. 钠的摄入量

钠的适宜摄入量（adequate intake，AI）成人为 1500mg/d，即约相当于食盐 6g。

（1）钠摄入不足　人体内钠在一般情况下不易缺乏。但在以下情况下可能出现钠缺乏：①禁食、少食、膳食钠限制过严；②高温、重体力活动、过量出汗、胃肠疾病、反复呕吐、腹泻使钠过量排出丢失；③患某些疾病，如阿狄森病引起肾不能有效保留钠；④利尿剂的使用抑制肾小管重新吸收钠。钠缺乏在早期症状不明显，可出现倦怠、淡漠、无神、甚至起立时昏倒。失钠达 0.5g/kg 体重以上时，则可出现恶心、呕吐、血压下降、痛性肌肉痉挛，尿中无氯化物检出。当失钠达 0.75 ~ 1.2g/kg 体重时，甚至可出现淡漠、昏迷、外周循环衰竭、休克，终因急性肾功能衰竭而死亡。

（2）钠摄入过量　钠摄入量过多是高血压的重要诱因。通常钠摄入过多并不蓄积，但某些情况下，如误将食盐当食糖加入婴儿奶粉中喂哺，则可引起中毒甚至死亡。钠急性中毒，可出现水肿、血压上升、胃黏膜上皮细胞受损等。

3. 钠的食物来源

钠普遍存在于各种食物中，一般动物性食物钠含量高于植物性食物，但人体钠来源主要为食盐（氯化钠）、加工食物过程中加入的钠或含钠的复合物，以及酱油、腌制肉或烟熏食品、酱菜类、发酵豆制品、咸味休闲食品等。此外有些地区饮用水钠含量甚高。

（五）镁

正常成人体内含镁约 25g，其中 60% ~65% 存在于骨骼与牙齿中，27% 分布于软组织中。

1. 镁的生理功能

（1）激活多种酶的活性　镁能激活多种酶，例如羧化酶、肽酶、胆碱酯酶等，参与体内许多重要代谢过程，包括蛋白质、脂肪、碳水化合物等的代谢。

（2）抑制钾、钙通道　镁可封闭不同的钾通道，防止钾外流。镁也可抑制钙通道，减少钙通过膜通道流入细胞内，如镁耗竭时，可导致钙经过钙通道进入细胞增多。

（3）维持骨骼生长和神经、肌肉的正常兴奋性　镁是维持骨细胞结构和功能所必需的元素，对促进骨骼生长和维持正常功能起着重要的作用。镁还能与钙一起，共同维持神经、肌肉的正常兴奋性，血液中镁或钙过低，神经、肌肉的兴奋性都会增高。

（4）维护胃肠道的功能　低浓度的硫酸镁溶液可在短期内增加胆汁流出，促使胆囊易于排空，具有利胆作用。碱性镁盐可中和胃酸；镁离子还具有导泻作用。

2. 镁的摄入量

据调查，我国成人每日镁摄入量为 356.8mg ± 159.0mg，结合国外资料，中国营养学会推荐成人镁的适宜摄入量（AI）为 330mg/d。

（1）镁摄入不足　健康人一般不会发生镁缺乏，但已发现很多临床疾病与镁耗竭有关。镁缺乏可致血清钙下降，神经、肌肉兴奋性亢进；镁对骨矿物质的内稳态有重要作用，镁缺乏可能是绝经后骨质疏松症的一种危险因素；少数研究表明镁耗竭可以导致胰岛素抵抗。

（2）镁摄入过量　在正常情况下，肠、肾及甲状旁腺等能调节镁代谢，一般不易发生镁中毒。

3. 镁的食物来源

镁普遍存在于食物中，由于叶绿素是镁卟啉的螯合物，所以绿叶蔬菜是富含镁的。食物中诸如粗粮、坚果也含有丰富的镁，而肉类、淀粉类食物及牛乳中的镁含量属中等。除了食物之外，从饮水中也可以获得少量镁，一般硬水中含镁较多，软水中含量相对较低。

（六）氯

氯在成人体内的总量为 82~100g，广泛分布在全身，主要以氯化钠、氯化钾形式存在。氯化钾主要存在于细胞内液中，而氯化钠主要存在于细胞外液中。

1. 氯的生理功能

（1）维持细胞外液的容量与渗透压　氯离子与钠离子是细胞外液中维持渗透压的主要离子，两者约占总离子数的 80%，调节与控制细胞外液的容量与渗透压。

（2）维持体液酸碱平衡　氯是细胞外液中的主要阴离子。当氯离子变化时，细胞外液中的 HCO_3^- 浓度也随之变化，以维持阴阳离子的平衡；反之，当 HCO_3^- 浓度改变时，Cl^- 随之变化，以维持细胞外液的平衡。

（3）参与血液 CO_2 运输　当 CO_2 进入红细胞后，即在红细胞内碳酸酐酶的参与下，与水结合成碳酸，再离解为 H^+ 和 HCO_3^-，被移出红细胞进入血浆，但正离子不能同样扩散出红细胞，血浆中的氯离子即等量进入红细胞内，以保持正负离子平衡。反之，当红细胞内的 HCO_3^- 浓度低于血浆时，Cl^- 由红细胞移入血浆，HCO_3^- 转入红细胞，而使血液中的 CO_2 得以输送至肺部排出体外。

2. 氯的摄入量

中国尚缺乏氯的需要量的研究资料，目前中国营养学会提出中国居民膳食成人适宜摄入量（AI）为 2300mg/d。

（1）氯摄入不足　由于氯来源广泛，因此由饮食引起的氯缺乏很少见。大量出汗、腹泻、呕吐或使用利尿剂等可引起氯大量丢失而导致氯缺乏。氯的缺乏常伴有钠缺乏，此时，造成低氯性代谢性碱中毒，常可发生肌肉收缩不良，消化功能受损，且可影响生长发育。

(2) 氯摄入过量　人体摄入氯过多引起对机体的危害作用并不多见。仅见于严重失水、持续摄入高氯化钠或过多氯化铵；临床上可见于输尿管 - 肠吻合术、肾功能衰竭、肠对氯的吸收增强等，以上均可引起氯过多而致高氯血症。

3. 氯的食物来源

膳食中氯几乎完全来源于氯化钠，仅少量来自氯化钾。食盐及其加工食品酱油、盐渍、腌制或烟熏食品，酱咸菜以及咸味食品等都富含氯化物。一般天然食品中氯的含量差异较大；天然水中也几乎都含氯，但与从食物来源的氯的量相比并不重要。

三、 微量元素

(一) 铁

成年人体内含有 4 ~ 5g 铁，分为功能性铁和储存铁。功能性铁存在于血红蛋白、肌红蛋白和一些酶中，约占体内总铁量的 70%。其余 30% 为储存铁，主要储存在肝、脾和骨髓中。

1. 铁的生理功能

(1) 参与 O_2 和 CO_2 的转运　铁为血红蛋白、肌红蛋白、细胞色素 A 以及一些呼吸酶的主要成分，参与体内 O_2 与 CO_2 的转运和交换以及组织呼吸过程。

(2) 与红细胞的形成和成熟有关　血液红细胞的生成过程如下：骨髓原红细胞→早幼红细胞→中幼红细胞→晚幼红细胞→网织红细胞→成熟红细胞。在这个过程中，铁在骨髓造血组织中进入幼红细胞，与卟啉结合形成正铁血红素，后者再与珠蛋白结合形成血红蛋白，血红蛋白是人体红细胞的主要组成成分。缺铁时，新生的红细胞会因为合成血红蛋白的量减少而导致红细胞体积变小，甚至还可使红细胞寿命缩短，自身溶血增加。

(3) 可提高免疫力　铁可增强中性粒细胞和吞噬细胞的功能，提高机体免疫力。但当感染时，过量的铁又往往会促进细菌的生长，对抵御感染不利。

铁还有许多其他的生理功能，如催化 β - 胡萝卜素转化为维生素 A、参与嘌呤与胶原的合成、抗体的产生、脂类从血液中转运以及药物在肝脏的解毒等。

2. 铁的摄入量

营养学家建议铁的摄入量为：成年男子 12mg/d，成年女子 20mg/d。

(1) 铁摄入不足　铁是微量元素中最易缺乏的一种，膳食中长期铁供给不足可引起体内铁缺乏，严重的可导致缺铁性贫血。贫血是指单位体积血液内的红细胞数和血红蛋白含量低于正常值。贫血的表现为面色苍白，伴有头昏、乏力、心悸、气急等症状。婴幼儿、儿童、孕妇等人群是铁缺乏的高发人群。

(2) 铁摄入过量　铁摄入过量会造成大量铁在机体内蓄积而导致中毒。急性铁中毒常见于误服过量铁剂，多见于儿童，主要症状为消化道出血，且死亡率很高。慢性铁中毒可发生于消化道吸收的铁过多和肠道外输入过多的铁。多种疾病如心脏病、肝脏疾病、糖尿病及某些肿瘤等与体内铁储存过多也有关。

3. 铁的食物来源

动物性食物含铁丰富且易吸收，其中动物的心、肝、肾、舌等含铁特别丰富，且吸收率高；蛋黄、动物血液、鱼（乌贼、海蜇）、虾、禽肉、牛肉、猪瘦肉等也均是铁的良好来源。植物性食物普遍含铁较少且不如动物性食物的铁容易吸收。植物性食物中含铁较多的食物主要有豆类（黄豆、黑豆）、芝麻、海带、紫菜、黑木耳、红枣、蘑菇、红糖等。绿叶蔬菜中含铁较多的有苜蓿、菠菜、芹菜、油菜、苋菜、荠菜、黄花菜、番茄等。水果中含铁较多的有桃、李、杏、葡萄干、红枣、枸杞、樱桃等。

除了通过食物补铁外，含铁容器的使用也可起到一定补铁效果。对于较易出现贫血的人群，还可适量食用铁强化食品，例如铁强化酱油，强化铁的豆浆、奶粉、米粉等。

4. 影响铁吸收的因素

（1）铁的存在形式　食物中的铁可分为血红素铁（Fe^{2+}）和非血红素铁（Fe^{3+}）。血红素铁主要存在于动物性食品中，吸收率一般是25%，非血红素铁主要存在于植物性食物中，吸收率低只有3%左右，故血红素铁比非血红素铁更易被吸收。

（2）食物中的某些成分可以促进铁的吸收　①维生素 C 能将 Fe^{3+} 还原为 Fe^{2+} 而有利于铁的吸收；②食物中的某些有机酸（如柠檬酸、琥珀酸等）、氨基酸（如胱氨酸、赖氨酸等）及单糖（如葡萄糖、果糖等）等成分能与铁螯合形成小分子可溶性单体而有利于铁的吸收；③铜可促进铁的吸收、运输及利用，因此贫血也与缺铜有关；④肉中含有一种叫"肉因子"的物质，可促进铁的吸收，但至今仍未明确"肉因子"的化学结构和其促进机理。

（3）食物中的某些成分可阻碍铁的吸收　植物性食物中的植酸、草酸、磷酸等成分在肠道内可与铁形成难溶性的复合物，阻碍了人体对铁的吸收。

（4）铁的吸收还受生理因素的影响　当体内铁储存量多时，铁吸收率降低；当铁储存量减少时，铁的需要量增加，铁的吸收率也增加。

（二）锌

成人体内锌含量为 2.0 ~ 2.5g，以肝、肾、肌肉、视网膜、前列腺为高。

1. 锌的生理功能

（1）组成酶或激活酶　锌是许多酶或蛋白质的重要成分，现已鉴定出的含锌酶或其他蛋白质已超过200种。另外，还有上百种酶（如羧肽酶、RNA 聚合酶等）需要锌来激活。

（2）促进生长发育与组织再生　锌与蛋白质和核酸的合成，细胞生长、分裂等都有关。儿童缺锌，可导致生长发育缓慢或停滞。成人缺锌可导致创伤组织愈合缓慢、顽固性溃疡。

（3）提高人体免疫功能　由于锌在细胞 DNA 合成中的作用，使得它在参加包括免疫细胞在内的细胞复制中起重要作用。机体缺锌时可降低抵抗力。

（4）促进食欲　锌可与唾液蛋白质结合成味觉素对味觉及食欲起促进作用，机体缺锌可能导致食欲不振，或可能引起异食癖。

另外，锌对皮肤的健康也有着重要作用，缺锌可引起上皮的角质化和食管的角质化，出现皮肤粗糙、干燥等现象。

2. 锌的摄入量

锌的参考摄入量为：成年男性 12.5mg/d，成年女性 7.5mg/d。

（1）锌摄入不足　儿童长期缺锌可导致侏儒症，主要表现为生长停滞。青少年缺锌除生长停滞外，还会出现性成熟推迟、性器官发育不全等。无论儿童或成人缺锌，均可引起味觉减退及食欲不振，或出现异食癖，还会出现皮肤干燥、免疫功能降低、伤口愈合不良及胃肠道疾病等症状。

（2）锌摄入过量　人体一般不易发生锌中毒，但若盲目过量补锌或食用因镀锌罐头盒污染的食物或饮料等时均有可能引起锌过量或中毒。成人一次性摄入 2g 以上锌会引起锌中毒，其主要特征是锌对胃肠道的直接作用，导致上腹疼痛、腹泻、恶心、呕吐。长期每天服用 25mg 锌，可引起铜继发性缺乏，损害免疫器官和免疫功能。

3. 锌的食物来源

锌普遍存在于各种食物中。动物性食物为锌的良好来源，其中贝类、海鱼等食物含锌最高，红色肉类、动物内脏（如心、肝、肾）及蛋类等锌含量也较丰富；植物性食物除坚果类含锌较高外，一般含锌低且锌的吸收利用率较低。

4. 影响锌吸收的因素

（1）锌的存在形式　植物性食物锌吸收率低于动物性食物，与其含纤维素、植酸有关。

（2）组氨酸、半胱氨酸、维生素 D 能促进锌的吸收。

（3）食物中的纤维素、植酸、鞣酸等成分会阻碍对锌的吸收。

（4）铁可抑制锌的吸收　铁与锌的吸收有相互竞争的关系，锌铁比为 1:1 时影响不大，在锌铁比太高时则会影响锌的吸收。

（5）锌的吸收受机体生理因素的影响　一般体内锌缺乏时，锌的吸收率增高。

（三）碘

正常成人体内含碘 20～50mg，其中 70%～80% 存在于甲状腺组织内。

1. 碘的生理功能

碘的作用主要是参与甲状腺素的合成，其功能都是通过甲状腺素来完成的。

（1）促进能量代谢　甲状腺素可以增强机体基础代谢率，促进蛋白质、脂肪、碳水化合物的分解代谢，增加氧耗量，使产热增加，保持体温。

（2）促进生长发育　所有的哺乳类动物都必须有甲状腺素以维持其细胞的分化与生长。发育期儿童的身高、体重、骨骼、肌肉的增长和性发育都必须有甲状腺素的参与，如果这个阶段缺少碘，则可导致儿童生长发育受阻，缺碘是侏儒症的一个最主要病因。

（3）促进神经系统发育　在脑发育的初级阶段（从怀孕开始到婴儿出生后2岁），人的神经系统发育需要甲状腺素的参与，如果这个时期饮食中缺少碘，可导致甲状腺素缺乏，进而导致脑蛋白合成障碍，使脑蛋白质含量减少，脑细胞体积缩小，脑重量减轻，直接影响智力发育。严重缺碘时则可导致生长发育停滞、智力低下、神经发育受阻以致斜视、痴呆、聋哑、运动功能障碍等，即所谓的克汀病（又称呆小症）。

甲状腺素还有其他的重要作用，例如甲状腺素对维持垂体的正常形态、功能和代谢也起着十分重要的作用。

2. 碘的摄入量

中国营养学会推荐的每日膳食中碘的摄入量为：14 岁以上及成人为120μg，孕妇220μg，乳母240μg。

（1）碘摄入不足　处于内陆、山区的人群容易发生碘缺乏病。另外，不少食物如萝卜、甘蓝属蔬菜、黄豆、花生、木薯等，可引起人体对碘的需要量增加而造成碘缺乏。碘缺乏的典型症状为甲状腺肿大（俗称大脖子病）（见图1-4），这是由于缺碘引起甲状腺素分泌不足，引起垂体促甲状腺素代偿性合成分泌增多，从而刺激甲状腺组织增生、肥大。孕妇严重缺碘可影响胎儿神经、肌肉的发育并可导致胎儿死亡率上升。

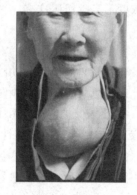

图1-4　甲状腺肿大

（2）碘摄入过量　人体摄入过多的碘也是有害的，日常饮食中较长时间的高碘摄入可引起碘性甲状腺功能亢进，表现为怕热、多汗、皮肤潮湿、易饿、多食、消瘦、心慌、心率增快等。长期碘摄入过量还可导致甲状腺肿大（称作高碘性甲状腺肿大）、乔本氏甲状腺突出等。碘过量常发生在高碘地区以及在治疗甲状腺肿等疾病中使用过量的碘剂等情况。

3. 碘的食物来源

人类所需的碘主要来源于食物，为一日总摄入量的80%～90%，其次为饮水和食盐。食物中碘含量的高低取决于各地区土壤及土质等背景含量。甲状腺肿流行地区的食物碘含量常低于非流行地区的同类食物。含碘高的食物主要是海产品及海盐，如海带、紫菜、鲜海鱼、蛤干、干贝、淡菜、海参、海蜇、龙虾等。植物性食物含碘量是最低的。

4. 影响碘吸收的因素

（1）促进碘吸收的因素   ①氨基酸可促进对碘的吸收。食物中的碘化物被还原成碘离子后才能被吸收，而与氨基酸结合的碘可直接被吸收。②充足的蛋白质与热量可促进对碘的吸收，但当人体蛋白质与热量不足时，则会妨碍胃肠内碘的吸收。

（2）阻碍碘吸收的因素   ①甘蓝属植物，例如油菜、包菜、西兰花、芥菜等，含有硫代葡萄糖苷，可以干扰甲状腺对碘的利用；②某些杂粮如黄豆、花生、粟米、豌豆等含有硫氰酸盐，可抑制碘离子向甲状腺的输送，并使碘排出增多；③膳食中钙、氟、镁及一些磺胺类药物等可阻碍碘的吸收。

（3）碘的吸收还受生理因素的影响   一般机体缺乏碘或对碘的需要量增加时，则碘的吸收率升高。例如乳母对碘的需要量增加，其对碘的吸收率也增强。但是乳母在哺乳时，一部分碘会随着妇女乳汁的排出而丧失，这可能是乳母易发生甲状腺肿的一个重要原因。

（四）硒

成人体内硒总量在 3～20mg，广泛分布于人体各组织器官和体液中，肾中硒浓度最高，肝脏次之，血液中相对低些，脂肪组织含量最低。

1. 硒的生理功能

（1）抗氧化作用   硒是谷胱甘肽过氧化物酶的重要组成成分，谷胱甘肽过氧化物酶具有抗氧化功能，它能阻断活性氧和自由基对细胞膜和细胞的损伤，由此起到延缓衰老乃至预防某些慢性病的作用。

（2）保护心血管和心肌的健康   机体缺硒可引起克山病（又称地方性心肌病），表现为急性和慢性心功能不全，心脏扩大，心律失常以及脑、肺和肾等脏器的栓塞，重者发生心源性休克和心力衰竭，死亡率高达85%，其主要原因是心肌纤维坏死、心肌血管损伤。

（3）维持正常免疫功能   适宜硒水平对于保持细胞免疫和体液免疫是必需的。硒在脾、肝、淋巴结等免疫器官中都有检出，并观察到补硒可以提高机体抗体和补体的应答能力。

（4）抗肿瘤作用   补硒可降低肝癌、肺癌、前列腺癌和结直肠癌等的发生率及死亡率。

另外，硒还具有解除体内重金属毒性、保护视觉器官健全、提高视力、促进生长、维持正常生育功能、调节甲状腺素、抗艾滋病等作用。

2. 硒的摄入量

我国居民每日膳食中硒的参考摄入量为：成人 60μg，孕妇 65μg，乳母 78μg。

（1）硒摄入不足   硒缺乏是发生克山病的重要原因。克山病分布在我国14个省、自治区的贫困地区，大多发生在山区和丘陵。主要易感人群为 2～6 岁的儿童和育龄妇女。缺硒也是发生大骨节病（见图1－5）的重要原因。该病主要是发生在青少年时期的一种骨关节疾病，表现为软骨内骨化障碍和关节畸形。我国目前食物中的硒供给量一般存在不足。

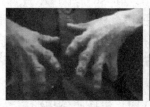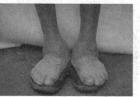

(a) 指关节大骨节　　　　　　　(b) 踝关节大骨节

图1－5　大骨节病症状

（2）硒摄入过量　人类食用含硒量高的食物和水，或从事某些常常接触到硒的工作时，可出现不同程度的硒中毒。急性硒中毒多见于工业生产中。长期食用含硒量过高的食物，可引起慢性中毒，主要临床表现为毛发脱落、指（趾）甲损害及脱落、食欲减退、肝脏损害、四肢发麻、贫血和低血压等。

3. 硒的食物来源

食物中硒含量受产地土壤中硒含量的影响而有很大的地区差异，同一种食物会由于产地的不同而硒含量不同。一般来说，海产品、肉类、动物的肝和肾是硒的良好来源。谷类和其他种子的硒含量因生长环境不同而差异较大。蔬菜和水果的含硒量甚微。

（五）铜

正常成人体内含铜总量为 50～120mg，其中 50%～70% 分布在肌肉和骨骼中，20% 分布在肝脏中，5%～10% 分布于血液中，少量存在于铜酶中。

1. 铜的生理功能

铜在人体内的生理作用主要是通过酶的形式表现出来的。目前已知的含铜酶有十余种，且都是氧化酶，如铜蓝蛋白、细胞色素氧化酶、酪氨酸酶、赖氨酸氧化酶等。

（1）维持正常的造血功能　在肝脏合成的铜蓝蛋白能催化由消化道吸收的 Fe^{2+} 和由红细胞降解释放的 Fe^{2+} 氧化成 Fe^{3+}，Fe^{3+} 再与血浆中的蛋白质结合形成蛋白质－Fe^{3+} 复合物进入骨髓中，供成熟红细胞的生成使用。故缺铜时可影响红细胞的生成，进而引起缺铁性贫血。

（2）维护中枢神经系统的完整性　含铜的细胞色素氧化酶能促进神经髓鞘的形成和维持；含铜的多巴胺 β－羟化酶、酪氨酸酶则与神经递质儿茶酚胺的生物合成有关。缺铜可导致脑组织萎缩，脑灰质和脑白质变性，神经元减少，神经发育停滞，嗜睡，运动障碍等。

（3）维护骨骼、血管和皮肤的健康　胶原蛋白是人体含量最多的一种蛋白质，是骨骼、血管和皮肤的核心物质。而胶原蛋白质需要一种称为赖氨酸氧化酶的含铜酶催化才能合成。

（4）保护正常黑色素的形成及维护毛发的正常结构　含铜的酪氨酸酶能催化酪氨酸转化为多巴，并进而转化为黑色素，为皮肤、毛发和眼睛所必需。缺铜时，黑色素生成障碍，引起毛发脱色，称为白化病。含铜的硫氢基氧化酶具有维护毛发正常结构及防止角质化的作用，缺铜会造成硫氢基氧化酶的缺乏，使毛发角质化，出现具有钢丝样头发的卷发症。

除了以上生理作用外，铜对胆固醇代谢、机体防御功能、激素分泌等也有影响。铜还是超氧化物歧化酶的重要成分，可保护机体细胞免受超氧离子的损伤。

2. 铜的摄入量

中国营养学会推荐每日膳食中铜的参考摄入量为成人 2.0mg。

（1）铜摄入不足　铜普遍存在于各种天然食物中，正常膳食即可满足人体对铜的需要，一般不易缺乏。机体缺铜可引起贫血、白细胞减少、血管活力减退、运动障碍、心律不齐、神经变性、骨质疏松等症状。

（2）铜摄入过量　人体摄入过量铜可引起急性、慢性中毒。铜过量多发生于饮用与铜容器或铜管道长时间接触的酸性饮料或误服大量铜盐而引起的急性中毒，表现为恶心、呕吐、上腹部疼痛、腹泻、头痛及口中有金属味等症状。慢性中毒较为少见。

3. 铜的食物来源

铜广泛存在于各种食物中。以牡蛎、贝类海产品以及坚果类食物的含量最高；其次是动物的肝、肾；谷类胚芽部分、豆类等次之。蔬菜和乳类中铜的含量最低。通常成人每天可从膳食中得到 2.5～5.0mg 的铜，能充分满足需要。

（六）氟

正常人体内含氟总量为 2.6g，主要存在于骨骼和牙齿中。

1. 氟的生理功能

（1）维持骨骼的生长和健康　人体骨髓固体的 60% 为骨盐（主要为羟磷灰石），而氟能与骨盐结晶表面的离子进行交换，形成氟磷灰石而成为骨盐的组成部分。骨盐中的氟多时，骨质坚硬，而且适量的氟有利于钙和磷的利用及在骨骼中沉积，可加速骨骼成长，促进生长，并维护骨骼的健康。

（2）预防龋齿　氟是牙齿的重要成分，氟被牙釉质中的羟磷灰石吸附后，在牙齿表面形成一层抗酸性腐蚀的、坚硬的氟磷灰石保护层，有防止龋齿的作用。

（3）维持正常造血功能　当机体处于缺铁的状态时，氟对铁的吸收、利用有促进作用。当氟缺乏时，可引起实验动物的造血功能障碍。

2. 氟的摄入量

中国营养学会推荐每日膳食中氟的参考摄入量为成人 1.5mg。

（1）氟摄入不足　氟缺乏可影响骨骼和牙齿的发育。缺氟时，由于牙釉质中不能形成氟磷灰石而使羟磷灰石结构得不到氟磷灰石的保护，牙釉质易被有机酸等侵蚀而发生龋齿。

（2）氟摄入过量　摄入过量的氟可引起急性或慢性中毒。急性中毒多见于特殊的工业环境中。慢性中毒主要发生于高氟地区，其临床表现为氟骨症（见图1－6）和氟斑牙（见图1－7）。氟骨症发病初期患者自觉全身无力、头昏头痛、腹胀肠鸣、食欲不振、腹泻或便秘。发展到后期，大关节出现屈曲、僵硬、疼痛加重，肌肉挛缩或萎缩，患者不能直立或下蹲，躯体呈腰弯驼背畸形；氟斑牙是氟中毒表现最明显的病症，这是由于氟过多使牙齿钙化酶的活性降低而导致牙齿的正常钙化无法进行，色素在牙釉质表面上沉着，由此形成氟斑牙。

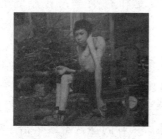
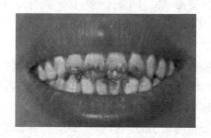

图1－6　氟骨症　　　　　　　　　图1－7　氟斑牙

3. 氟的食物来源

通常动物性食物中氟含量高于植物性食物，海洋动物高于淡水及陆地食物。但除茶叶、海鱼、海带、紫菜等少数食物含氟较高外，一般食物含氟量较低。饮水是氟的主要来源，饮水中氟含量高低取决于地理环境中氟元素的含量水平。

（七）其他微量元素

1. 铬

铬在体内有加强胰岛素的作用，有预防动脉粥样硬化、促进蛋白质代谢和生长发育等功能。另外，研究表明，补充铬可提高应激状态下的动物体内免疫球蛋白含量，并可增强 RNA 合成。中国营养学会推荐每日膳食中铬的参考摄入量为成年人 30μg。铬缺乏多见于老年人、糖尿病患者、蛋白质和能量营养不良的婴儿及完全肠外营养的病人。摄入过量的铬可引起急性或慢性中毒。铬广泛分布在食物中，动物性食物以肉类、海产品含铬丰富，植物性食物如谷类、豆类、坚果类、黑木耳、紫菜等含铬也较丰富。啤酒酵母、干酵母、牡蛎、肝脏、蛋黄不仅铬含量高，而且铬活性也高。乳类、蔬菜、水果中铬含量低。

2. 钼

钼是黄嘌呤氧化酶、醛氧化酶和亚硫酸盐氧化酶的组成成分，通过这 3 种含钼金属酶而发挥其功能。黄嘌呤氧化酶催化次黄嘌呤转化为黄嘌呤，然后转化成尿酸。醛氧化酶催化各种嘧啶、嘌呤、蝶啶及有关化合物的氧化和解毒。亚硫酸盐氧化酶催化亚硫酸盐向硫酸盐的转化。钼还有增强氟的作用。营养学会推荐每日膳食中钼的参考摄入量为成年人 85μg。食物来源：钼广泛存在于各种食物中。动物肝、肾中含量最丰富，谷类、乳制品和干豆类是钼的良好来源。蔬菜、水果和鱼类中钼含量较低。

3. 钴

钴是维生素 B_{12} 的组成成分。现在还不能确定钴的其他功能，但体内钴仅有约 10% 是维生素的形式。已观察到无机钴对刺激红细胞生成有重要作用。另外，甲状腺素的合成可能需要钴，钴能拮抗碘缺乏产生的影响。中国营养学会推荐每日膳食中钴的参考摄入量为成年人 30μg。食物中钴含量较高者（20μg/100g）有甜菜、卷心菜、洋葱、萝卜、菠菜、番茄、荞麦和谷类等，蘑菇含量可达 61μg/100g。

4. 锰

锰是很多酶的组成成分，含锰酶包括精氨酸酶、丙酮酸羧化酶等。锰的另一个重要作用是作为酶的激活剂，由锰激活的酶很多，包括氧化还原酶、裂解酶、连接酶、水解酶、脱羧酶和转移酶等。中国营养学会推荐每日膳食中锰的参考摄入量为成人 4.5mg。谷类、坚果、叶菜类富含锰。茶叶内锰含量最丰富。精制的谷类、肉、鱼、乳类含锰较少。动物性食物虽锰含量不高，但吸收和存留率较高，仍不失为锰的良好来源。

【技能实训】

1. 查阅食物成分表，分别找出含钙或铁、锌较多的食物各 5 种。
2. 如何判断一个人是否缺钙？

【知识拓展】

1. 钙铁锌口服液真的可以"吃一样补三样"吗？
2. "乳糖不耐症"人群在食用乳制品补钙时应注意什么？

【练习题】

1. 请简述矿物质的共同特点。
2. 钙、铁、锌分别有哪些重要的生理功能？饮食中应采取什么措施促进钙、铁、锌的吸收？
3. 请为缺铁性贫血患者选择几种富含铁的食物。

任务五　维生素

【引入】

孕妇缺乏叶酸可引起胎儿神经管畸形

神经管畸形是危害人类健康最严重的先天性畸形之一，约占畸形总数的21%，发生率为 0.3‰~2.1‰。研究表明补充叶酸可使神经管畸形发生率降低71%。对准备或已经怀孕的妇女，可采取补充叶酸的方法来预防神经管畸形。

【知识介绍】

一、　维生素概述

（一）维生素的概念

维生素（vitamin），又称维他命，即维持生命的物质，是机体维持正常生理功能所必需，但在体内不能合成或合成量很少，必须由食物供给的一类有机物质。

（二）维生素的分类

1. 水溶性维生素

主要包括 B 族维生素和维生素 C，B 族维生素又包括维生素 B_1（硫胺素）、维生素 B_2（核黄素）、维生素 B_3（烟酸或尼克酸）、维生素 B_6（吡哆素）、维生素 B_{12}（钴胺素）、叶酸、维生素 B_5（泛酸或遍多酸）、胆碱、生物素等。水溶性维生素溶于水，排泄率高，一般不在体内蓄积，故摄入过量一般不会引起中毒，相反体内缺乏水溶性维生素的可能性很大。

2. 脂溶性维生素

主要有维生素 A、维生素 D、维生素 E、维生素 K，在食物中常与脂类共存，在肠道吸收时也与脂类吸收有密切关系。由于脂溶性维生素只溶于脂肪，故排泄率不高，且由于其可储存在脂肪组织中，故长期摄入过多可在体内蓄积以至于引起中毒。

（三）维生素的特点

（1）维生素均以维生素原的形式存在于食物中，经摄食进入体内转变成具有活性的维生素。

（2）维生素的作用主要是参与调节人体的新陈代谢，而不是构成人体的成分，也不产生能量。

（3）大多数的维生素人体不能合成或合成量不能满足需要，必须通过食物获得。

（4）人体对维生素的需要量很小，但一旦缺乏就会引发相应的维生素缺乏症，损害身体健康。

二、 水溶性维生素

（一） 维生素 B_1

维生素 B_1 又称为硫胺素、抗脚气病因子、抗神经炎因子等，极易溶于水。它在酸性环境中稳定，在碱性环境中易于被氧化失活，不耐热。

1. 维生素 B_1 的生理功能

（1）维持神经系统、心脏和肌肉的正常活动　当维生素 B_1 缺乏时，按其程度，依次可出现下列反应：神经系统反应（干性脚气病）、心血管系统反应（湿性脚气病）、Wernicke（韦尼克氏）脑病及 Korsakoff 综合征（多发性神经炎）。干性脚气病以多发性周围神经炎症状为主，表现为指（趾）端麻木、肌肉酸痛、压痛，神情淡漠、沮丧等。

（2）维持碳水化合物的正常代谢　维生素 B_1 在硫胺素焦磷酸激酶的作用下，与三磷酸腺苷（ATP）结合形成硫胺素焦磷酸（TPP）。TPP 参与碳水化合物代谢中 α-酮酸的氧化脱羧作用，使丙酮酸进入线粒体变成乙酰 CoA 参加三羧酸循环，最后氧化成 CO_2 和 H_2O。如维生素 B_1 缺乏，会造成碳水化合物代谢至丙酮酸阶段不能继续氧化，导致人体供能不足。

（3）促进胃肠蠕动，增进食欲　维生素 B_1 能抑制胆碱酯酶对乙酰胆碱的水解，乙酰胆碱有促进胃肠蠕动作用。

2. 维生素 B_1 的摄入量

维生素 B_1 参考摄入量为：成年男子 1.4mg/d，成年女子 1.2mg/d。人体维生素 B_1 的缺乏主要是由于摄入不足、需要量增加或机体吸收利用发生障碍。维生素 B_1 缺乏可引起脚气病。维生素 B_1 摄入过量可由肾脏排出，其毒性非常低，目前尚未有维生素 B_1 中毒的记载。

3. 维生素 B_1 的食物来源

维生素 B_1 含量最丰富的是葵花籽仁、花生、黄豆、瘦猪肉、动物内脏、酵母菌；其次为小麦粉、小米、玉米、大米等谷类食物；鱼类、蔬菜和水果中含量较少。目前谷类仍为我国传统膳食中维生素 B_1 的主要来源，但过度碾磨的白米、精白面会造成维生素 B_1 大量流失。另外，食物过分用水洗，烹调时弃汤、加碱、高温等均可使维生素 B_1 有不同程度的损失。

（二） 维生素 B_2

维生素 B_2 又称核黄素，它耐热、耐酸、耐氧化，在中性或酸性溶液中，短期加热也不致破坏，但在碱性溶液中加热较易破坏。游离核黄素遇紫外线易破坏。

1. 维生素 B_2 的生理功能

（1）构成多种辅酶参加物质代谢　维生素 B_2 在体内与 ATP 作用形成黄素单核苷酸（FMN）和黄素腺嘌呤二核苷酸（FAD），FMN 和 FAD 是人体内多种氧化酶的辅酶，催化许多氧化－还原反应，维持蛋白质、脂肪和碳水化合物的正常代谢。

（2）参与细胞的正常生长　在皮肤黏膜，特别是处于活动的弯曲部位，损伤后细胞的再生需要核黄素。如果核黄素缺乏，小的损伤也不易愈合，被视为核黄素缺乏的特殊表现。

（3）参与维生素 B_6、烟酸的代谢及抗氧化防御系统　FMN 和 FAD 分别作为辅酶参与维生素 B_6 转变为磷酸吡哆醛、色氨酸转变为烟酸的过程。FAD 还作为谷胱甘肽还原酶的辅酶，将氧化型谷胱甘肽转化为还原型谷胱甘肽，使还原型谷胱甘肽维持在正常浓度。

另外，维生素 B_2 还与体内铁的吸收、贮存与动员，以及肾上腺皮质激素的产生和骨髓中红细胞的生成等有关。

2. 维生素 B_2 的摄入量

维生素 B_2 的参考摄入量为：成年男子 1.4mg/d，成年女子 1.2mg/d。维生素 B_2 缺乏症是一种较常见的营养缺乏病，其症状主要有阴囊皮炎、口角糜烂（图 1-8）、脂溢性皮炎（图 1-9）、结膜充血及怕光、流泪等。一般维生素 B_2 不会引起过量中毒。

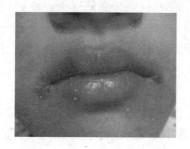

图 1-8　口角糜烂

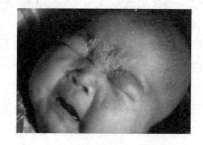

图 1-9　脂溢性皮炎

3. 维生素 B_2 的食物来源

维生素 B_2 广泛存在于天然食物中，但因其来源不同，含量差异很大。动物性食物，尤以动物内脏如肝、肾、心肌等含量最高；其次是蛋类、乳类和鱼类，鱼类中以鳝鱼的维生素 B_2 含量最高；大豆和绿叶蔬菜也含有一定数量，其他植物性食物含量较低。

（三） 维生素 B_3

维生素 B_3 又称烟酸、尼克酸、维生素 PP 等。溶于水和乙醇，对酸、碱、光、热稳定，一般烹饪损失小，是性质最为稳定的一种维生素，但会随水流失。

1. 维生素 B_3 的生理功能

（1）脱氢辅酶（辅酶 Ⅰ 和辅酶 Ⅱ）的组成成分　辅酶 Ⅰ 和辅酶 Ⅱ 是数百种脱氢酶的辅酶，在蛋白质、脂肪、碳水化合物氧化分解释放能量上起重要作用。

（2）葡萄糖耐量因子（GTF）的重要成分，具有增强胰岛素功能　GTF 是由三价铬、烟酸及谷胱甘肽组成的一种复合体，具有增强胰岛素效能、增加葡萄糖利用率及促使葡萄糖转化为脂肪的作用。

（3）保护心血管　有报道称服用烟酸能降低血液中甘油三酯、总胆固醇、β - 脂蛋白的浓度，具有扩张血管、改善心血管等作用。

2. 维生素 B_3 的摄入量

人体烟酸的来源有两条途径，一是直接从食物中摄取，二是在体内由色氨酸转化而来，平均约 60mg 色氨酸转化为 1mg 烟酸。一种食物为人体提供的烟酸数量以当量为单位表示为：烟酸当量（NE，mg）= 烟酸（mg）+ 1/60 色氨酸（mg）。

烟酸参考摄入量为：成年男子 15mgNE/d，成年女子 12mgNE/d。烟酸缺乏主要发生在以玉米或高粱为主食的人群中。另外，酗酒、长期腹泻及大量服用广谱抗生素者等也可引起烟酸缺乏。烟酸缺乏时可引起癞皮病，此病起病缓慢，常有前驱症状，如体重减轻、全身无力、眩晕、耳鸣、记忆力差、失眠等。如不及时治疗，则可出现皮炎（dermatitis）、腹泻（diarrhea）和痴呆（dementia）的典型症状，简称"三 D"症状。

目前，尚没有发现因食用烟酸过量引起中毒的报道，但过量服用烟酸会引起副作用，如发麻、刺痛、皮肤发红等。

3. 维生素 B_3 的食物来源

烟酸广泛存在于各种食物中，含量最丰富的是蘑菇、酵母；其次为动物内脏（肝、肾）、瘦畜肉、鱼类以及坚果类；蛋、乳中烟酸含量虽不高，但色氨酸含量较多，可转化为烟酸。

（四） 维生素 B_6

维生素 B_6 在生物体内有吡哆醇、吡哆醛和吡哆酸三种形式，且这三种形式通过酶可互相转换。维生素 B_6 易溶于水，对酸和氧稳定，在碱性溶液中易被破坏。

1. 维生素 B_6 的生理功能

（1）作为许多酶的辅酶参与物质代谢　维生素 B_6 是人体内参与物质代谢最

多的一种维生素，现已知有上百种酶需要维生素 B_6 作为辅酶，参与蛋白质、脂肪、碳水化合物等的代谢。

（2）提高机体免疫力　维生素 B_6 参与了抗体的形成，另外，细胞的增长、DNA 的分裂、DNA 遗传物质的形成都需要维生素 B_6 的参与，它可以帮助免疫系统发挥正常功能。

（3）维持神经系统正常功能　维生素 B_6 参与神经系统中许多酶促反应，使神经递质（包括 5 - 羟色胺、多巴胺和 γ - 氨基丁酸等）的水平升高。例如 5 - 磷酸吡哆醛能催化谷氨酸变成 γ - 氨基丁酸，γ - 氨基丁酸有一定的抗惊厥和减少脑电图异常改变的效能。

此外，维生素 B_6 还参与维生素 B_5 的形成；参与一碳单位、维生素 B_{12} 和叶酸盐的代谢，如果它们代谢障碍可造成巨幼红细胞贫血。

2. 维生素 B_6 的摄入量

中国营养学会推荐每日膳食中维生素 B_6 的参考摄入量为成人 1.4mg。维生素 B_6 在动植物食物中广泛存在，人体肠道中也可合成一部分，在一般情况下不容易缺乏。维生素 B_6 缺乏的症状主要表现为脂溢性皮炎、口腔炎、口唇干裂、舌炎、小细胞性贫血、癫痫样抽搐、抑郁、精神错乱等。维生素 B_6 属于水溶性维生素，一般通过食物摄入不会出现中毒。

3. 维生素 B_6 的食物来源

维生素 B_6 广泛存在于各种食物中，含量最高的是白色肉类（禽肉、鱼类等）；其次是动物肝脏、谷类、豆类和坚果类；蔬菜、水果中维生素 B_6 含量也较高，而乳和油脂含量较低。

（五）叶酸

叶酸又称叶精、抗贫血因子、维生素 M 等，微溶于水，其钠盐易溶于水。叶酸对热、光、酸性溶液均不稳定，烹饪加工后损失率达 50% ~ 90%。

1. 叶酸的生理功能

（1）影响细胞分裂和组织生长　叶酸在人体内的活性形式为四氢叶酸，四氢叶酸是体内重要的一碳单位的运载体，或为一碳单位转移酶系的辅酶，起着转移一碳单位的作用。一碳单位是指含有一个碳原子的基团，包括甲基、亚甲基、甲烯基等，其主要功能是作为嘌呤和嘧啶的合成原料，参与蛋白质和核酸的合成，在细胞分裂和繁殖中起重要作用。

（2）参与红细胞生成　叶酸参与血红蛋白的生成，促进骨髓中的幼红细胞发育成熟，形成正常形态的红细胞，避免巨幼红细胞性贫血。

（3）对胎儿神经管形成有重要作用　叶酸对于神经管的形成有重要作用。孕妇在怀孕期间缺乏叶酸，尤其是在怀孕第 2 周至 12 周期间缺乏叶酸，可引起胎儿神经管畸形，其主要表现为无脑儿（图 1 - 10）、脑膨出（图 1 - 11）、脊髓膜膨出（图 1 - 12）、隐性脊柱裂（图 1 - 13）等。

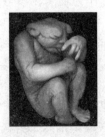

图 1 - 10   无脑儿

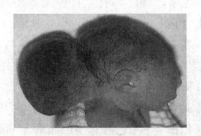

图 1 - 11   脑膨出

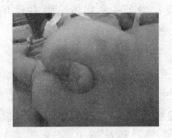

图 1 - 12   脊髓膜膨出

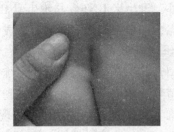

图 1 - 13   隐性脊柱裂

2. 叶酸的摄入量

叶酸参考摄入量为：成人 400μgDFE/d，孕妇 600μgDFE/d，乳母 550μgDFE/d。人体除可从食物摄取叶酸外，人体肠道细菌也能合成部分叶酸，故一般不会缺乏叶酸。叶酸缺乏首先影响细胞增殖速度较快的组织，尤其是更新速度较快的造血系统，引起巨幼红细胞性贫血。叶酸缺乏还可引起同型半胱氨酸血症。叶酸是水溶性维生素，可随尿液排出体外，一般通过食物不会引起中毒。

3. 叶酸的食物来源

叶酸广泛存在于各种动植物性食物中。富含叶酸的食物为动物内脏（肝、肾）、鸡蛋、蛋类、豆类、酵母、绿叶蔬菜、水果及坚果类。叶酸经长时间烹饪或加工可破坏 50% ~ 95%。

（六）维生素 B_{12}

维生素 B_{12} 又称为钴胺素、抗恶性贫血维生素，易溶于水，在中性和弱酸性下稳定，在强酸强碱下易分解，阳光照射下易被破坏。

1. 维生素 B_{12} 的生理功能

（1）作为甲硫氨酸合成酶的辅酶参与甲硫氨酸的合成   维生素 B_{12} 在体内以两种辅酶形式即辅酶 B_{12} 和甲基 B_{12} 发挥生理作用。辅酶 B_{12} 和甲基 B_{12} 都为合成甲硫氨酸所必需。维生素 B_{12} 缺乏时，同型半胱氨酸转变为甲硫氨酸受阻，可引起血清同型半胱氨酸水平升高。

（2）促进叶酸变为有活性的四氢叶酸 维生素 B_{12} 能促进叶酸变为有活性的四氢叶酸，并进入细胞以促进核酸和蛋白质的合成，有利于红细胞的发育、成熟。故机体内若缺乏维生素 B_{12}，同样可引起巨幼红细胞性贫血。

（3）对维持神经系统的功能有重要作用 含维生素 B_{12} 的辅酶 B_{12} 参与神经组织髓鞘质的合成，同时它又能使还原型谷胱甘肽保持正常浓度而有利于糖代谢。缺乏维生素 B_{12} 可引起神经障碍，幼儿可出现智力减退。

2. 维生素 B_{12} 的摄入量

维生素 B_{12} 参考摄入量为：成人 $2.4\mu g/d$，孕妇 $2.9\mu g/d$，乳母 $3.2\mu g/d$。维生素 B_{12} 缺乏多因吸收不良引起，膳食维生素 B_{12} 缺乏较少见。维生素 B_{12} 缺乏的主要表现为巨幼红细胞性贫血、高同型半胱氨酸血症。维生素 B_{12} 是一种水溶性维生素，暂未发现中毒的报道，不过长期过量摄入维生素 B_{12} 也是有害的。

3. 维生素 B_{12} 的食物来源

膳食中维生素 B_{12} 主要来源于动物性食物，例如畜禽肉、动物内脏、鱼类、贝类及蛋类等食物。乳及乳制品中含量很少。植物性食物基本不含维生素 B_{12}。

（七）维生素 C

又名抗坏血酸，极易溶于水，在酸性环境中稳定，但在有氧、热、光和碱性环境下不稳定，很容易分解，是最不稳定的一种维生素。

1. 维生素 C 的生理功能

（1）参与羟化反应 羟化反应是体内许多重要物质合成或分解的必要步骤，羟化过程需有维生素 C 参与。①促进胶原蛋白合成。胶原蛋白合成过程中需要进行羟基化和糖基化修饰，如维生素 C 缺乏可导致胶原合成障碍而患坏血病。②促进神经递质合成。神经递质 5 - 羟色胺和去甲肾上腺素由氨基酸合成时，都需要通过羟化作用才能完成。③防止动脉粥样硬化。胆固醇转化为胆汁酸时也须经过羟化步骤，故维生素 C 有促进胆固醇转化为胆汁酸，减少胆固醇蓄积和在动脉内沉积的作用。

（2）还原作用

①延缓衰老：维生素 C 可以清除体内存在的自由基，减少自由基对细胞的氧化、损伤。

②促进抗体形成：合成抗体必须要有半胱氨酸，维生素 C 有助于将食入的胱氨酸还原为半胱氨酸。

③有助于预防贫血：维生素 C 能使 Fe^{3+} 还原为 Fe^{2+}，以及叶酸还原为具有活性的四氢叶酸，故对缺铁性贫血和巨幼红细胞性贫血有一定疗效。

维生素 C 还具有其他作用，例如可缓解某些重金属离子对机体的毒害作用，还有阻断致癌物 N - 亚硝基化合物合成，预防癌症的作用等。

2. 维生素 C 的摄入量

维生素 C 参考摄入量为：成人 $100mg/d$。维生素 C 缺乏时，主要是引起坏血病。坏血病的早期症状是体重减轻、四肢无力、急躁、肌肉和关节疼痛等，继而出现牙龈红肿出血、皮下渗血、易骨折等。坏血病若得不到及时治疗，可发展到晚期，此时可因发热、水肿、麻痹或肠坏疽而死亡。维生素 C 虽较易缺乏，但也不能过量补充。过量的维生素 C 对人体有副作用，如恶心、呕吐、腹部不适、腹泻、破坏红细胞等。

3. 维生素 C 的食物来源

人体不能合成维生素 C，所需要的维生素 C 必须由食物提供。维生素 C 的主要食物来源是新鲜的蔬菜和水果。

三、 脂溶性维生素

（一） 维生素 A

维生素 A 又称视黄醇，主要存在于动物性食物中，在植物中不含维生素 A，但某些有色植物含类胡萝卜素，其中一小部分可在小肠和肝细胞内转变成维生素 A，这些类胡萝卜素统称为维生素 A 原。维生素 A 和类胡萝卜素溶于脂肪，不溶于水，对热、酸和碱稳定。

1. 维生素 A 的生理功能

维生素 A（视黄醇）在体内氧化成视黄醛，视黄醛再进一步氧化成视黄酸，维生素 A 的许多生理功能实际上是通过视黄酸的形式发挥作用的。

（1）维持人体正常的视觉功能　人体眼睛存在感弱光的视紫红质和感强光的视紫蓝质两种感光色素。感光色素都是由视蛋白与视黄醛所构成的。视紫红质对光敏感，在光亮处迅速分解为视蛋白和视黄醛，一旦由亮处到暗处，则因视紫红质消失而不能见物。在亮处分解的视紫红质，在暗处又可重新合成，恢复对弱光的敏感性，从而能在一定照度的暗处见物。若维生素 A 不足，则视紫红质再生慢，而暗适应恢复时间延长，甚至产生夜盲症。

（2）保持上皮组织的完整和健康，增强抵抗力　当维生素 A 不足时，上皮组织细胞不分泌糖蛋白，导致黏液减少、上皮组织细胞萎缩，出现皮肤干燥、粗糙、汗腺和皮脂腺萎缩等症状。维生素 A 缺乏还会出现上皮细胞的角质化，当角化出现在泪腺时，泪腺分泌的眼泪就会减少引发干眼病；如果角化出现在角膜，就会引发角膜溃疡甚至穿孔而失明。

（3）促进生长发育和维护生殖功能　儿童缺乏维生素 A 可出现生长停滞、发育迟缓。维生素 A 缺乏时，还会导致男性睾丸萎缩，精子数量减少、活力下降，也可影响孕妇胎盘发育，使胚胎形成受阻。

维生素 A 除了以上功能外，近来发现其还有延缓或阻止癌前病变、防止化学致癌的作用，特别是对上皮组织肿瘤有较好的辅助疗效。

2. 维生素 A 的摄入量

中国营养学会推荐每日膳食中维生素 A 的参考摄入量为：成年男子

$800\mu gRAE/d$，成年女子 $700\mu gRAE/d$。

（1）维生素 A 摄入不足　维生素 A 缺乏对所有器官均有影响。眼部症状出现较早，首先是暗适应能力降低，继之眼睛的结膜、角膜干燥，最后角膜软化，甚至穿孔而失明，故维生素 A 缺乏可相继导致夜盲症、干眼症及角膜软化症。维生素 A 缺乏对呼吸道也有影响。

（2）维生素 A 摄入过量　摄入过量可导致中毒，表现为厌食、恶心、呕吐、肝脾肿大、长骨变粗及骨关节疼痛、皮肤干燥、瘙痒、脱发等。一般通过食物摄入维生素 A 不会引起中毒，大多数中毒情况是由于摄入了维生素 A 制剂或食入过量鱼肝或动物肝脏而引起的。

3. 维生素 A 的食物来源

维生素 A 在动物性食物中含量丰富，最好的来源是动物的肝脏、鱼肝油、全乳、蛋黄等。植物性食物一般不含维生素 A，只含 β - 胡萝卜素，绿色、红黄色的果蔬中含有较多的 β - 胡萝卜素，例如菠菜、胡萝卜、韭菜、雪里蕻、杏、香蕉、柿子等 β - 胡萝卜素含量较多。

（二）维生素 D

维生素 D 种类有 10 多种，其中最重要的是维生素 D_2 和维生素 D_3。维生素 D 溶于脂肪溶剂，对热、碱较稳定，但易在日光暴晒及酸性环境中失去活性。

1. 维生素 D 的生理功能

（1）促进钙、磷的吸收　存在于小肠黏膜处的维生素 D，在该处诱发一种特异的钙结合蛋白的合成，这种蛋白质的作用是使钙从小肠黏膜处透过黏膜细胞进入血液循环。

（2）维持血液中钙、磷浓度的稳定　血钙浓度低时，维生素 D 可促进肠道主动吸收钙、肾脏对钙的重吸收以及从骨骼中动员钙，以增加血钙浓度；而当血钙浓度过高时，维生素 D 则促使甲状旁腺产生降钙素，防止钙从骨骼中动员出来，并增加钙、磷的尿排出量。

（3）促进骨骼、牙齿的钙化　维生素 D 通过促进和维持血液中的钙、磷保持在正常浓度，满足骨骼、牙齿钙化过程的需要。

2. 维生素 D 的摄入量

维生素 D 推荐摄入量为：成人 $10\mu g/d$。

（1）维生素 D 摄入不足　膳食供应不足或人体日照不足是维生素 D 缺乏的主要原因。维生素 D 缺乏可导致人体对钙磷的吸收减少，进而导致人体缺钙。

（2）维生素 D 摄入过量　通过膳食和日照获得维生素 D 一般不会引起中毒，但摄入过量的维生素 D 补充剂或强化维生素 D 的乳制品则可能引起中毒。维生素 D 中毒的症状主要表现为厌食、恶心、多尿、烦躁、皮肤瘙痒、血钙和血磷增高，尿中钙和磷也增高，钙可大量沉积在一些软组织中，引起功能障碍，甚至引起组织器官钙化，严重的甚至引起死亡。

3. 维生素 D 的食物来源

维生素 D 在天然食物中存在并不广泛，它主要存在于海水鱼、动物肝脏、蛋黄、奶油、牛肉等动物性食物中，尤以鱼肝、鱼油中的含量最为丰富。畜禽肉、乳中含维生素 D 很少。植物性食物除蘑菇、蕈类外，很少含有维生素 D，谷类、蔬菜及水果几乎不含维生素 D。

（三）维生素 E

维生素 E 又称生育酚，溶于酒精及脂肪溶剂，不溶于水。它对热、光、酸性及碱性环境均较稳定，在一般烹饪过程中损失不大，但在油炸时可使其活性明显降低。

1. 维生素 E 的生理功能

（1）抗氧化作用   维生素 E 具有还原性，能清除体内自由基并阻断自由基引发的链反应，使细胞膜上的脂质及细胞内的脂质免受自由基攻击，从而保护细胞免受自由基的危害。

（2）延缓衰老   人类随着年龄增长体内脂褐质不断增加，脂褐质俗称老年斑，是细胞内某些成分被氧化分解后的沉积物。补充维生素 E 可减少细胞中的脂褐质的形成。

（3）与生殖功能有关   维生素 E 缺乏时可使雄性动物精子的形成被严重抑制，使雌性动物孕育异常。目前临床上常用维生素 E 治疗先兆性流产和习惯性流产等。

（4）保持红细胞的完整性   膳食中维生素 E 长期摄入不足，可导致人体红细胞数量减少，并使红细胞脆性增加，寿命缩短，引起溶血性贫血。

维生素 E 还具有其他功能，例如维生素 E 可抑制体内胆固醇合成酶的活性而降低血浆胆固醇水平；维生素 E 还能抑制血小板的聚集，降低心肌梗死及脑卒中的危险性等。

2. 维生素 E 的摄入量

维生素 E 的需要量因人而异，婴幼儿、孕妇、乳母、老年人对维生素 E 的需求量较大。一般来说，我国成人维生素 E 的适宜摄入量为 14mg α - TE/d。

（1）维生素 E 摄入不足   维生素 E 广泛分布在动植物性食物中，一般情况下不会缺乏。但当缺乏时，可导致低体重早产儿、血 β - 脂蛋白缺乏症和脂肪吸收障碍；亦可出现视网膜褪变、蜡样质色素聚积、溶血性贫血、肌无力、神经退行性病变、小脑共济失调等。

（2）维生素 E 摄入过量   维生素 E 毒性相对较小，但大剂量摄入维生素 E 仍有可能出现中毒症状，如肌无力、视觉模糊、复视、恶心、腹泻以及维生素 K 的吸收和利用障碍等。

3. 维生素 E 的食物来源

维生素 E 只能在植物中合成。植物的叶子和其他绿色部分均含有维生素 E，绿色植物维生素 E 含量要高于黄色植物。天然维生素 E 广泛存在于各种油料种子及植物油中，例如花生油、玉米油等都是维生素 E 的良好来源，食用油通常是人们从膳食中摄取维生素 E 的主要来源；在谷类、坚果类、绿叶蔬菜及蛋类中也都含有一定量的天然维生素 E；而肉类、鱼类、乳、水果及非绿色蔬菜则含维生素 E 很少；鱼油中的维生素 E 含量相当丰富。

（四）维生素 K

维生素 K 也称为凝血维生素，溶于脂肪和脂肪溶剂，对热和氧化剂较稳定，因而在正常的烹饪中损失很少，但易遭酸、碱、光的破坏。

1. 维生素 K 的生理功能

（1）促进血液凝固　维生素 K 控制血液凝固，它是四种凝血蛋白（凝血酶原、转变加速因子、抗血友病因子和司徒因子）在肝脏内合成时的必需物质。人体缺少它时，凝血时间延长，严重者会流血不止，甚至死亡。

（2）参与骨骼代谢　骨骼中有两种蛋白质与维生素 K 有关，即骨钙素和 γ - 羧基谷氨酸蛋白质（MGP）。骨钙素溶于水，其功能是调节钙磷比例，将钙结合到骨组织中。MGP 不溶于水，其功能是将钙结合到骨的有机成分和矿物质中。维生素 K 参与合成骨钙素和 MGP，并通过这两种蛋白质影响骨组织的代谢。

2. 维生素 K 的摄入量

中国营养学会推荐的维生素 K 适宜摄入量为成人 $80\mu g/d$。

（1）维生素 K 摄入不足　由于维生素 K 来源丰富，正常成人肠道内微生物也能合成维生素 K，所以很少发生维生素 K 缺乏。

（2）维生素 K 摄入过量　维生素 K 有维生素 K_1、维生素 K_2 和维生素 K_3 三种形式。维生素 K_1、维生素 K_2 是天然形式的维生素 K，几乎没有毒性，甚至大量服用也无毒。而人工合成的维生素 K_3 如摄入过量可中毒，可产生致命的贫血、低凝血酶原血症和黄疸。

3. 维生素 K 的食物来源

人体中维生素 K 的来源有两个，一是由肠道细菌合成，占 50% ~ 60%；二是来源于食物，占 40% ~ 50%。维生素 K 广泛分布于各种食物中，其中绿叶蔬菜含量最高；其次是动物肝脏和鱼类；乳类和肉类含量中等；谷类和水果含量低。

【技能实训】

1. 查阅食物成分表，分别找出含维生素 B_1、维生素 B_2、维生素 B_3 及维生素 A 较多的食物各 5 种。

2. 在烹饪中采取什么措施可尽量保护维生素 C？

【知识拓展】

1. 很多消费者喜欢服用含维生素 C 的保健品，谈谈你对此现象的看法。
2. 维生素是构成人体的成分吗？

【练习题】

1. 维生素有什么特点？维生素包括哪两大类？这两大类之间的差异有哪些？
2. 维生素 B_1、维生素 B_2、维生素 B_3、叶酸以及维生素 A、维生素 D、维生素 E 分别有什么重要生理功能？

任务六　水

【引入】

喝水过量引起"水中毒"

张小姐对自己的"丰满"身材很不满意。听说多喝水既减肥又美容，一周以来，她几乎每小时喝 500 至 600mL 水。大约七天后，张小姐出现头痛、呕吐的症状，经医生检查后发现，竟是过量饮水导致患了"脱水低钠症"。

【知识介绍】

一、 水的生理功能

1. 水是人体的重要组成成分

水是人体中含量最多的成分，人体所有细胞和组织中都含有水分，如血液的含水量高达 90%，肌肉含水 70%，坚硬的骨骼中也含水 22%。人体水的总量（即体液总量）可因年龄、性别、体型胖瘦而存在明显个体差异。

2. 参与人体新陈代谢

水是一种很好的溶剂，食物中的水溶性营养素只有溶解在水中才能被人体消化吸收和利用，即便是不溶于水的蛋白质和脂肪分子也可悬浮于水中形成胶体或乳浊液，便于机体消化、吸收和利用。人体代谢产物如二氧化碳、尿素、尿酸等废物，也要通过水才能排出体外。水作为载体输送营养物质和排出代谢废物，直接参与物质代谢。

3. 调节体温

水的比热容大，大量的水能吸收体内代谢过程中产生的热量，使体温不至于显著升高。水的蒸发热大，在 37℃ 体温的条件下，蒸发 1g 水可带走 2.4kJ 的热量。因此在高温下或体内产热过多时，人体通过蒸发或出汗使体温保持恒定，环境温度降低时，则人体可通过减少蒸发而保持人体温度。

4. 润滑作用

水是人体的润滑剂。在关节、胸腔、腹腔和胃肠道等部位，都存在一定量的水分，对器官、关节、肌肉、组织起到缓冲、润滑、保护的作用。

二、 水的摄入量

（一） 需要量

正常情况下，人体每日水的摄入量和排出量大致相同，水的出入应保持动态平衡。水的需要量可按照能量摄取计算：美国 1989 年第 10 版 RDAs 提出，成人每消耗 4.184kJ 能量，水需要量为 1mL，考虑到发生水中毒的危险性极小，以及体力活动、出汗等变化，水需要量常增至 1.5mL/4.184kJ。婴儿和儿童由于体表面积较大，身体水分的百分比和代谢率较高，较易发生严重失水，故以 1.5mL/4.184kJ 为宜。各年龄人群一日水适宜摄入量如表 1 – 15 所示。

表 1 – 15　　　　　　　　　不同年龄人群水适宜摄入量

人群	饮水量 （L/d）		总摄入量 （L/d）	
	男	女	男	女
0 岁 ~	—		0.7	
0.5 岁 ~	—		0.9	
1 岁 ~	—		1.3	
4 岁 ~	0.8		1.6	
7 岁 ~	1.0		1.8	
11 岁 ~	1.3	1.1	2.3	2.0
14 岁 ~	1.4	1.2	2.5	2.2
18 岁 ~	1.7	1.5	3.0	2.7
50 岁 ~	1.7	1.5	3.0	2.7
65 岁 ~	1.7	1.5	3.0	2.7
80 岁 ~	1.7	1.5	3.0	2.7
孕妇 （早）	—	+0.2	—	+0.3
孕妇 （中）	—	+0.2	—	+0.3
孕妇 （晚）	—	+0.2	—	+0.3
乳母	—	+0.6	—	+1.1

注：未指定参考值用"—"表示；"＋"表示在同龄人群参考值基础上额外增加量。

（资料来源：中国营养学会. 中国居民膳食营养素参考摄入量. 北京：中国标准出版社，2013：35.）

水的需要量主要受代谢情况、年龄、体力活动、温度、膳食等因素的影响，故水的需要量变化很大。例如夏季或高温作业、剧烈运动都会大量出汗，这时需水量就要增加。

（二） 水摄入不足与过量

1. 摄入不足

水摄入不足或水丢失过多可引起人体脱水，影响机体的生理功能。人体失水量占体重的 2% ~4% 时，就会感到口渴、尿少；当失水达 4% ~8% 时，皮肤会变干燥并开始起皱纹，感觉口干唇焦，甚至出现意识模糊或幻觉；失水达 10% 以上时可危及生命。

2. 摄入过量

摄入过多的水会因消化液被稀释而导致消化功能减弱，甚至出现水中毒。一般水中毒较少发生，这是因为在神经、内分泌系统和肾脏的调节作用下，正常人即使摄入大量的水，肾脏也能将水排出，维持入水和出水的平衡。水中毒最常见的一种情况是在大量出汗之后又马上大量补充水分。因为人在大量出汗后，不但会流失水分，也会流失不少的盐分。此时若一次大量喝水而不补充盐分的话，血液中的盐分就会减少，吸水能力也随之降低，一些水分就会很快被吸收到组织细胞内，使细胞水肿，造成"慢性水中毒"。这时人就会觉得有头晕、口渴，严重的还会突然昏倒，而在极端情况下，还可能致死。

三、 水的来源

人体水分主要来源于代谢水、食物水及饮用水三方面。

1. 代谢水

蛋白质、脂肪、碳水化合物在代谢过程中会产生水，约 300mL/d，即人体在新陈代谢中自身会产生一部分水。

2. 食物水

任何食物都含有水分，即使像牛肉干、饼干等吃上去很干的食物，都含有水分。各种食物含水量差别较大。蔬菜、水果的含水量一般超过 70%，即便一天只吃 500g 果蔬，也能获得 300 ~400mL 水分。

3. 饮用水

包括吃饭时喝的汤以及饮用的白开水、茶、咖啡、乳及其他各种饮料。

四、 水的平衡

正常人每日水的摄入和排出处于动态平衡。正常成人水的摄入和排出量每日维持在 2500mL 左右，见表 1 - 16。

表 1 – 16		正常成人每日水的出入量	单位：mL
来源	摄入量	排出器官	排出量
饮水或饮料	1200	肾脏（尿）	1500
食物	1000	皮肤（蒸发）	500
代谢水（内生水）	300	肺（呼气）	350
		大肠（粪便）	150
合计	2500	合计	2500

（资料来源：葛可佑. 公共营养师（基础知识）. 北京：中国劳动社会保障出版社，2007：138.）

【技能实训】

1. 调查市面上饮料的种类及每种饮料的优缺点。
2. 粗略估算一下自己一日中饮用的汤、水及饮料等液态食品的总摄入量。

【知识拓展】

1. 饭前和饭后喝水应分别注意什么？
2. 碳酸类饮料对人体有什么危害？

【练习题】

1. 水有什么重要的生理功能？
2. 人体获取水的来源有哪些？

项目二　能量

【引入】

世界上最胖的人

2008 年 3 月 31 日，墨西哥男子曼努埃尔·乌里韦以近560kg 体重被《吉尼斯世界纪录大全》收录为"世界上最胖的人"（图 1 – 14）。20 多年来，乌里韦一直被"超级体重"所困扰，大部分时间只能躺在床上。

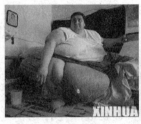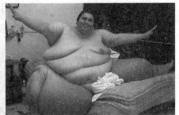

图 1 – 14　曼努埃尔·乌里韦

【知识介绍】

一、 能量的概念

能量可定义为做功的能力。国际上规定能量的单位统一为焦耳（J）或卡（cal）。卡和焦耳的换算：1cal = 4.184J，1J = 0.239cal。

二、 能量对人体的作用

人的所有活动都需要能量，不管是从事体力劳动还是脑力劳动，不管是在工作还是在休息，都需要能量。即使人在睡着时，其呼吸、心跳、血液循环、神经活动等也需要能量。可以说，人体每时每刻都要消耗能量，生命的过程就是一个消耗能量的过程。

三、 人体能量消耗构成

（一） 维持基础代谢所需要的能量

1. 基础代谢的概念

基础代谢（basal metabolism，BM）是指人体在清醒、空腹（饭后 12 ~ 14h）、安静而舒适的环境中（室温 18 ~ 25℃）、无任何体力活动和紧张的思维活动、全身肌肉松弛、消化系统处于静止状态下的代谢状态。基础代谢消耗的能量主要用于维持体温、心跳、呼吸，各器官、组织和细胞的基本功能，这是维持生命的最低能量消耗。

2. 基础代谢率的概念

基础代谢率（basal metabolic rate，BMR）是指人体处于基础代谢状态时，每小时每平方体表面积或每小时每千克体重所消耗的能量，单位为 $kJ/(m^2 \cdot h)$ 或 $kJ/(kg \cdot h)$。一个人的基础代谢率越高，耗能也越大。

3. 影响基础代谢率的因素

（1）体表面积　体表面积越大，BMR 越高，而人体的体表面积与体重和身高有显著关系。相同体重者瘦高体型的人体表面积大，BMR 高于矮胖者。

（2）年龄　年龄越大，BMR 越低。新生儿 BMR 约为老年人 2 倍。25 岁以后，BMR 就会慢慢下降，到 30 岁之后，每 10 年 BMR 会下降 2% ~ 5%，40 岁后每 10 年代谢率降低 5%。

（3）性别　男性身材高大，体内脂肪较少，其 BMR 一般比女性高 10% ~ 15%。

（4）内分泌　激素对能量代谢也起一定作用，其中以甲状腺素的影响最大。甲状腺素若分泌不足，则 BMR 在平均值 10% 以下；若分泌过多，则 BMR 超过正常值的 10% 以上。

（5）遗传因素　不同的人 BMR 是不同的，有的人生来 BMR 较高。

（6）生理状态　同一人在不同生理状态下 BMR 不同，如孕妇 BMR 比未怀孕时高。

（7）环境温度　寒冷地区居民的 BMR 比温带地区居民高 10% 左右，而热带居民 BMR 比温带居民低 10% 左右，即环境温度越高，BMR 越低。

（二）食物热效应消耗的能量

食物热效应（thermic effect of food，TEF），又称食物特殊动力作用，是指由于进食而使能量消耗额外增加的现象。食物热效应耗能与进食的总热量无关，而与下列因素有关。

（1）食物量　人体摄入的食物越多，消耗的能量也越多。

（2）食物种类　蛋白质的食物热效应约相当于本身所产生热能的 30%，碳水化合物为 5% ~ 6%，脂肪为 4% ~ 5%，营养素热效应按大小排列为：蛋白质 > 碳水化合物 > 脂肪。

（3）进食速度　食物热效应消耗的能量也与进食速度有关，吃得快比吃得慢耗能多。

一般情况下，摄取普通混合膳食时，食物热效应耗能约为基础代谢耗能的 10%。

（三）体力活动消耗的能量

除了睡眠，人总要进行各种体育活动和劳动，通常情况下各种体力活动所消耗的能量（physical activity energy，PAE）占人体总能量消耗的 15% ~ 30%。影响体力活动能量消耗的主要因素如下：①肌肉越发达者，体力活动消耗能量越多；②体重越重者，体力活动消耗能量越多；③劳动强度越大，劳动时间越长，体力活动消耗能量也越多；④与工作熟练程度有关，工作越熟练，体力活动消耗能量越少。

（四）生长发育消耗的能量

孕妇、乳母、婴幼儿、儿童、青少年、刚病愈的机体还要消耗一部分能量用于生长发育。人体每增加 1g 新组织约需要消耗 20kJ 能量。处于生长期的人群能量摄入必须和生长速度相适应，否则生长便会减慢甚至停止。

四、能量代谢平衡与失衡

人体摄入的能量应与消耗的能量一致，当能量摄入不足或过多时，都会导致能量失衡而影响身体健康。

1. 能量摄入不足

当能量摄入不足时，体内贮存的脂肪和糖原将被动用，甚至蛋白质也被动用分担供能，使体重减轻，瘦肉也减轻，导致肌力减弱，工作效率下降。长期能量摄入不足，会加重蛋白质的缺乏而引起蛋白质－能量营养不良症，表现为消瘦、贫血、精神萎靡、肌肉软弱、抵抗力下降等并易感染疾病等。

2. 能量摄入过多

摄入能量过多，其多余部分在体内转变为脂肪，使体脂增多，体重增加，形成肥胖。肥胖对健康不利，因为身体肥胖，不但有大量脂肪积聚在皮下，而且还有许多脂肪沉积在一些内脏上，影响器官功能。

五、 能量的食物来源

人体需要的能量主要来源于食物中的蛋白质、脂肪和碳水化合物，这三大营养素经过消化转变成可吸收的小分子物质，在小肠黏膜处被吸收进入血液，这些被吸收的小分子物质一部分在细胞内经过合成代谢构成机体组成成分或更新衰老组织；另一部分经过分解代谢形成代谢产物，并释放出所蕴藏的化学能。

（一） 能量的来源

1. 碳水化合物

$$碳水化合物 \longrightarrow 葡萄糖 \begin{cases} 合成糖原 \begin{cases} 肝糖原（肝脏）\\ 肌糖原（肌肉）\end{cases} \\ 生物氧化供能 \longrightarrow CO_2 + H_2O + Q（热能）\end{cases}$$

肝糖原是一种能量储备，并可维持血糖水平的相对稳定。肌糖原也是一种能量储备，它是骨骼肌随时可动用的储备能源，用于满足骨骼肌的需要。脑组织消耗的能量较多，且脑组织只能利用碳水化合物提供的能量，所以大脑功能的正常发挥有赖于人体的血糖水平。

2. 脂肪

$$脂肪 \longrightarrow 脂肪酸 \begin{cases} 完全氧化 \longrightarrow CO_2 + H_2O + Q（热能）\\ 不完全氧化 \longrightarrow 酮 + CO_2 + H_2O + Q（热能）\end{cases}$$

在膳食碳水化合物供应不足或短期饥饿的情况下，人体需要的能量主要由体内脂肪提供。但脂肪在体内分解代谢，需要葡萄糖的协同参与。在碳水化合物供应充足时，脂肪酸完全氧化生成 CO_2 和 H_2O；而在膳食碳水化合物供应不足时，脂肪酸往往不能完全氧化而导致酮体在体内蓄积，以致出现酮血症和酮尿症。

3. 蛋白质

$$蛋白质 \longrightarrow 氨基酸 \begin{cases} 小部分：尿素、肌酐等含氮有机物 + CO_2 + H_2O + Q（热能）\\ 大部分：重新合成蛋白质 \end{cases}$$

正常情况下，人体通过食物获得的蛋白质，只有一小部分用于氧化分解产生能量，剩余大部分蛋白质用于分解生成氨基酸，再重新合成新的蛋白质。如果人体长期处于饥饿的状态或能量消耗过多时，体内的糖原和储存脂肪已大量消耗之后，将依靠人体组织蛋白质分解产生氨基酸变为葡萄糖（糖原异生）来获得能量，以保障人体对能量的需要。

（二） 能量来源的分配

一般来说，成人一日所需总能量，碳水化合物占 55% ~ 65%，脂肪占 20% ~ 30%，蛋白质占 10% ~ 15% 为宜。年龄小，蛋白质及脂肪供能占的比例应适当增加。

（三） 食物的卡价

每克产能营养素在体内氧化所产生的能量称为"食物的热价"或"食物的能量卡价"。卡价有"物理卡价"和"生理卡价"之分，"物理卡价"是指 1g 产能营养素在体外燃烧所产生的能量，"生理卡价"是指 1g 产能营养素在体内燃烧所产生的能量，其值低于物理卡价。1g 蛋白质、脂肪和碳水化合物的生理卡价分别为 4.0kcal、9.0kcal、4.0kcal。

（四） 三大产能营养素需要量的计算

某营养素日需要量 ＝ 一日能量需要量 × 该营养素供能比 ÷ 该营养素生理卡价

【技能实训】

1. 某女，已知其膳食能量需要量为 2100kcal，且蛋白质的供能比为 15%，脂肪的供能比为 25%，请计算该女子膳食中三大产能营养素的需要量。

2. 一个成人每日热能消耗为 2400kcal，而某食物 100g 含碳水化合物 22.5g，蛋白质 15g，脂肪 10g。若该成人仅进食该食物，请通过计算确定此人营养合理吗？

【知识拓展】

为什么有些人吃不胖？肥胖者应如何正确减肥？

【练习题】

1. 人体消耗的能量主要用于哪些方面？影响人体基础代谢率的因素有哪些？
2. 产能营养素有哪些？如何分配这些产能营养素的供能比？

模块二 食品卫生学基础
——食品污染与食物中毒

能力目标

1. 能够运用卫生学知识分析食品污染的污染源和污染途径，并掌握预防食品污染的措施。

2. 能够分辨食物中毒的类型，并掌握食物中毒的预防手段。

知识目标

1. 了解食品添加剂的种类、用途及相关规定。

2. 理解各类污染源的性质、特点以及污染食品的途径和渠道。

3. 掌握食品污染的定义、种类、危害以及食品污染和食物中毒的预防方法。

【篇首阅读】

食品安全是指食品不含有毒有害物质，对人体健康不造成任何危害，且符合应有的营养要求。食品中有毒有害物质主要来源于两个方面：一是某些食物本身含天然毒素，二是环境中的有毒有害物质进入到食品中，造成食品污染。可见食品污染是引起食品安全性问题的重要因素。人体通过食物摄入有毒有害物质可引起疾病，称为食源性疾病，通常分为感染性疾病和中毒性疾病两大类。感染性疾病包括常见的肠道传染病、人畜共患传染病、寄生虫病等疾病。中毒性疾病主要由摄入含化学性有毒有害物质的食物所引起，可分为急性中毒和慢性中毒。如果通过食物短时间内大量摄入有毒有害的物质，可导致急性中毒（此即为"食物中毒"）；如果长期少量摄入有毒有害物质则可导致人体慢性中毒。

项目一　食品污染 🔍

食品污染的定义：食品污染是指食品外的有毒有害物质进入正常食品的过程。

食品污染的种类：污染食品的有毒有害物质称为食品污染物。按照污染物性质的不同，食品污染分为物理性污染、化学性污染和生物性污染三大类。

食品污染的危害：①影响食品的感官性状和营养价值：食品被污染会腐败变质，不仅会使食品的色、香、味等感官性状发生变化，而且会使食品的营养价值降低甚至丧失。②引起传染病及寄生虫病：食品被致病菌、病毒、寄生虫和虫卵污染，可引起各种肠道传染病及寄生虫病。③造成食物中毒：人体摄入被污染的食品后，在短时间内可能造成机体损害并出现临床症状，即引起急性中毒。④引起机体慢性中毒：长期摄入含少量化学毒物的食品，可对机体造成各种慢性损害。⑤"三致"作用：有些污染物还有致畸、致癌或致突变作用。致畸是指动物母体摄入被污染的食品后，有毒有害污染物可通过母体作用于胚胎，引起胚胎发育迟缓甚至畸胎、死胎；致癌是指一些污染食品的物质如霉菌毒素、化学有毒物质等，具有致癌作用；致突变是指人体细胞在某些污染物作用下，细胞中的遗传物质结构发生改变，这种变化了的遗传物质在细胞分裂繁殖过程中能够传递给子代细胞，使子代细胞具有新的遗传特性。这种诱变如发生在体细胞则影响个体本身，如发生在生殖细胞则可遗传给下一代。

任务一　食品的物理性污染

【引入】

2011 年日本福岛核事故致放射性污染威胁水和食品安全

2011 年 3 月 11 日日本特大震灾和海啸导致东京电力公司福岛第一核电站 4 台沸水堆机组相继出现问题，其中 3 台机组发生氢气爆炸，大量放射性物质释放到环境中；核泄漏产生的大量放射性物质不仅使公众直接受到辐射危害，而且通过污染周边的空气、水体、土壤和动植物，使饮用水和食物也受到污染。

【知识介绍】

一、　食品物理性污染概述

（一）食品物理性污染的定义

物理性污染是指食品在生产、储存、运输、销售时落入的杂物，或放射性物质不合理排放或意外泄漏而导致的食品污染。

（二）　食品物理性污染的分类

1. 食品的杂物污染

（1）无意杂物污染　来自食品生产、储存、运输、销售时落入的污染物。

（2）有意杂物污染　因食品掺杂掺假而加入到食品中的杂物而引起的污染。

2. 食品的放射性污染

二、　食品的杂物污染

（一）　无意杂物污染

1. 污染食品常见的杂物

主要有金属、玻璃、沙石、灰尘、杂草、树枝、动物的毛发、血污、粪便、苍蝇、蟑螂、老鼠，以及工作人员的毛发、指甲、戒指、头饰、烟头、废纸等。

2. 食品杂物污染的危害

（1）影响了食品应有的感官性状和营养价值，使食品质量得不到保障。

（2）消费者食入食物中的杂物，可能会对身体造成不同程度的损伤，例如吃进金属物、玻璃物，可引起口腔、咽部的划伤等，给消费者造成巨大的身心痛苦。

（3）污染食品的杂物大多肉眼可见，易被消费者发现和投诉，这就极大破坏了产品和企业的形象。杂物污染还容易引起消费者和经营者的经济纠纷，给企业造成经济损失。

3. 杂物污染食品的途径

（1）生产前食品原料本身已受污染　如面粉中夹杂了碎铁或玻璃，则用该面粉做出来的面包、蛋糕等食品就极可能混有碎铁或玻璃；在粮食收割时常有不同种类和数量的草籽混入，这样碾出来的大米就会混有草籽；动物在宰杀时血污、毛发及粪会对畜肉造成污染。

（2）食品生产时的污染　如食品在生产过程中，设备陈旧或故障引起加工管道中金属颗粒或碎屑脱落造成食品污染；生产中所使用的玻璃比重计、温度计、厂房的玻璃窗、玻璃隔断、各种灯类和玻璃器皿等，如发生爆破，都可能导致食品中混入玻璃碎片；厨房、餐厅或生产车间密闭不好，在大风天气时食品则可能会受到灰尘和烟尘污染。

（3）食品储存过程中的污染　一是可能受到储存容器的污染，如大型酒池、水池、油池和回收饮料瓶中的污垢、动物尸体及脱落物等杂物可对食品造成污染；二是可能受到不洁储存环境（即仓库）的污染，例如仓库中的苍蝇、昆虫、老鼠、麻雀等对食品的污染。

（4）食品运输过程的污染　例如运输车辆、装运工具、不清洁铺垫物和遮盖物对食品的污染；餐厅上菜（从厨房至餐桌）过程中飘落的杂物对饭菜的污染。

（5）意外污染　例如生产和服务人员的戒指、头饰、头发、指甲、烟头、废纸等杂物对食品的污染，以及抹布、拖把头、线头等清洁卫生用品对食品的污染。

4. 杂物污染的预防措施

（1）加强食品生产、储存、运输、销售的监督管理，执行良好生产规范。

（2）采用先进的加工工艺设备和检验设备去杂　例如采用金属探测机对产品进行检测，以杜绝金属异物在产品中的存在；再如筛选、磁选和风选去石，可清除有毒的杂草籽及泥沙、石灰等异物；定期清洗专用池、槽，防尘、防蝇、防鼠；尽量采用食品小包装。

（3）制定食品卫生标准　如 GB 1355—1986《小麦粉》中规定了磁性金属物的限量。

（二）有意杂物污染

有意杂物污染主要是指食品的掺杂掺假。食品掺杂掺假是一种人为故意向食品中加入杂物的过程，其掺杂掺假的主要目的是非法获得更大利润。

1. 食品掺杂

掺杂是指在食品中加入一些不能食用的物质。如大米中掺沙石，小麦粉中掺滑石粉，牛乳中加碱、洗衣粉等。其目的是增加食品重量或体积，手法较为简单。

2. 食品掺假

食品掺假是指向食品中非法掺入外观、形态相似的非同种类物质的行为，掺入的假物质与原食品在外观上基本难以鉴别。食品掺假的常见方式如下。

（1）兑入类似物质　主要是在食品中掺入一定数量的外观类似的物质取代原食品成分的做法。如糯米中掺入大米，果汁中兑入色素水，味精中掺入食盐等。

（2）混入廉价物质　在固体食品中掺入一定数量外观类似，但价格低廉的非同种物质。例如在红烧牛肉中加入了大量的胡萝卜和马铃薯；在蜂蜜中加水。

（3）劣质品混充正品　掺入的物质虽为相同种类的，但其质量低劣。如陈年粮食混充新鲜当年产粮食。

（4）抽取成分　从食品中提取出部分营养成分后仍冒充完整成分来销售，如抽取脂肪的牛乳制成乳粉，仍称其为全脂乳粉出售。

三、食品的放射性污染

（一）食品放射性污染的定义

1. 天然本底辐射

人类无时无刻不在接受着各种天然射线的照射，例如宇宙射线及存在于土壤、岩石、水和大气中的铀 -238、铀 -235、钍 -232、钾 -40、镭 -226 等天然放射性物质，这些天然射线的照射就是天然本底辐射。

2. 食品放射性污染

食品放射性污染是指食品吸附或吸收外来的放射性物质，使食品的放射性高于自然本底，即食品放射性污染主要是人工放射性物质对食品的污染。

（二） 人工放射性物质的来源

1. 核爆炸试验

核爆炸时会产生大量的放射性裂变产物，随同高温气流被带到大气不同的高度，大部分在爆点的附近地区沉降下来，较小的粒子能进入对流层甚至平流层，绕地球运行，经数天、数月或数年缓慢地沉降到地面，因此，核试验的污染带有全球性，且为放射性环境污染的主要来源。

2. 核废物排放不当

核动力工业中如核电站的建立和运转，可产生放射性裂变产物。一座核电站排放出的放射性物质，虽然其极微量的浓度几乎检不出来，但核电站的排水排放量很大，且经过生物链被不断浓缩，成为水产食品放射性物质污染的一个重要来源。

3. 意外事故核泄漏

核泄漏是指意外事故导致大量放射性物质泄漏到环境中，它对人体的影响主要是因为放射性物质产生的核辐射。放射性物质可通过呼吸吸入、皮肤伤口及消化道吸收进入体内，引起内辐射，γ 辐射可穿透一定距离被机体吸收，使人受到外照射伤害。泄漏的放射性物质除影响就近区域人员的身体健康外，还可通过污染周边的空气、水体、土壤和动植物，使人类的饮用水和食物也受到污染。

（三） 放射性物质污染食品的途径

放射性物质（尘埃）可污染大气，随气流和雨水扩散，大部分沉降到江河湖海和大地表面，污染水域和植被，然后通过农作物、饲料等进入畜禽体内，通过水体进入水产动物体内，最终以食品途径进入人体。放射性物质还可污染水体，水体可以说是核试验和核工业放射性物质的主要受纳体。水体污染不仅使水产动植物及人类饮用水直接受到污染，而且通过水体进一步污染土壤及陆地上的动植物。这些被污染的动植物及饮用水又通过食物链的形式而使人体受到放射性物质的危害。

（四） 食品放射性污染对人体的危害

一般来说，放射性物质主要经消化道进入人体（其中食物占 94% ~95%，饮用水占 4% ~5%），通过呼吸道和皮肤进入的较少。进入人体的放射性物质，在人体内继续发射多种射线而引起内辐射。γ 辐射可穿透一定距离被机体吸收，使人体受到外辐射伤害。

人在大剂量射线（＞1Gy）照射的情况下，可以发生急性放射病，并可致死。外照射和内照射都可能发生急性放射病，但以外照射为主。一般剂量和小剂量射线照射，则引起人体发生慢性放射病和长期效应。慢性放射病可因摄入含放射性物质的食品产生的内辐射而引起，也可因外辐射而引起。慢性放射病的症状主要有疲劳、头昏、失眠、溃疡、出血、脱发、白血病等。慢性放射病可使造血器官、心血管系统和神经系统等受到损害，发病过程往往延续几十年，有时还会增加癌症、畸变、遗传性病变发生率，影响几代人的健康。

（五）控制食品放射性污染的措施

1. 加强对放射性污染源的监督和控制

食品放射性污染给人体带来的危害是小剂量、长时间的辐射作用。为了防止这种污染，必须从预防入手：①使用放射性物质时，应严格遵守技术操作规程，定期检查装置的安全性；②对食品进行辐照保鲜时，应严格遵守照射源和照射剂量的规定；③禁止把放射性核素作为食品保藏剂；④核装置和同位素实验装置的废物排放应做到合理、无污染。

2. 适时或定期地进行食品卫生监测

（1）食品遭受放射性污染途径很多，要经常预测，及时掌握污染动态。

（2）进行核试验，要事先做好附近地区生物和食品的预防覆盖工作，事后适时开展放射性沉降物的监测。

（3）对使用核装置及同位素装置附近地区的食品，要定期进行卫生监督。

（4）对于辐照处理的食品应严格控制食品的吸收剂量，卫生监督部门随时检查，未经审查批准的辐照食品，一律不得上市。

（5）发生意外事故造成的偶然性放射性污染，要全力进行控制把污染缩小到最小范围。

（6）包装密闭的食品因灰尘使外部受到放射性污染时，可用擦洗或吸尘方法除去。如放射性物质已进入食品内部或已渗入食品组成成分时，则应予以销毁。

3. 制定食品放射性物质的限量标准

食品监督管理部门应严格执行食品卫生法规，并制定食品中放射性物质的限量标准，使企业做到有法可依，有标准可执行。

四、辐照食品

（一）辐照食品的定义

食品辐照技术是一种食品保鲜技术，它运用 X 射线、γ 射线等高能射线对食品进行加工处理，以抑制食品的发芽（如马铃薯），杀灭食品中的害虫和微生物，从而防止食品腐败变质，延长食品的保存期。辐照食品即是指经过一定量的放射线照射处理过的食品。

（二）辐照保鲜技术的优点

1. 彻底杀灭微生物和病虫害

这是辐照的最大优点。辐照不仅能杀灭细菌、霉菌等导致新鲜食物（如水果、蔬菜）腐烂变质的微生物，延长食品的保存期；辐照还能杀死食品中的昆虫、寄生虫以及它们的卵及幼虫，消除虫卵等引起的食源性疾病，使食物更安全。

2. 方便、高效

辐照射线穿透力强，可在不打开食品包装的情况下进行杀菌消毒，具有方便、高效的特点。

3. 不改变食品原有风味

不同于传统的加热杀菌技术，辐照保鲜技术是通过辐射来杀菌的，因此可使食品在较低温度下进行加工处理，这能最大限度地保存食品的原有风味。

（三）辐照食品的安全性

从 20 世纪 70 年代开始，国际原子能机构、世界卫生组织等多个国际组织就开始在全球范围内组织实验室对辐照食品的安全性进行论证，大量的动物试验和人体试验结果，都证实了经 10kGy 以下剂量辐照的食品是安全的，不存在毒理性问题。大量的动物试验和人体试食试验也同时证明，辐照食品没有致癌、致畸的作用。所以，按照国际组织和国家标准规定的要求，经辐照的食品是安全的，完全可以放心食用。

（四）我国辐照食品的有关法规

我国《辐照食品卫生管理办法》规定辐照食品必须严格控制在国家允许的范围和限定的剂量标准内。我国还规定，从 1998 年 6 月 1 日起，辐照食品必须在其最小外包装上贴有规定的辐照标识（如图 2 - 1 所示），凡未贴标识的辐照食品一律不准进入国内市场。

图 2 - 1　我国辐照食品标识

【技能实训】

1. 收集几种常见的容易被掺假的食物，并说说如何鉴定是否掺了假。

2. 请收集 3 种目前在市面上销售、流通的，并有辐照食品标识的辐照食品。

【知识拓展】

1. 食品辐照保鲜技术的原理是什么？利用辐照技术保存食品有什么优点？

2. 用电磁炉烧出来的菜有辐射吗？

【练习题】

1. 常见的食品掺假方式有哪些？餐饮加工中杂物（如沙石等）通过什么途径进入到食品中？

2. 简述食品放射性污染的定义，并说说放射性物质是如何污染食品的。

任务二　食品的化学性污染

【引入】

震惊世界的日本富山"痛痛病"事件

日本富山县有条神通川河，从 1955 年起，处于河下游的一些母亲们患了一种全身各部位都觉得疼痛的病，腰痛，背痛，关节也痛。走路时弯腰拱背，严重时只能在地上爬。活动时常有细微的骨折，刺痛着神经，所以称为"痛痛病"。"痛痛病"发生原因是当地居民长期食用镉污染的河水和稻米而引起的慢性镉中毒。

【知识介绍】

一、 化学有害物对食品原料的污染

（一）农药对食品原料的污染

1. 农药和农药残留的定义

农药是指用于消灭、控制危害农作物的害虫、病菌、鼠类、杂草及其他有害动植物和调节植物生长的药物。农药包括生物性农药和化学性农药，目前使用的大多是化学性农药。化学农药分为有机磷农药、有机氯农药、有机砷农药、有机汞农药、氨基甲酸酯类农药、拟除虫菊酯类农药等。农药残留是指在农业生产中施用农药后，残存于谷物、蔬菜、水果、畜禽产品、水产品以及土壤和水体中的微量农药。

2. 食品中农药残留的来源

（1）施用农药后对农作物造成直接污染　例如菜农给种植的蔬菜喷洒农药，农药就会残留在蔬菜上，即使经过比较长的时间，蔬菜上仍会附有较多的农药。

（2）农作物从污染的环境中吸收农药而造成间接污染　由于施用农药，大量农药进入土壤、水和空气中，污染了环境。农作物即使不施用农药，也会通过农作物的根系从污染的环境中吸收农药，使农作物受到环境中农药的间接污染。

（3）食物链传递和生物富集作用使农药在某些食物中蓄积　生物富集作用是指生物体通过食物链的传递作用，将环境中低浓度的化学物质逐步积累起来，使食物链末端的生物体内化学物质达到高浓度的过程。环境中的农药也可通过食物链的传递而在生物体内富集。

3. 农药残留对人体的危害

（1）急性中毒　主要是毒性较大的农药因投毒或误食而进入体内，在短期内出现不同程度的中毒症状，如头昏、恶心、呕吐、抽搐、呼吸困难等，如不及时治疗将有生命危险。

（2）慢性中毒　长期摄入低剂量的农药可引起机体的某些病变，如免疫力下降、肝脏病变、神经失调等，并诱发许多慢性疾病，如心脑血管病、癌症（肝肿瘤、白血病）等。

4. 减少食品中农药残留的措施

（1）农作物种植过程中合理使用农药

①在农作物种植过程中，应综合防治植物病虫害以减少农药用量。例如在种大蒜时，间种几棵洋葱，病虫就可以减少。

②大力推广生物农药，减少化学农药的使用。

③选择使用高效、低毒、低残留的农药。

④交替使用农药。因为在农作物生长期如只使用一种农药，病虫害就容易产生抗药性。

⑤正确施用农药，即按规定的用量、施药方法、用药次数和离收获期最后一次施药的天数等施用农药和减轻污染。

（2）尽量选购农药残留较少的水果、蔬菜

①具有特殊气味的蔬菜，如洋葱、大蒜、茴香、香菜、辣椒、芥蓝等。

②对病虫害抵抗力较强的蔬菜，如圆白菜、苋菜、芹菜、菜花、辣椒、萝卜等。

③土里生长的、不易被病虫害侵害的蔬菜，如藕、马铃薯、大头菜、红薯等。

④有套袋的水果蔬菜。

⑤野外生长的食用菌和野菜。

（3）对食品进行合理的处理、加工以减少农药残留量

①储存保管法：某些农药随着时间推移可缓慢降解，故一些耐储藏的食物，如苹果、猕猴桃、冬瓜等，可在购买后存放几天再食用。

②清水浸泡洗涤法：对水果、蔬菜中残留的敌百虫、乐果等水溶性较强的农药，可用水浸泡和搓洗方法去除部分农药。

③碱水浸泡清洗法：大多数有机磷农药在碱性环境下可迅速降解，因此水果、蔬菜可通过浸泡在碱水中来去除农药。

④去皮法：因为农药残留在果蔬表面最多，所以去皮可以减少一部分农药，适用于马铃薯、甘薯、冬瓜、黄瓜、番茄等果蔬。

⑤加热烹饪法：由于氨基甲酸酯类杀虫剂会随着温度升高而加快分解，因此

蔬菜可先用沸水焯烫 2～5min 后立即捞出再烹饪成菜肴。

（二）兽药对食品原料的污染

1. 兽药和兽药残留的定义

兽药是指用于预防、治疗畜禽疾病及促进畜禽生长的物质，包括抗生素类、磺胺类、激素类、抗寄生虫、呋喃类。兽药残留是指给动物用药后，残存于肉、蛋、乳等动物性食品中的兽药及其代谢物。

2. 食品中兽药残留的来源

（1）非法使用违禁或淘汰兽药　一些养殖户为了追求最大经济效益，将禁用药物当作添加剂使用而导致食物中含有违禁药物。

（2）不合理使用兽药　在畜禽养殖过程中，普遍存在长期、大量使用兽药的现象。此外，还存在用药剂量、给药途径、用药部位和用药种类不合理的现象。

（3）兽药企业违背有关标签的规定　有些兽药企业为了逃避报批，在产品中添加一些化学物质，但不在兽药标签中进行说明，从而造成用户盲目用药，进而造成兽药残留超标。

（4）饲料受到兽药的污染　饲料粉碎设备受兽药污染或将盛过兽药但未冲洗干净的容器用于贮藏饲料，都会使饲料受到兽药污染。

（5）不遵守休药期的有关规定　国家对有些兽药特别是药物添加剂都规定了休药期，但是有些养殖场（户）使用含药物添加剂的饲料时很少按规定施行休药期。

（6）屠宰前使用兽药　有些养殖场（户）在畜禽屠宰前使用兽药用来掩饰有病畜禽的临床症状，以逃避宰前检验，这也会造成肉食畜产品中的兽药残留。

3. 兽药残留对人体的危害

（1）急性中毒　食品中兽药残留一般浓度低，加上人们食用的数量有限，大多数有兽药残留的食品并不会由于其残留的兽药而引起人体急性中毒。但若一次摄入残留兽药的量过多，则会出现急性中毒反应。

（2）慢性中毒　人体长期多次摄入兽药残留少的食物，可引起人体慢性中毒，表现如下。

①免疫力下降：人体摄入的兽药在体内蓄积达到一定量后，就会对人体产生毒性作用，导致人体免疫力下降，肝、肾等多个器官受损。

②过敏反应：经常食用一些含抗菌药物残留的食品能使易感的个体出现过敏反应，兽药过敏轻者表现为荨麻疹、发热、关节肿痛等；严重时可出现过敏性休克，甚至危及生命。

③细菌耐药性：人体经常食用含药物残留的动物性食物，动物体内的耐药菌株可通过动物性食物传播给人体，这给临床上感染性疾病的治疗带来一定的困难。

④菌群失调：许多研究认为，有抗生素残留的动物性食品，会对人类胃肠道的正常菌群产生不好的影响，而使某些条件性致病菌却得以大量繁殖。

⑤致畸、致癌、致突变作用：有些兽药（如苯并咪唑类驱虫药）具有潜在致畸性和致突变性，妇女在怀孕初期如食用了含这些兽药的食物，则可能导致胎儿畸形。再如兽药克球酚具有致癌作用。

⑥激素作用：人们通过食用含低剂量激素的动物性食品，不断接触和摄入动物体内的激素，这会影响人体正常激素的水平和功能，临床表现为儿童早熟、肥胖儿、肿瘤等。

4. 减少食品中兽药残留的措施

（1）加强饲养管理，改变饲养观念　学习和借鉴国内外先进饲养技术，创造良好的饲养环境，增强动物免疫力，实施综合卫生防疫措施，降低畜禽的发病率，减少兽药的使用。

（2）加强药物的合理使用规范　不使用禁用兽药；充分利用等效、低毒、低残留的兽药来防病治病；严格按照有关规范正确选择兽药的种类、服用方法、服用量和服用时间。

（3）加强对饲料的监控　目前饲料中添加药物极为普遍，但目前我国仅能检测出饲料中的少数几种兽药，因此应抓紧研究兽药的有效检测方法，真正从源头控制兽药残留。

（4）严格规定畜禽业的休药期　抗生素在停药后一段时间（多在3~6d）就可以从体内消失，因此制定特定兽药在屠宰前或挤乳前的休药期就至关重要。

（5）加强对上市畜禽肉的检验　确保消费者买到合格、放心的食品。

（6）加大对动物性食品生产企业的监督管理　有关部门进行不定期的抽检，对不合格产品即兽药超标产品没收处理，对严重超标企业进行停产整顿。

5. 猪肉 "瘦肉精" 污染

猪肉是我国居民消费的主要肉食，食用率达到94.3%。但近年来猪肉被"瘦肉精"污染的问题时有发生。

（1）"瘦肉精"的定义　任何能够促进瘦肉生长、抑制肥肉生长的物质都可以称为"瘦肉精"。目前在中国被列为"瘦肉精"的药物有16种，其中最常见的三种"瘦肉精"是盐酸克伦特罗、莱克多巴胺、沙丁胺醇，这三者是目前"瘦肉精"检测的主要项目。

（2）"瘦肉精"的危害　"瘦肉精"为肾上腺素兴奋剂。含"瘦肉精"的猪肉被人食用后，可引起急性中毒，表现为面色潮红、头晕、乏力、胸闷、心悸，面颈、四肢肌肉颤动，手抖甚至不能站立。"瘦肉精"中毒如不及时抢救有可能导致心率失常而猝死。如长期食用含"瘦肉精"的猪肉，有可能导致染色体畸变，或诱发恶性肿瘤。

（3）"瘦肉精"猪肉的识别　一个简单方法就是看猪肉是否具有肥肉，如该猪肉皮下脂肪太薄、太松软，肥肉与瘦肉有明显分离，则该猪肉可能含有"瘦肉精"（图2-2）。

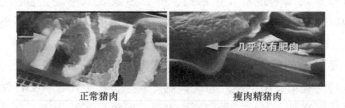

正常猪肉　　　　　　　　　　瘦肉精猪肉

图2-2　瘦肉精猪肉与正常猪肉的对比

（三）环境污染物对食品原料的污染

1. 二噁英

（1）概述　二噁英是一类非常稳定的脂溶性化合物，故其在生物体内容易蓄积。自然界的微生物降解、水解和光解作用对二噁英影响较小，故可长期存在于环境中。

（2）食品中二噁英的来源　食品中的二噁英主要来自环境污染，尤其是经过食物链的富集作用，可在动物性食品中达到较高的浓度。环境中二噁英主要来源于如下几种情况：①含氯物质（如PVC等）及垃圾焚烧时排出的烟尘含二噁英；②农药及含氯化学品的生产，会有二噁英副产品的生成；③造纸业使用氯气漂白纸张的过程中也会产生二噁英，并随废水和废弃物排放到环境中。另外，燃煤电站、金属冶炼、抽烟及含铅汽油的使用等，也是环境二噁英的次要来源。

（3）二噁英对人体的危害　①急性毒性：二噁英急性中毒可致人和动物死亡，或可致人体厌食，肌肉、脂肪急剧下降，称为"废物综合征"。②慢性毒性：可引起皮肤痤疮、头痛、失聪、失眠等症状，并对多个器官有损伤，对生殖系统、免疫系统等也均有影响。其最大危险是具有致畸、致癌、致突变毒性。

（4）减少二噁英污染食品的措施　①扩大食品卫生宣传，加强人们对二噁英危害的认识。②通过控制垃圾焚烧、减少含氯化合物的使用等方式，减少二噁英污染环境。③发展实用的二噁英检测方法，对于二噁英超标的食品要给予没收。④为减轻二噁英对身体的危害，可适当多摄入膳食纤维，例如新鲜的蔬菜、水果等。

2. 多氯联苯

（1）概述　多氯联苯是一类人工合成有机物，其物理化学性质极为稳定，高度耐酸碱和抗氧化，易溶于脂肪且极难分解，故能在生物体脂肪中大量富集。

（2）食品中多氯联苯的来源　食品中的多氯联苯主要来自环境污染，而环境中多氯联苯主要来源如下：①多氯联苯是人工合成的有机物，在工业上用途很广，使用多氯联苯的工厂排出的废弃物，是多氯联苯污染的主要来源；②多氯联苯是多种工业产品（如各种树脂、橡胶、陶釉等）的添加剂，这使得使用这些工业品的食品容器、包装材料也含有多氯联苯，进而可造成食品受到污染；③食品加工中含多氯联苯的设备发生事故，导致多氯联苯渗漏到食品中造成污染；④船舶的耐腐蚀涂料中含有多氯联苯，被海水溶出也是相当大的污染源。多氯联苯污染大气、水、土壤后，通过食物链的传递富集在生物体内。

（3）多氯联苯的危害　①急性中毒：严重中毒的动物可见腹泻、血泪、共济失调、进行性脱水、中枢神经系统抑制等病症，甚至死亡。②慢性中毒：症状表现为眼眶周围水肿、脱毛、手脚指甲发黑、痤疮样皮肤损害（黑色皮疹）（图2－3、图2－4）等。多氯联苯还具有生殖毒性和神经毒性，并有致畸、致癌作用。Ⅰ. 生殖毒性：多氯联苯对人类生殖周期以及生殖功能都有不利的影响，雄性尤为敏感，可引起雄性生殖器官形态改变和功能异常。Ⅱ. 神经毒性：多氯联苯可引起神经毒性，表现为儿童生长发育迟缓、肌张力过低、痉挛、行动笨拙、IQ 值偏低。Ⅲ. 致畸性：多氯联苯若由孕妇或哺乳期妇女吸收，可透过胎盘或乳汁导致早期流产、畸胎、婴儿中毒。一些受到影响的胎儿出生时，皮肤深棕色素沉着，发育较慢，很像一瓶可口可乐，俗称"可乐儿"（图2－5）。Ⅳ. 致癌性：国际癌症研究中心已将其定为可能令人类致癌的物质。

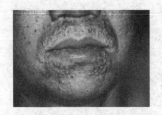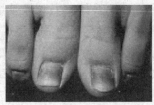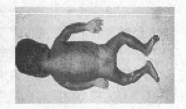

图2－3　黑色皮疹　　　　图2－4　指甲发黑　　　　图2－5　可乐儿

（4）减少多氯联苯对食品污染的措施　①工业上尽量减少多氯联苯的生产和使用。②对于含多氯联苯的废弃物，应进行焚烧或集中封存。③研究多氯联苯的无害代用品。④制定食品中多氯联苯的最高限量标准。

（四）有毒金属对食品原料的污染

1. 有毒金属的定义和种类

环境中的金属元素有 80 多种，其中有些金属对人体有重要的生理作用，如钙、铁、锌、钾等，而有些金属元素却对人体有毒害作用，如镉、铅、铬、砷等。我们将镉、铅、铬、砷等对人体有毒有害的金属称为有毒金属，有毒金属以重金属为主。

2. 食品中有毒金属的来源

（1）高本底值的自然环境　某些地区自然地质条件特殊，地层有毒金属含量较高，在其中生存的动植物体内有毒金属含量显著高于一般地区。

（2）环境污染　①工业"三废"：含有毒金属的废气、废水、废渣排放到环境中，造成环境污染，并通过污染的环境直接或间接污染食品。而污染水体和土壤的有毒金属，还可通过生物富集作用，使其在食品原料中的含量显著提高。②农用投入品：农业生产中农药、化肥的使用，造成环境污染，并通过动植物的摄取造成食品原料污染。

（3）食品在加工过程中受到有毒金属污染　食品在生产加工时所使用的金属机械、管道等如不符合卫生要求，其所含的有毒金属可污染食品。另外，食品在生产加工中常需使用食品添加剂，但如果食品添加剂品质不纯，含有有毒金属杂质，也会造成食品污染。

（4）食品容器或包装材料污染　用于盛装食品的容器，多为陶瓷、不锈钢、玻璃等材料所制，这些材料如质量不合格，有毒金属超标，可导致有毒金属溶出而污染食品。

3. 有毒金属对人体的危害

（1）铅对人体的危害

①急性中毒：多为误服所引起。主要表现为呕吐、腹泻和流涎，部分病人可有腹绞痛，严重者有痉挛、瘫痪和昏迷。

②慢性中毒：铅慢性中毒对体内各器官和系统均有危害，尤其是危害神经系统、造血系统、循环系统和消化系统。铅中毒对儿童影响更大，特别是对儿童的大脑发育有影响。儿童铅中毒表现为免疫功能低下，反复呼吸道、肠道感染；腹痛，呕吐，偏食；贫血，头晕；生长发育迟缓；情绪不稳定，注意力不集中，智力障碍等。

（2）镉对人体的危害

①急性中毒：多因食入镀镉容器内的酸性食物所致，主要表现为恶心、呕吐、腹痛、腹泻、乏力、肌肉酸痛，重者出现大汗、虚脱、抽搐、休克，甚至急性肾功能衰竭而死亡。

②慢性中毒：镉慢性中毒主要损害肾脏、骨骼和消化系统，特别是损害肾近曲小管上皮细胞，影响重吸收功能，临床上出现蛋白尿、氨基酸尿、高钙尿和糖尿，使体内呈钙负平衡而导致骨质疏松症。此外，镉可能有致癌和致畸作用。

（3）汞对人体的危害　汞分为金属汞、无机汞化合物（如二价汞 Hg^{2+} 等）和有机汞化合物（如甲基汞等）。

①急性中毒：多由口服汞盐（无机汞化物）引起。中毒症状以腐蚀性胃肠炎、外周循环衰竭等为突出表现，并可发生急性肾小管坏死，有少尿、血尿、蛋白尿、管型尿等表现，严重者可很快出现急性肾功能衰竭。

②慢性中毒：多由甲基汞引起。甲基汞进入消化道后，在胃酸作用下转化为氯化甲基汞。氯化甲基汞先进入血液中，与红细胞的血红蛋白巯基结合，再

通过血脑屏障进入大脑并与脂质结合，损害大脑和小脑，引起水俣病。水俣病的最初症状是手指、口唇和舌头麻木，说话不清，步态蹒跚，走路时不能骤然停止和转弯。以后病人出现听力下降、视觉模糊和视野缩小等。重者可出现神经错乱、痉挛甚至死亡（图2-6）。

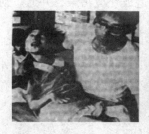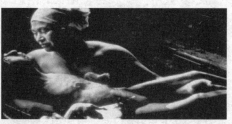

图2-6　日本"水俣病"患者

（4）砷对人体的危害　元素形态的砷几乎无毒性，有毒的主要是砷的化合物。砷化合物分为无机砷和有机砷两类，一般无机砷毒性大于有机砷。无机砷化物主要包括砒霜、五氧化二砷等氧化物及雄黄、雌黄、砷黄铁矿等硫化物。有机砷化物即含砷的有机化合物，最常见的是含砷农药。

①急性中毒：主要损害胃肠道系统、呼吸系统、皮肤和神经系统。表现为剧烈腹痛、腹泻、恶心、呕吐，甚至引起昏迷，严重者表现为神经异常、呼吸困难、心脏衰竭而死亡。

②慢性中毒：主要反映在皮肤、头发、指（趾）甲、消化系统和神经系统方面，表现为皮肤干燥、粗糙、变黑；头发脆而易脱落；掌及趾部分皮肤角质化；在消化系统表现为腹泻、便秘、食欲减退、消瘦等；在神经系统表现为多发性神经炎，如感觉迟钝、四肢端麻木、行动困难等。砷中毒还可导致皮肤癌和多种内脏癌（图2-7）。

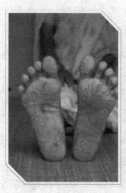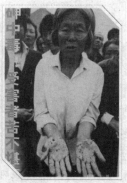

图2-7　砷慢性中毒患者

4. 减少有毒金属污染食品的措施

（1）开展有毒金属污染防治宣传教育，使大众认识有毒金属的危害。

（2）有毒金属高本底值的地区，例如高砷水地区实施改水工程。

（3）工业废气、废水、废渣在排放前进行处理，减少有毒金属在环境中的释放量。

（4）减少含铅、含砷等农药、化肥的使用。

（5）禁止饮用有毒金属严重污染地区的水，也禁止用污染的水灌溉农作物；禁止重污染地区的农畜产品进入市场。

（6）对食品加工中接触食品的机器设备、管道、容器、包装材料等，减少其有毒金属含量。

（7）避免含有毒金属的化合物、农药、化肥等与食品混放；盛装过有毒化合物的各种容器和包装材料不准用来盛装粮食和其他食品；镀镉器皿不能存放食品特别是醋类等酸性食品。

（8）加强对食品企业的监督管理，严格控制食品中有毒金属的含量。

二、食品在生产加工过程中形成的化学有害物导致的污染

（一）N-亚硝基化合物对食品的污染

N-亚硝基化合物分为N-亚硝胺和N-亚硝酰胺，亚硝酰胺化学性质活泼，不稳定，而N-亚硝胺化学性质稳定，故污染食品的N-亚硝基化合物主要是N-亚硝胺。

1. N-亚硝基化合物对人体的危害

（1）急性中毒　表现为以肝坏死和出血为特征的急性肝损伤。

（2）慢性中毒　N-亚硝基化合物主要引起人体慢性中毒，并有"三致"作用。①致癌作用：N-亚硝基化合物可引起食管癌、胃癌、肝癌、结肠癌、肺癌等癌症。②致畸作用：N-亚硝胺致畸作用很弱，而N-亚硝酰胺能引起仔鼠脑、眼、肋骨和脊柱的畸形。③致突变作用：N-亚硝酰胺能引起细菌、真菌和哺乳动物细胞发生突变。

2. N-亚硝基化合物的食物来源

N-亚硝基化合物是由亚硝酸盐和胺类物质在一定条件下合成的，故两者可以看作是N-亚硝基化合物的前体。N-亚硝基化合物的生成反应如下：

$$\begin{array}{c} R_1 \\ \diagdown \\ N-N + HNO_2 \\ \diagup \\ R_2 \end{array} \longrightarrow \begin{array}{c} R_1 \\ \diagdown \\ N-N=O + H_2O \\ \diagup \\ R_2 \end{array}，其中 \begin{array}{c} R_1 \\ \diagdown \\ N-N \\ \diagup \\ R_2 \end{array} 为胺类物质$$

硝酸盐可以转化为亚硝酸盐，所以也是N-亚硝基化合物的前体。前体物硝酸盐、亚硝酸盐和胺类物质可以在食物内合成N-亚硝基化合物而使食品受到污染，也可以在人体胃内合成N-亚硝基化合物而使人体摄入N-亚硝基化合物。

（1）食物中 N - 亚硝基化合物的合成   一般动物性食物天然就含胺类物质（由蛋白质分解而来），这意味着动物性食物中如存在亚硝酸盐或硝酸盐，则 N - 亚硝基化合物即可在食物内合成。以下为几种常见的含亚硝酸盐（硝酸盐）的动物性食物。①腌制动物性食物：腌制食品如腊肠、肉肠和午餐肉等常添加硝酸盐或亚硝酸盐常用防腐剂，并使腌制品形成诱人的桃红色和腌肉风味。②熏烤动物性食物：如熏烤肥肉、鱼、香肠、火腿肠等，在熏烤之前一般都要经过腌制，故也含硝酸盐或亚硝酸盐。③添加发色剂的肉制品：肉制品中常添加亚硝酸盐以达到色泽鲜艳的目的。④某些发霉的食品：某些霉菌会使食物中的亚硝酸盐和胺类物质的含量提高。⑤传统工艺生产的啤酒：传统工艺生产的啤酒中也含有 N - 亚硝基化合物，尽管含量不太高，但因饮用量较大，也应引起注意。

（2）人体内 N - 亚硝基化合物的合成   胃是人体内合成亚硝基化合物的主要场所，当胃部患有炎症时，胃酸下降，胃内细菌繁殖，细菌可促进 N - 亚硝基化合物的合成。这些化合物可能是慢性胃炎、萎缩性胃炎患者容易发生癌变的重要原因。

$$\begin{array}{ccc}
\text{硝酸盐} & \xrightarrow{\text{口腔细菌、唾液、酶}} & \text{亚硝酸盐} \\
& & \searrow \\
& & \qquad \text{胃（pH 3~4）} \xrightarrow{} \text{亚硝胺} \\
& & \nearrow \\
\text{鱼、肉} & \xrightarrow{\text{分解}} & \text{胺类}
\end{array}$$

①硝酸盐、亚硝酸盐的来源

a. 果蔬：过多施用氮肥的新鲜果蔬硝酸盐含量增加；腐烂果蔬由于细菌作用而使亚硝酸盐含量增加；霉变果蔬由于霉菌作用而使果蔬中的亚硝酸盐含量增加；腌制蔬菜在腌制过程中，硝酸盐含量不断下降，而亚硝酸盐含量却不断增加，故未腌透的蔬菜含较多亚硝酸盐；隔夜蔬菜亚硝酸盐含量明显高于新鲜制作的菜。

b. 肉、鱼：肉、鱼中的硝酸盐、亚硝酸盐主要是人为添加的硝酸盐和亚硝酸盐。

c. 乳制品：乳制品中含有枯草杆菌时，可使硝酸盐还原为亚硝酸盐。

d. 反复煮沸的水：会使亚硝酸盐含量增加。

②胺类物质的来源

a. 大多数食物中天然就含有胺类物质。胺类是由蛋白质分解而来的，而一般食物都含有蛋白质，特别是动物性食物含蛋白质更多，因此大多数食物天然就含有胺类物质。

b. 动物性食物在高温加热时产生胺类物质。动物性食物，如畜禽肉类及水产品等含有丰富的蛋白质，在烘烤、腌制、油炸等加工过程中蛋白质会分解产生胺类；这些动物性食物在腐败时更易产生大量的胺类化合物。

c. 环境中含胺类物质。在工业生产例如一些纺织品和消费品的生产中，会使用胺类物质作为生产原料。这些产品生产过程中排放含胺类的废水，污染环境进而污染食品。

3. 减少 N - 亚硝基化合物污染食品的措施

（1）减少食品中 N - 亚硝基化合物的前体物质　①科学使用化肥农药，禁用污水浇灌蔬菜。②施用钼肥。据试验钼肥能降低粮食、蔬菜芽叶中硝酸盐和亚硝酸盐的含量。③保证食品尤其是果蔬要新鲜。④腌制蔬菜要腌透。腌制时间需在 20d 以上，盐水浓度不低于 20%。⑤少吃或不吃隔夜剩饭菜。⑥严格控制食品加工中硝酸盐和亚硝酸盐使用量。⑦腐败变质的鱼、肉不能吃。因为其中含有大量的胺类物质。⑧生产熏制食品时利用烟液或烟发生器。

（2）使用亚硝基化阻断剂降低亚硝胺的形成　①食品加工中添加含羟基的物质。在食品加工过程中，添加亚硝酸盐的同时，可加入维生素 C、维生素 E、没食子酸等含羟基的物质，阻断亚硝胺的合成。②食用能抑制亚硝胺合成的食物。大蒜的大蒜素、茶叶的茶多酚、猕猴桃的维生素 C、黄酮等可抑制亚硝胺的合成，并能阻止硝酸盐还原成亚硝酸盐。③改进饮食习惯。多吃新鲜蔬菜，增加膳食中的维生素，少吃腌制蔬菜、熏肉，添加硝、亚硝酸盐的食物。

（3）制定 N - 亚硝基化合物限量标准并加强监测。

（二）多环芳烃类化合物对食品的污染

多环芳烃类是指分子中含有两个以上苯环的碳氢化合物，由于苯并［α］芘是第一个被发现的环境化学致癌物，而且致癌性很强，故常以苯并［α］芘作为多环芳烃的代表。

1. 苯并［α］芘对人体的危害

苯并［α］芘可通过皮肤、呼吸道、消化道被人体吸收，长期呼吸含有苯并［α］芘的空气，饮用或食用被其污染的水和食物，可造成慢性中毒，引起"三致"反应。

（1）致癌　主要导致上皮组织产生肿瘤，如皮肤癌、肺癌、胃癌和消化道癌。

（2）致畸　动物实验发现，苯并［α］芘可引起动物胎体畸形甚至死亡。

（3）致突变　苯并［α］芘可以和细胞中的不同成分（包括 DNA）反应，形成基因突变，从而导致癌症的发生。

2. 食品中苯并［α］芘的来源

（1）食品原料受苯并［α］芘的污染　①环境污染：工业废气、废水、废渣含有的苯并［α］芘通过排放造成环境污染，并由此造成植物污染，其中粮食作物、蔬菜和水果的污染较突出。②生物富集作用：肉、鱼等动物性食品中含有的苯并［α］芘主要来源于水体中含有的苯并［α］芘，且通过生物富集作用使苯并［α］芘不断蓄积。③粮食晒在沥青马路上可致苯并［α］芘污染。

（2）食品在烹饪加工中受苯并［α］芘污染　①烟熏食品：烟熏食品时木料产生的烟含苯并［α］芘。②烧烤食品：烧烤时的高温使食品中的脂肪发生热解，再经过环化和聚合就形成了大量的多环芳烃，其中以苯并［α］芘为最多。③油炸食品：油脂在高温下可热聚合成苯并［α］芘。④食品在生产中通过接触而受苯并［α］芘污染：食品生产中使用含苯并［α］芘的设备、容器、管道、机器润滑油等均可污染食品。

（3）食品被含苯并［α］芘的包装材料污染　例如含苯并［α］芘的液态石蜡涂渍的包装纸会对食品造成污染。含油墨的包装材料如直接接触食品也可污染食品，这是因为油墨含有炭黑，炭黑含有几种致癌性的多环芳烃。

3. 减少苯并［α］芘污染食品的措施

（1）防止苯并［α］芘在食品中的污染　①加强环境治理，减少环境对食品的污染。②粮食、油料种子不在柏油路晾晒，避免沥青污染。③改进食品烹调、加工方法，例如熏制、烘干食品时应改进燃烧过程，或改良食品烟熏剂，如使用熏烟洗净器或冷熏液。④机械化生产食品要防止机器设备、容器、包装材料、润滑油等污染食品。

（2）去毒　①活性炭常用来从油脂中吸附、去除苯并［α］芘。②蔬菜水果清洗剂可去除部分苯并［α］芘。③阳光和紫外线可使食品中苯并［α］芘降低。

（3）制定苯并［α］芘食品容许量标准。

（4）减少烟熏、烧烤食品的食用量，并尽量避免油脂反复加热使用。

（三）杂环胺类化合物对食品的污染

1. 杂环胺的危害

杂环胺类化合物的危害主要是致癌和致突变。

（1）致癌　杂环胺对啮齿类动物均具有不同程度的致癌性，致癌的主要靶器官是肝脏，多数杂环胺还可诱发其他多种部位的肿瘤。

（2）致突变　杂环胺可诱导哺乳动物细胞的 DNA 损害，如基因突变、染色体畸变、姐妹染色体交换、DNA 断裂、程序外 DNA 修复合成和癌基因活化等。

2. 食品中杂环胺的来源

食品中的杂环胺主要产生于高温烹饪加工过程，尤其是蛋白质含量丰富的肉、鱼等动物性食品在高温烹饪中更易产生。影响食品中杂环胺形成的因素如下。

（1）食物成分　一般蛋白质含量较高的食物产生杂环胺较多。

（2）烹调方式　①烹饪温度：烹饪温度越高，生成的杂环胺越多，例如食物在300℃时生成的杂环胺是200℃时的5倍。②烹饪时间：例如在200℃油炸温度时，杂环胺主要在前5min形成，5～10min后形成减慢，进一步延长加热时间则杂环胺的生成量不再明显增加。③水分：烹饪时食物水分越多，生成的杂环胺越少，故烧、烤、煎、炸等产生杂环胺的数量远大于炖、焖、煮及微波炉烹饪等温度较低、水分较多的烹饪方法。

3. 减少杂环胺污染食品的措施

（1）改变不良烹饪方式 肉类、鱼类等动物性食物在烹饪加工时，尽量少用油炸和明火烘烤等方式，可多使用炖、焖、煮及微波炉烹饪加工食品，同时防止食物被烧焦。

（2）改变不良饮食习惯 避免过多食用烧、烤、煎、炸的食物。

（3）增加蔬菜、水果的摄入量 蔬菜、水果中的膳食纤维有吸附杂环胺并降低其活性的作用，且蔬菜、水果中的某些成分有抑制杂环胺的致突变和致癌性的作用。

（4）对食品中杂环胺进行灭活处理 次氯酸、过氧化酶等处理可使杂环胺氧化失活。

（5）加强监测 建立和完善杂环胺的检测方法，制定食品中的允许限量标准。

（四）丙烯酰胺对食品的污染

1. 丙烯酰胺对人体的危害

丙烯酰胺在体内需积累到一定剂量才发病，故急性中毒十分罕见，主要表现为迟发性中毒作用，引起亚急性和慢性中毒。

（1）亚急性中毒 可出现嗜睡和小脑功能障碍，表现为眼球水平震颤，言语含糊。指鼻及跟膝胫试验不稳，轮替动作失调，步态不稳等。两周后可出现肢体麻木、刺痛等症状。

（2）慢性中毒 ①神经和生殖发育毒性：神经毒性主要为周围神经退行性变化和脑中涉及学习、记忆功能部位的退行性变化，初期表现为头晕、疲劳、手指刺痛、麻木感，然后出现四肢无力，肌肉疼痛，易前倾倒等症状；生殖毒性表现为雄性大鼠精子数目和活力下降。②致突变性：可引起哺乳动物体细胞和生殖细胞的基因突变和染色体异常。③致癌性：可致大鼠多种器官肿瘤，包括乳腺、甲状腺、睾丸、口腔、子宫等。

2. 食品中丙烯酰胺的来源

食品中的丙烯酰胺主要是高碳水化合物、低蛋白质的植物性食物（主要是淀粉类食物），在加热烹饪（120℃以上）过程中形成的。烹饪温度越高，生成的丙烯酰胺越多，其中140~180℃为丙烯酰胺生成最佳温度；食物水分越少，生成的丙烯酰胺越多，特别是烘烤、油炸食品在最后阶段水分减少、表面温度升高后，其丙烯酰胺形成量更高。另外，饮用水如用聚丙烯酰胺处理，则会使水受到聚丙烯酰胺中未被聚合的丙烯酰胺单体的污染。

3. 减少丙烯酰胺污染食品的措施

（1）避免过度烹饪食品 烹饪温度不宜过高（尽可能控制在120℃以下），或加热时间不宜过长，但应保证食品做熟，以确保杀灭微生物、寄生虫等。

（2）不用聚丙烯酰胺处理饮用水 聚丙烯酰胺是单体丙烯酰胺的聚合

体，可能存在没有聚合的丙烯酰胺，如用其处理饮用水可导致水受丙烯酰胺污染。

（3）提倡平衡膳食　尽量少吃煎炸、焙烤的食物。另外，一些外源性抗氧化剂如维生素 C、甲硫氨酸、大蒜素等，具有降低丙烯酰胺毒性的作用，故在饮食中应多吃蔬菜、水果。

（4）食品生产加工企业应改进食品加工工艺和条件　研究减少食品中丙烯酰胺含量的可能途径，优化食品配料和食品加工烹饪条件。

（五）三氯丙醇对食品的污染

1. 三氯丙醇对人体的危害

（1）急性毒性　有文献报道，工作中清理三氯丙醇储罐导致工人发生急性中毒性肝病，且有致死病例发生。

（2）慢性毒性　①神经和血液毒性：三氯丙醇主要毒害神经系统和血液循环系统，容易诱发人得神经病和心脏病。②生殖毒性：实验表明，三氯丙醇可使动物精子活性减少。③致癌性：三氯丙醇可产生致癌效应。

2. 食品中三氯丙醇的来源

（1）酱油、蚝油等调味品在生产过程中可产生氯丙醇　这是氯丙醇污染食品的主要途径。传统的天然酿造酱油并没有发现产生氯丙醇，而配制酱油则因为添加了不符合卫生标准的酸水解蛋白质液而导致检出含有氯丙醇。酸水解蛋白质液是指在酸或酶作用下，水解富含蛋白质的食物原料而所得到的产物。传统工艺水解蛋白质是用浓盐酸在 109℃下回流酸解，在这过程中，为了提高氨基酸得率，需加入过量盐酸，此时若原料（如大豆）中还留存有脂肪，则脂肪在强酸下断裂水解产生甘油（即丙三醇），丙三醇进一步与盐酸中氯离子发生反应，生成一系列氯丙醇类化合物，其中以三氯丙醇为主。

（2）饮用水如用环氧树脂进行处理可产生三氯丙醇　某些自来水厂或食品厂用环氧树脂进行水处理，而环氧树脂可溶出环氧氯丙烷，它再与水中氯离子发生反应形成三氯丙醇。

（3）用环氧树脂做食品包装材料也是食品含三氯丙醇的原因之一　用环氧树脂生产的食品包装材料有茶袋、咖啡滤纸和纤维肠衣等，环氧树脂中溶出的环氧氯丙烷与食物水分中的氯离子发生反应可形成三氯丙醇而导致污染。

3. 减少三氯丙醇污染食品的措施

（1）原料控制　配制酱油在添加酸水解植物蛋白液时，应尽量使用油脂含量低或脱脂的植物蛋白进行水解。

（2）生产过程控制　在水解植物蛋白的生产过程中改善生产工艺减少三氯丙醇的生成。

（3）尽量使用酿造酱油，少用配制酱油，禁止使用化学酱油。

（六）滥用食品添加剂导致的食品污染

1. 食品添加剂的定义

食品添加剂，指为改善食品品质和色、香、味以及为防腐、保鲜和加工工艺的需要而加入食品中的人工合成或者天然物质。

2. 食品添加剂的特点

（1）食品添加剂是加入到食品中的物质，因此它一般不单独作为食品来食用。

（2）食品添加剂既包括人工合成的物质，也包括天然物质。

（3）食品添加剂加入到食品中的目的是为改善食品品质和色、香、味以及为满足防腐、保鲜和加工工艺的需要。

3. 食品添加剂的种类

（1）按来源划分　①天然食品添加剂：从动植物或微生物中提取；②化学合成添加剂：以化学手段，通过氧化、还原、缩合、聚合等反应合成。

（2）按功能划分　我国将食品添加剂分为23类，近2000个品种，其中香料有1000多个品种，这23类食品添加剂分别是酸度调节剂、抗结剂、消泡剂、抗氧化剂、漂白剂、膨松剂、胶基糖果中基础剂物质、着色剂、护色剂、乳化剂、酶制剂、增味剂、面粉处理剂、被膜剂、水分保持剂、营养强化剂、防腐剂、稳定剂和凝固剂、甜味剂、增稠剂、食品用香料、食品工业用加工助剂、其他添加剂。

（3）按安全性划分　可分为A、B、C三类，每类再分为两类。

4. 食品添加剂的作用

（1）提高食品的保藏性能，防止食品腐败变质。

（2）改善食品的色、香、味、形态和质地等感官性状。

（3）有利于食品加工操作，适应机械化、连续化生产。

（4）保持或提高食品的营养价值。

（5）满足某些病患者的特殊需要（如糖尿病人）。

（6）增加食品的品种和方便性。

5. 食品添加剂对人体的危害

天然食品添加剂来自天然的动植物和微生物，一般对人体无危害或危害很小，而化学合成添加剂则是由化学方法合成的，它们既不属于人体需要的营养素，且大多数又具有一定的毒性，因此如不正确使用，可使食品受到污染。当人体摄入的食品添加剂达到一定浓度或剂量水平时，就会显现一定的毒害作用。

（1）急性中毒　食品添加剂过量使用或其有毒杂质含量过高时可引起人类的急性中毒，如肉制品亚硝酸盐过量可导致人体红细胞携氧能力下降而出现缺氧症状。

（2）慢性中毒　食品添加剂对人体的毒性有致癌、致畸和致基因突变性，这些毒性的共同特点是要经历较长时间才能显露出来，即对人体产生潜在的毒害。

（3）过敏反应　例如有报道糖精可引起皮肤瘙痒，许多香料可引起支气管哮喘。

（4）叠加毒性　即两种以上的化学合成添加剂组合之后可能会有新的毒性。

6. 食品中常见的食品添加剂

（1）防腐剂　防腐剂是一类能抑制微生物活动，防止食品腐败变质从而延长食品保质期的物质。我国目前批准了32种允许使用的食品防腐剂，其中最常用的有苯甲酸和苯甲酸钠、山梨酸及山梨酸钾、丙酸及其盐、对羟基苯甲酸酯类、乳酸链球菌素、亚硝酸盐和硝酸盐等。

（2）抗氧化剂　这是一类能阻止或推迟食品氧化变质、提高食品稳定性和延长保存期的食品添加剂，分为水溶性抗氧化剂和油溶性抗氧化剂。我国允许使用的抗氧化剂主要有丁基羟基茴香醚（BHA）、二丁基羟基甲苯（BHT）、没食子酸丙酯（PG）、特丁基对苯二酚（TBHQ）、混合生育酚、L - 抗坏血酸钠、异抗坏血酸钠、EDTA 二钠等。

（3）着色剂　这是一类以食品着色、改善食品色泽、增强食欲为目的的食品添加剂，分为天然色素和合成色素两大类。天然色素主要是从动、植物组织及微生物（培养）中提取的色素，绝大多数无副作用，安全性高，但价格贵，不易调色。合成色素是利用化学反应合成的色素，其原料主要是化工产品。许多合成色素对人体有伤害作用，具有致泻性、致突性与致癌作用，另外合成色素中还可能混入有害金属。但由于其成本低廉、色泽鲜艳、着色力强、使用方便，故在食品工业中使用广泛，是我国现阶段主要的着色剂。

（4）护色剂　在食品加工过程中，常添加适量的某些化学物质，与食品中某些成分发生反应，使食品呈现良好的色泽，添加的这类物质称为发色剂或护色剂。中国规定的发色剂有硝酸钠（钾）、亚硝酸钠（钾）等4种。

（5）漂白剂　漂白剂是指能使食品中色素褪色或使食品免于褐变的一类物质，分为氧化型和还原型两类。氧化型漂白剂会破坏食品中的某些营养成分，对人体也有一定毒害作用，且在食品中残留量较大，因此除了作为面粉漂白剂的偶氮甲酰胺等少数品种外，实际应用很少。还原型漂白剂品种主要有亚硫酸钠、亚硫酸氢钠、低亚硫酸钠、焦亚硫酸钠、焦亚硫酸钾、硫黄、二氧化硫等。亚硫酸盐类漂白剂不仅会破坏食品中的某些营养成分，还会对人体呼吸系统和胃肠道产生刺激作用，并可造成钙的流失，故在食品加工中应严格控制漂白剂的使用量及 H_2SO_3（或 SO_2）的残留量。

（6）食品用香料　食品用香料是指那些能被嗅感嗅出香气或味感尝出香味的物质，分为天然香料、天然等同香料和人造香料三类。天然香料是用纯粹物理方法从天然芳香植物或动物原料中分离得到的物质，一般安全性高。天然等同香料是用合成方法或由天然芳香原料经分离得到的物质，占食品香料的大多数。人造香料是用化学方法合成，且在自然界中尚未发现存在的香味物质。食用香精是参照天然食品的香味，采用天然和天然等同香料、合成香料经精心调配而成具有天然风味的各种香型的香精。食品香精大多由食品香料调配而来，而食品香料又大多取自天然的动植物或微生物，因此食品香精大多安全性较高。

（7）增味剂 增味剂或称风味增强剂，是补充或增强食品原有风味的物质，主要有如下几种。

①酸味剂：是指赋予食品酸味的食品添加剂。中国现已批准许可使用的酸味剂主要有柠檬酸、乳酸、酒石酸、偏酒石酸、苹果酸、富马酸、碳酸钾、碳酸钠、柠檬酸钠、柠檬酸钾、碳酸氢三钠、柠檬酸一钠等17种。

②甜味剂：是指赋予食品甜味的食物添加剂，分为天然甜味剂和人工合成甜味剂，天然甜味剂又可分为糖类、糖醇类和非糖天然甜味剂。糖类主要有蔗糖、麦芽糖、果糖、淀粉糖等；糖醇主要有山梨糖醇、麦芽糖醇、木糖醇等，具有甜度低、口感好等优点，对人体也基本无害，但在大量食用时可引起腹泻、腹胀；非糖天然甜味剂主要有甘草素、甜菊苷等，它们对人体基本无害，在正常使用时是安全的；合成甜味剂主要有糖精、阿力甜、甜味素、甜蜜素、安赛蜜等，它们不是人体所需营养素，且大多不是以天然食物为原料制取，故存在一定的毒害作用，经常摄入过量会对人体肝脏和神经系统造成一定危害。

③鲜味剂：是指能增强食品风味的食品添加剂，包括氨基酸类、呈味核苷酸类、水解蛋白液、酵母提取物、有机酸类增味剂等，在我国增味剂就是指鲜味剂。氨基酸类鲜味剂主要是氨基酸及其盐，其中 L – 谷氨酸钠俗称味精，摄入过多时可出现眩晕、头痛、肌肉痉挛等症状；核苷酸类鲜味剂主要有肌苷酸和鸟苷酸，它们一般被认为安全性较高，可安全用于食品；水解蛋白液是以动物蛋白或植物蛋白为原料，通过酸解法和酶解法制备而成，如用酸解法，则可能存在致癌物三氯丙醇；酵母提取物是以面包酵母、啤酒酵母等为原料制备而得的，安全性较高，且保留了酵母所含的营养成分；有机酸类鲜味剂主要有琥珀酸、琥珀酸二钠等，主要存在于鸟、兽、鱼、贝的肉中，是贝类肉质鲜美的物质基础。

（8）其他重要的添加剂

①乳化剂：是一种表面活性剂，能促使两种互不相溶的液体形成稳定乳浊液，故能改善食品的质地和口感。常见食品乳化剂有脂肪酸单甘油脂、蔗糖酯、大豆磷脂等。

②消泡剂：某些食品生产加工时常产生大量泡沫，加入具有破泡能力的物质即消泡剂可消除泡沫。我国允许使用的消泡剂有乳化硅油、高碳醇脂肪酸酯复合物 DSA – 5、聚氧乙烯聚氧丙烯季戊四醇醚（PPE）等7种。

③凝固剂：是使食品组织结构不变，增强黏性固形物性能的一类物质的统称，包括使蛋白质凝固的凝固剂和防止新鲜果蔬软化的硬化剂等。中国允许使用的凝固剂有乳酸钙、氯化钙、氯化镁、乙二胺四乙酸二钠、葡萄糖酸 – δ – 内酯等10种。

④增稠剂：是一类用于改善和增加食品黏稠度的食品添加剂。增稠剂可分为天然增稠剂（如淀粉、果胶、琼脂、明胶等）和化学合成增稠剂（如羧甲基纤维素、淀粉衍生物等）两大类。一般来说，只要是合格的食品用增稠剂，且按规

定使用，增稠剂是很安全的。

⑤膨松剂：指添加于小麦粉中，在受热时分解产生气体，使面胚起发，形成致密多孔组织的一类食品添加剂。膨松剂分为生物膨松剂（酵母）、碱性化学膨松剂（碳酸氢钠、碳酸氢铵等）和酸性化学膨松剂（钾明矾、碳酸氢钙等）。某些化学膨松剂含有铝，人体摄入过量铝可引起神经系统病变，表现为记忆减退、视觉与运动协调失灵等症状。从 2014 年 7 月 1 日开始，三种含铝的食品添加剂（酸性磷酸铝钠、硅铝酸钠和辛烯基琥珀酸铝淀粉）不能再用于食品加工和生产，馒头、发糕等面粉制品（除油炸面制品、挂浆用的面糊、裹粉、煎炸粉外）不能添加含铝膨松剂（硫酸铝钾和硫酸铝铵），而在膨化食品中也不再允许使用任何含铝添加剂。

⑥酶制剂：是指从生物中提取的具有酶特性的一类物质，主要作用是催化食品加工过程中各种化学反应。主要有木瓜蛋白酶、α - 淀粉酶制剂等 6 种。酶制剂一般较为安全。

⑦水分保持剂：是指可以保持食品内部持水性，改善食品的形态、风味等的一类物质，主要有磷酸氢二钠、六偏磷酸钠、三聚磷酸钠、焦磷酸钠等 11 种。水分保持剂如质量合格，且按规定使用，一般来说是安全的，但摄入过多可能导致人体骨骼中钙的流失。

⑧营养强化剂：是指为增加食品营养成分而加入到食品中的天然的或者人工合成的属于天然营养素范围的食品添加剂，主要有氨基酸类、维生素类及矿物质类等。营养强化剂在使用中，必须符合 GB 14880—2012《食品营养强化剂使用标准》中规定的品种、范围和使用剂量。

三、 食品包装材料对食品的污染

食品包装材料是指盛放、包装食品或者食品添加剂用的材料。

（一） 金属材料与食品污染

用于盛装和包装食品的金属材料主要有不锈钢、铝和镀锡铁三种。不锈钢容器的主要卫生问题为铅、镉、铬等重金属向食品迁移；铝制容器的卫生问题，一是不合格的铝制品杂质含量高，含有毒金属，二是铝元素本身对人体有害，近年来研究发现铝是导致阿尔茨海默病的一个重要因素；镀锡铁是指表面镀有一层锡的铁皮，镀锡铁罐的主要卫生问题是锡、铅溶出对食品的污染。需提醒的是应避免长期使用金属容器盛放含盐、碱、酸的食物。

（二） 陶瓷与食品污染

陶瓷是以黏土为原料，加入各种配料，经粉碎、炼泥、成型、干燥和上釉等工序，再高温烧制而成的。陶瓷的主要危害来自制作过程中涂在陶瓷表面的无色或有色的一层釉彩。釉料中含有铅、镉、铬、锑、钡、钛等多种有害金属，这些有害金属溶出迁移可污染食品。

（三）搪瓷与食品污染

搪瓷其实是将无机玻璃质材料通过熔融凝于基体金属上并与金属牢固结合在一起的一种复合材料。搪瓷主要有两个组成部分：搪瓷用的金属材料和瓷釉。与陶瓷一样，搪瓷容器的主要卫生问题也是其瓷釉中的铅、镉、铬等有害金属溶出迁移而导致食品污染。

（四）玻璃与食品污染

玻璃的主要成分是 SiO_2、Na_2SiO_3、$CaSiO_3$。由于二氧化硅毒性很小，因此玻璃制品只要质量合格，基本上是无毒的。但有些玻璃制品可能存在安全问题，例如有色玻璃添加了氧化铜、红丹粉等着色剂成分，这些加入的辅料具有一定毒性；再如高档玻璃器皿中往往添加铅化合物，铅的加入量一般高达普通玻璃的30倍，这是玻璃器皿中较突出的卫生问题。

（五）纸与食品污染

包装纸对食品的污染主要源于以下几个方面：①制纸的原料含农药、重金属及挥发性物质等化学残留物，使成品纸化学残留物超标。②纸原料不清洁，有污染，甚至霉变而使成品纸染上大量霉菌。③经荧光增白剂处理，使成品纸中含有荧光物质。④包装纸涂蜡，使其含有致癌物多环芳烃。⑤糖果使用的彩色包装纸，涂彩层的彩色颜料可污染食品。

（六）竹木与食品污染

竹木器具是用竹子或木材为原料加工而成的器具的总称。竹木器具所用原料是天然的竹子和木材，故一般是安全无毒的，但有时也可对食品造成污染。①竹木容易发生霉变而使竹木器具染上大量霉菌，由此污染食品。②竹木器具不清洁，其上沾带的污染物可导致食品污染。③竹木因易发霉而常用防霉剂进行处理，防霉剂残留在竹木器具中可造成食品污染。④有些竹木器具还需经过上漆处理，油漆通过直接接触而污染食品。

（七）塑料与食品污染

塑料是以天然或合成树脂为主要成分，加入各种添加剂，在一定温度和压力等条件下可塑制成一定形状，在常温下可保持形状不变的材料。塑料制品对食品造成污染的原因有：①塑料中含有的一些低分子化合物，包括未参与聚合的游离单体、聚合不充分的低聚合度化合物、塑料制品的降解产物，可向食品迁移，造成污染。②塑料在加工中要添加增塑剂、稳定剂等多种添加剂，当塑料成品与食品接触时，塑料中残留的添加剂可向食品迁移而造成污染。③塑料易带电，易使包装表面被微生物及灰尘污染，进而污染食品。④塑料包装上常需用油墨进行印刷，油墨可对食品造成污染。

（八）橡胶与食品污染

橡胶制品是指以天然橡胶或合成橡胶为原料生产的各种橡胶品。食品用橡胶制品主要有橡胶奶嘴、瓶盖垫片或垫圈、高压锅垫圈、食品输送管带等。橡胶制品分为天然橡胶和合成橡胶两类。天然橡胶本身是对人体无毒害的，其主要卫生问题在于生产中所加入的各种添加剂，这些添加剂会残留在橡胶制品中并造成食品污染。合成橡胶是由单体聚合而成的高分子化合物，影响食品安全性的问题和塑料一样，主要是单体和添加剂残留。

（九）涂料与食品污染

为防止食品对容器的腐蚀，或为了防止容器中某些有害物质对食品造成污染，人们常在食品容器的内壁涂上涂料，使容器内壁表面形成一层耐酸碱、抗腐蚀的涂膜。涂料分为非高温成膜涂料（如环氧树脂、过氯乙烯树脂、漆酚涂料等）和高温固化成膜涂料（如环氧酚醛涂料、水基改性环氧涂料、有机硅防粘涂料和有机氟涂料等），其主要卫生问题是未完全聚合的单体和残留的溶剂、固化剂向食品迁移而引起的污染。

【技能实训】

找五种有包装的加工性食品（如零食、饮料等），说出它们的食品名称、食品配料及食品添加剂种类，并介绍其中各种添加剂的作用和对人体健康的影响。

【知识拓展】

餐饮业生产加工过程中的不当加工方法会产生哪些致癌物或致突变物？举例说明如何防止这些有害物质对消费者产生危害。

【练习题】

1. 食品中农药和兽药残留对人体有什么危害？试举例说明。
2. 人体长期摄入低剂量的铅、镉、汞、砷等有毒元素有什么危害？
3. 请简述食品添加剂的定义、特点、种类及作用。使用添加剂时应注意什么？
4. 用于制造各种食具和食品包装的材料有哪些？这些材料分别有什么优缺点？

任务三　食品的生物性污染

【引入】

一个因吃甘蔗而致残废的女孩

一个 7 岁的女孩突然患上了一种罕见的怪病，抽筋抽搐、全身瘫痪、四肢弯曲变形、肌肉严重萎缩。女孩叫王爱武，1969 年 12 月出生于湖北京山县，只读过半年小学，患病后她在床上躺了 30 多年。原本是一个健康、快乐的小女孩，为何会变成这样？原来是王爱武在 7 岁的时候吃了霉变的甘蔗而引起中毒瘫痪。

【知识介绍】

一、食品的微生物污染

（一）食品微生物污染概述

1. 微生物的定义

微生物是指一切肉眼看不到或看不清楚，因而需要借助显微镜观察的微小生物，分为以下 8 大类：细菌、真菌、病毒、放线菌、立克次体、支原体、衣原体、螺旋体。

2. 污染食品的微生物分类

（1）直接致病微生物　包括致病性细菌、人畜共患传染病病原菌和病毒、产毒霉菌，可直接对人体致病并造成危害。

（2）相对致病微生物　即通常不致病，在一定条件下才有致病力的微生物。

（3）非致病性微生物　包括非致病菌、不产毒霉菌及常见酵母，它们对人体基本无害，但却会引起食品腐败变质、卫生质量下降。

3. 微生物污染食品的途径

（1）内源性污染　是作为食品原料的动植物体在生活过程中，由于本身带有的微生物而造成食品的污染称为内源性污染，也称第一次污染。

（2）外源性污染　是指食品在生产、加工、运输、贮藏、销售、食用过程中，通过水、空气、人、动物、机械设备及用具等而使食品发生微生物污染。

（二）食品的细菌污染

1. 食品细菌污染的来源

（1）食品原料污染　一般天然食品内部没有或很少有细菌，但环境中的细菌往往会附着在食品原料表面，特别是在原料破损处有大量细菌聚集。

（2）食品在加工过程中受到污染　①生产环境：如果食品生产车间或厨房内外环境不良，特别是当车间或厨房阴暗、潮湿、通风不良时，细菌就会滋生、繁衍，导致空气中含有较多的细菌，这些细菌随尘埃沉落于食品表面上而造成对食品的污染。另外，如果车间或厨房防鼠防虫措施不当，还会有老鼠、苍蝇、蟑螂等出现，这些动物身体表面和消化道内有大量细菌，它们一旦接触食品也可造成污染。②生产用具：食品在生产过程中，如果与之接触的食品设备、工具、容器等未经消毒就接触食品，这些生产用具上的细菌就会污染食品。③用水：食品生产过程中使用的水如不洁净含有大量细菌，也会造成食品的污染。④从业人员：从业人员如个人卫生不良，其衣服、帽子、手上带有大量的细菌，可直接或间接污染食品。

（3）食品贮存、运输、销售中受到污染　食品从加工出厂到销售过程中，因为贮存环境不良、运输设备和销售工具不洁净等，都有可能使食品受到细菌污染。

（4）食品在消费过程中受到污染　食品在人们食用的过程中也可受到细菌污染，例如盛装菜品、点心的餐具没有经过杀菌消毒，或食品打开包装后没有采取正确的贮存方法（如密封贮存、低温贮存等），或食品没有在规定时间内食用完等，均可导致食品再次受到细菌污染。另外，人们在食品消费过程中还常出现生熟食品交叉污染的现象。

2. 常见污染食品的细菌

一般来说，一种食品可以同时受到多种细菌的污染，同种细菌可能污染多种食品，不同种类的食品污染的细菌种类不同。以下为污染食品的几种常见细菌。

（1）假单胞菌属　革兰阴性无芽孢杆菌，需氧，嗜冷，pH 5.0 下生长，在肉、鱼等动物性食品及蔬菜中均易生长繁殖，是冷冻食品中常见的腐败菌。

（2）微球菌属和葡萄球菌属　革兰阳性菌，嗜中温，营养要求较低。在动物性食品（肉、蛋、水产品）上多见，有的能使食品变色。

（3）芽孢杆菌属与芽孢梭菌属　分布较广泛，尤其多见于肉和鱼。嗜中温菌者为多，是罐头食品中常见的腐败菌。

（4）肠杆菌科各属　革兰阴性菌，嗜中温杆菌。除志贺菌属及沙门菌属外，皆为常见的腐败菌。多见于肉、蛋、水产品等动物性食品中。

（5）弧菌属与黄杆菌属　均为革兰阴性兼性厌氧菌。主要来自海水或淡水，在低温和 5% 食盐水中均可生长，故在鱼类等水产食品中多见。

（6）嗜盐杆菌属与嗜盐球菌属　革兰阴性需氧菌，嗜盐，在 12% 食盐水甚至更高浓度的食盐水中均可生长。多见于咸鱼等盐腌食品。

（7）乳杆菌属　革兰阳性杆菌，厌氧或微需氧，在乳品中多见。

3. 食品细菌污染的危害

（1）导致食品腐败变质　细菌污染食品后，如果环境条件适宜，就能分解食物中的营养物质，如蛋白质、脂肪等进行自身繁殖，从而导致食品营养价值和品质下降，严重时造成食品腐败变质，呈现出一定程度的使人难以接受的感官性状。

（2）引起人体食物中毒　当人食用含大量细菌或细菌毒素的食品后，可发生不同程度的急性中毒性疾病，即细菌性食物中毒。据我国近五年食物中毒统计资料表明，细菌性食物中毒占食物中毒总数的 50% 左右，而动物性食品是引起细菌性食物中毒的主要食品，其中肉类及熟肉制品居首位，其次有变质禽肉、病死畜肉以及鱼、乳、剩饭等。

（3）传播人畜共患疾病　人畜共患疾病是指人类与畜禽之间自然感染与传播的疾病，分为传染病和寄生虫病两大类，其中传染病是由细菌、病毒等病原体引起的, 寄生虫病则是由寄生虫引起。当畜禽患有传染病如患沙门菌病、结核病等疾病时, 其体内存在大量的病原菌, 人如果接触病畜或食用病畜的肉, 这些病原菌就可能进入人体而使人体致病。

4. 食品细菌污染的指标

(1) 细菌总数　食品中的细菌总数是指 1g 或 1mL 食品中所含的细菌数目, 它是食品的一般卫生指标。一般认为细菌总数达到 100 万~1000 万个的食品可能引起食物中毒。

(2) 大肠杆菌群　大肠杆菌群是食品的粪便污染指标。大肠杆菌数的高低表明食品受粪便污染的程度, 也反映对人体健康危害性大小。

5. 预防食物细菌污染的措施

(1) 严格选择食品原料　尽量选择新鲜的食品原料, 禁止采购、使用腐败变质的食品原料, 特别是严禁使用病死牲畜。

(2) 搞好从业人员个人卫生　食品及餐饮企业的从业人员及食堂炊管人员是食品污染、疾病传播的重要途径。从业人员必须经过健康检查方可上岗。从业人员要养成良好的个人卫生习惯, 工作时穿戴洁净的工作衣、帽, 不戴戒指, 不留长发, 注意手的冲洗和消毒。

(3) 加强食品在产、贮、运、销过程中的卫生管理　这是防止细菌污染, 保证食品卫生质量的关键。食品加工间应保持洁净无尘, 通风良好, 同时还应有防蝇防鼠设备, 必要时可对加工间进行灭菌处理。食品生产时应严格遵守杀菌规范要求, 控制好杀菌温度和时间, 以彻底杀灭食品中的细菌。食品在烹饪时也应将食物烧熟煮透, 达到彻底杀菌的目的。食品在贮存、运输过程中, 应避免受到细菌的再次污染。加工好的食品, 特别是熟食品在销售时, 应注意清洁卫生, 防止细菌对食品的再次污染。

(4) 提高人们在食品消费中的卫生意识　例如食品应用洁净且消毒过的容器或餐具来盛装; 吃饭前要洗手; 剩饭剩菜要低温存放, 下次食用前要再次充分加热等。

(5) 严防人畜共患疾病的传播　①管理传染源: 对牧场、乳厂和屠宰场的牲畜定期卫生检查。检出的病畜, 及时隔离治疗, 必要时应宰杀。病畜的流产物及死畜必须深埋。对其污染的环境用 20% 漂白粉或 10% 石灰乳消毒。病畜乳及其制品必须煮沸消毒。②切断传播途径: 禁食病畜肉及乳品; 防止病畜或患者的排泄物污染水源; 对与牲畜或畜产品接触密切者, 要进行宣传教育, 做好个人防护。③保护易感人群及健康家畜: 可进行菌苗免疫。

(三) 食品的霉菌污染

1. 食品霉菌污染的来源

(1) 食品原料污染　食品原料, 尤其是粮食、薯类、油料等, 在种植过程中可通过接触含霉菌的空气、水、土壤而受到污染。感染霉菌的粮食在收获后如不及时干燥脱水，或干燥脱水后贮存在较高温度、较大湿度的环境中，霉菌可大量生长繁殖，甚至可产生毒素。

（2）食品在产、贮、运、销中受到污染　食品在生产或烹饪过程中，与食品接触的设备、工具、容器等生产用具未经消毒就接触食品，这些生产用具上带有的霉菌就会污染食品。食品在贮存、运输及销售中处理不当，也易受霉菌的污染。

2. 食品霉菌污染的危害

（1）引起食物霉变　食品被霉菌污染后，霉菌可在食品中大量生长繁殖，由此引起食品发霉。发霉的食品色、香、味等感官性状会劣变，营养价值会降低，甚至完全不能食用。

（2）产生霉菌毒素　霉菌毒素是指霉菌在其所污染的食品中产生的有毒代谢产物。能产生毒素的霉菌称为产毒霉菌，迄今为止已经分离和鉴定出来的霉菌毒素有 300 多种。人体摄入霉菌毒素可引起中毒，中毒的临床表现较为复杂，可有急性中毒，也有因长期少量食入含有霉菌毒素的食品而引起的慢性中毒，也有的诱发癌症、造成畸形和引起体内遗传物质的突变。一般来说，霉菌毒素急性中毒潜伏期短，先有胃肠道症状，如上腹不适、恶心、呕吐、腹胀、腹痛、厌食、偶有腹泻等。以后依各种霉菌毒素的不同作用，发生肝、肾、神经、血液等系统的损害，出现不同症状。

3. 霉菌的生长和产毒

（1）霉菌生长和产毒条件　①食品基质：一般而言，营养丰富的食品其霉菌生长的可能性就大。另外，不同的食品中生长繁殖的霉菌不同，即各种食品中出现的霉菌以一定的菌种为主，例如玉米、花生以黄曲霉为主，小麦以镰刀菌为主，大米以青霉为主。②食品水分：霉菌的生长繁殖与食品水分含量有关。一般来说，米麦类水分在 14% 以下，大豆类在 11% 以下，干菜和干果品在 30% 以下，微生物（包括霉菌）是较难生长的。③温度：温度对霉菌的繁殖及产毒均有重要的影响，大多数霉菌繁殖最适宜的温度为 25～30℃，在 0℃ 以下或 30℃ 以上，不能产毒或产毒力减弱。④相对湿度：相对湿度在 90% 以上时，主要为湿生性霉菌（毛霉）繁殖；相对湿度在 80%～90% 时，主要是中生性霉菌（多数曲霉、青霉等）繁殖；相对湿度在 80% 以下时，主要是干生性霉菌（灰绿曲霉、白曲霉）繁殖；相对湿度降至 70%，霉菌不能产毒；⑤其他：如 pH、光照和通风条件等。大部分霉菌生长繁殖和产毒需要氧气，少数霉菌（毛霉、灰绿曲霉）厌氧并可耐受高浓度的 CO_2。

（2）霉菌产毒的特点　①霉菌产毒仅限于少数产毒霉菌，而且产毒菌种中也只有一部分菌株产毒。②产毒菌株的产毒能力还表现出可变性和易变性，产毒菌株经过多代培养可以完全失去产毒能力，而非产毒菌株在一定条件下可出现产毒能力。③产毒菌株产生的毒素不具有严格的专一性，一种菌种或菌株可以产生几种不同的毒素，而同一霉菌毒素也可由几种霉菌产生。④霉菌污染食品并在食品上繁殖是产毒的先决条件，与食品的种类、水分、温度、湿度及空气流通情况等有关。

4. 几种常见的污染食品的霉菌及霉菌毒素

（1）黄曲霉毒素　是由黄曲霉产生的一类毒素，溶于油脂和有机溶剂，耐热，主要损害肝脏。黄曲霉毒素可污染多种食品，如粮食、油料、水果、干果、调味品、乳和乳制品、蔬菜、肉类等。其中以玉米、花生和棉籽油最易受到污染，其次是稻谷、小麦、豆类等。

（2）赭曲霉毒素　是由赭曲霉和纯绿青霉产生的一类霉菌毒素。赭曲霉毒素微溶于水，溶于极性有机溶剂，性质稳定。赭曲霉毒素是肾脏毒，肾脏是赭曲霉毒素作用的靶器官，可使肾脏受损，并有致畸和致癌性。赭曲霉毒素主要污染小麦、玉米等谷物和豆类。

（3）展青霉毒素　是由扩展青霉、细小青霉等多种霉菌产生的一种毒素，易溶于水和乙醇。展青霉素对人体危害很大，急性中毒时可导致反胃和呕吐，严重者导致神经麻痹、器官水肿和出血、肾功能衰竭、无尿甚至死亡；慢性中毒表现为对神经系统、呼吸系统和泌尿系统等的损害。展青霉素还具有致癌、致畸和致突变作用。扩展青霉主要污染水果及水果制品，它是水果贮藏期的重要霉腐菌，可使水果腐烂。

（4）黄变米霉素　大米正常颜色为米白色，若出现了淡黄色，则称它为黄变米。大米变黄是因为在贮存过程中霉菌大量繁殖而使米粒变黄。黄变米中的霉菌主要有黄绿青霉、橘青霉、岛青霉等，这些霉菌产生的有毒代谢产物统称为黄变米毒素。黄变米毒素主要有三种：黄绿青霉毒素为神经毒，中毒特征为中枢神经麻痹，进而心脏及全身麻痹，最后呼吸停止而死亡；橘青霉毒素为肾脏毒，可导致实验动物肾脏肿大，肾小管扩张和上皮细胞变性坏死；岛青霉毒素主要为肝脏毒，急性中毒可使动物发生肝萎缩现象，慢性中毒发生肝纤维化、肝硬化或肝肿瘤，可导致大白鼠肝癌。

（5）镰刀菌毒素　镰刀菌种类多，分布广，可侵染多种农作物。镰刀菌毒素是由镰刀菌产生的，常见的有以下几种。①单端孢霉烯族化合物：由雪腐镰刀菌、禾谷镰刀菌等多种镰刀菌产生的一类毒素，其中最常见的是脱氧雪腐镰刀菌烯醇（DON）。DON 主要存在于麦类赤霉病的麦粒中，玉米、稻谷、蚕豆等农作物也能感染赤霉病而含有 DON。DON 急性毒性强，人误食含 DON 的赤霉病麦（含 10% 病麦的面粉 250g）后，多在 1h 内出现恶心、呕吐、腹痛、腹泻、全身乏力等症状，少数病人有发热、畏寒等。病人一般 1~7d 后可自行消失症状。DON 还具有较强的细胞毒性、免疫抑制及致畸作用，部分有较弱的致癌性。②玉米赤霉烯酮：由禾谷镰刀菌、黄色镰刀菌等多种镰刀菌产生的一种霉菌毒素。这是一种雌性发情毒素，动物吃了含有这种毒素的饲料，就会出现雌性发情综合症状。表现为雌性幼年动物子宫肥大、阴道肿胀、乳腺隆起；成年动物不孕、流产等。赤霉病麦和发霉玉米中可检测出玉米赤霉烯酮。③丁烯酸内酯：由三线镰刀菌、雪腐镰刀菌等霉菌产生的一种毒素，该毒素在自然界发现于牧草中，牛饲喂带毒牧草可导致烂蹄病。

（6）节菱孢霉毒素　是由节菱孢霉菌产生的一种神经毒素，溶于水，耐热，被人食用后可导致中毒。急性中毒潜伏期短，中毒症状最初表现为恶心、呕吐、腹疼、腹泻，随后出现神经系统症状，如头昏、眼黑和复视。重者可出现阵发性抽搐，继而进入昏迷。重者1~3d内死亡，病死率为9.4%。幸存者则留下严重的神经系统后遗症，主要症状有屈曲、扭转、痉挛，肢体强直等。节菱孢霉菌主要污染甘蔗而使其发生霉变。霉变甘蔗质软，瓤部呈浅棕红色，闻之有轻度霉变味，食之有霉酸酒糟味。

5. 预防食品霉菌污染的措施

（1）防霉　预防食品发霉是减少霉菌毒素对人体危害的最根本措施，应从食品加工各个环节进行控制，防止食品发霉。①种植：农作物在种植期间应注意适当喷洒农药以防菌、防虫；对于处于成熟期的农作物，还要防倒伏，因为农作物倒伏后易发霉。②收割：农作物收割后应及时晾晒、干燥，使水分含量降至安全线以下，一般食品含水越少就越不容易发霉。③加工：食品在生产加工过程中，与食品接触的设备、工具、容器等应进行消毒，以杀灭霉菌。④运输：应保持粮粒、坚果等外壳的完整，可有效阻止霉菌入侵，起到一定防霉作用。⑤贮存：食品在贮存期间，应避免高温、高湿，并加强通风，同时还可利用化学熏蒸剂或γ-射线（即辐照）进行处理，对防止霉菌侵染也有一定作用。

（2）去毒　①挑除毒粒：适用于花生，因黄曲霉毒素主要存在于发霉、变色、破损的花生粒中，挑除后，可使黄曲霉毒素含量显著降低。②碾轧加工或加水搓洗：适应于大米，因毒素主要存在于米糠及大米表层。③脱胚去毒：适用于玉米。脱胚法有两种：一是浮选，将玉米碾成3mm左右的碎粒。加入清水，搅拌、轻搓，胚部碎片轻而上浮，捞出浮层；二是碾轧，将玉米碾轧，去掉外皮及胚部。④加碱破坏毒素：适用于食用油。因为某些毒素遇碱会被分解或活性降低。⑤其他：如紫外线照射、白陶土吸附等也有一定去毒效果。

（3）加强食品卫生监测　制定各种食品中霉菌毒素的限量标准，加强对食品的检查和监测，严防霉菌毒素含量超标的食品进入市场。

（四）食品的病毒污染

1. 甲型肝炎病毒

（1）特点　甲型肝炎病毒抵抗力强，不易被灭活。

（2）危害　甲肝是由甲型肝炎病毒引起的以肝脏损害为主要表现的急性传染病。潜伏期为2~6周，受感染个体症状似感冒；少数可能出现高烧、胃痛、头痛、呕吐等非特异性症状；还有少数可能出现茶色尿或有黄疸现象。部分患者可发展成重症肝炎甚至死亡。

（3）传播途径　主要经由不洁饮食以及喝生水等途径而感染的，其病毒主要以人体、猕猴、人猿等灵长类动物为宿主，甲型肝炎是可以完全康复的。

（4）预防措施　①接种甲肝疫苗。②搞好饮水卫生：加强饮水消毒，不论是自来水还是井水、河水，都要消毒。为防止水源和农作物受到污染，不要用新鲜粪便下田，不要在河、塘内洗甲肝病人的衣物等。③不吃不干净的食物，不喝生水：生吃瓜果要洗净；毛蚶、蛤蜊等水产品可能粘附甲肝病毒，不要生吃或半生吃；直接入口的食物如酱菜、凉拌的菜，不要在可能受污染的水中洗涤。④讲究餐具、茶具的卫生。⑤肝炎流行时勿办酒席。

2. 轮状病毒

（1）特点　轮状病毒耐酸、碱，在 pH 3.5～10.0 都具有感染性。95% 的乙醇是最有效的病毒灭活剂，56℃加热 30min 也可灭活病毒。

（2）危害　轮状病毒会感染与小肠连接的肠黏膜细胞并且产生肠毒素，肠毒素会引起肠胃炎，导致严重的腹泻，有时甚至会因为脱水而导致死亡。轮状病毒感染常见于 6 个月至 2 岁的婴幼儿，主要在冬季流行，临床表现为急性发热，呕吐及腹泻（一般 5～10 次/d，重者超过 20 次/d）。成人轮状病毒感染可有乏力、酸痛、头晕等症状。

（3）传播途径　主要通过粪—口途径传播。其传播途径包括：①食用或饮用受病毒污染的食物或水；②接触患者的呕吐物或粪便；③接触受病毒污染的物品；④经喷沫传染。

（4）预防措施　重视饮水卫生，并注意防止医源性传播，医院内应严格做好婴儿病区及产房的婴儿室消毒工作。目前尚无特异有效治疗药物，主要是补液，维持机体电解质平衡。轮状病毒活疫苗可使儿童获得保护，但仍有感染的危险。

3. 诺沃克病毒

（1）特点　2002 年改名为诺弱病毒，为一微小病毒。该病毒对热、乙醚和酸稳定。

（2）危害　为发达国家流行性胃肠炎的主要病原，常可引起急性腹泻。这种疾病潜伏期 1～2d，症状包括恶心、呕吐、腹痛、腹泻、轻微发烧，1～2d 后症状可自行消退。

（3）传播途径　人类是唯一已知的宿主，人体可通过以下途径感染：①食用或饮用受病毒污染的食物或水，这是主要的传播媒介；②生食海贝类及牡蛎等水生动物，是该病毒感染的主要途径；③与受感染的病人有亲密接触；④直接接触受污染的物品；⑤通过呼吸含病毒的空气经呼吸道传播。据研究，成人有诺沃克病毒抗体者为 55%～90%。

（4）预防措施　①所有食物（特别是贝类海产）要彻底煮熟才进食。②蔬菜如要生吃或作为沙拉配料时，必须将蔬菜彻底洗净及将食物包装好，并存放于 4℃或以下的冰柜内。③如厕后、处理食物及进食前，应用肥皂及热水彻底洗净双手。

4. 禽流感病毒

（1）特点　禽流感病毒对热比较敏感，65℃加热30min或煮沸2min以上可灭活。对阳光敏感，40~48h可杀死病毒，紫外线可破坏其传染性。常用消毒剂可快速将其灭活。

（2）危害　人类患上高致病性禽流感后，起病很急，早期表现类似普通型流感，主要表现为发热，体温大多在39℃以上，持续1~7d，一般为3~4d，可伴有流涕、鼻塞、咳嗽、咽痛、头痛、全身不适。部分患者可有恶心、腹痛、稀水样便等消化道症状。除了上述表现之外，部分重症患者还可出现肺炎、呼吸窘迫等表现，甚至可导致死亡。

（3）传播途径　①禽流感病毒主要经呼吸道传播。②人类直接接触受禽流感病毒感染的家禽也可以被感染。③接触病禽的粪便、羽毛、分泌物、血液等，通过眼结膜和破损皮肤也可引起感染。④直接接触带有相当数量病毒的物品。⑤食用未煮熟、煮透的禽肉。

（4）预防措施　①注意饮食卫生。食用禽蛋、禽肉要彻底煮熟，禽蛋表面的粪便应洗净，加工保存这类食物要生熟分开。②避免接触水禽、候鸟等易于携带禽流感病毒的动物。③如果条件允许，可以接种流感疫苗。④养禽场工作人员更应注意个人卫生。工作时戴口罩、穿工作服、戴手套，接触禽类粪便等污染物后要洗手，并保持工作环境中空气流通。

5. 口蹄疫病毒

（1）特点　口蹄疫病毒是偶蹄类动物高度传染性疾病（口蹄疫）的病原，耐热性差，病畜的肉只要加热超过100℃即可将病毒全部杀死。口蹄疫病毒对酸碱敏感。

（2）危害　一旦受到口蹄疫病毒传染，经过2~18d的潜伏期后突然发病，表现为发烧，口腔干热，唇、齿龈、舌边、颊部、咽部潮红，出现水疱（手指尖、手掌、脚趾），同时伴有头痛、恶心或腹泻。患者在数天后痊愈，总体来说对人体健康危害不大。患者对人基本无传染性，但可把病毒传染给牲畜动物，再度引起畜间口蹄疫流行。

（3）传播途径　口蹄疫传染途径多、速度快。发病或处于潜伏期的动物是主要的传染源。病毒可通过空气、灰尘、病畜的水疱、唾液、乳汁、粪便、尿液等分泌物和排泄物，以及被污染的饲料、褥草以及接触过病畜的人员的衣物传播。牛、羊、猪等感染发病率几乎为100%。牲畜发病后会使病畜的口、蹄部出现大量水疱，高烧不退，使实际畜产量锐减。病畜甚至可死亡。由于口蹄疫传播迅速、难于防治，因此被称为畜牧业的"头号杀手"。

（4）预防措施　常用火碱、过氧乙酸、消特灵等药品对被污染的器具、动物舍或场地进行消毒。隔离、封锁、疫苗接种等方式可预防口蹄疫的发生。用碘甘油涂布患处、消毒液洗涤口腔等是常用的治疗方法，但目前没有特效药。

6. 疯牛病病毒

（1）特点　疯牛病病毒（朊病毒）是一类非正常的病毒，它不含核酸仅有蛋白质。正因为这种结构特点，使其具有致病力和不诱发抗体等特性，给诊断和防治带来很大麻烦。

（2）危害　疯牛病病毒可引起疯牛病。病毒可通过血液进入人的大脑，将人的脑组织变成海绵状，如同糨糊，完全失去功能。受感染的人会出现睡眠紊乱、个性改变、共济失调、失语症、视觉丧失、肌肉萎缩、进行性痴呆等症状，并且会在发病的一年内死亡。

（3）传播途径　①食用感染了疯牛病病毒的牛肉及其制品可能导致感染，特别是从脊椎剔下的肉。②某些化妆品使用胎盘素、羊水、胶原蛋白等牛羊器官或组织成分，所以一些化妆品也可能含有疯牛病病毒。

（4）预防措施　目前对于疯牛病的处理尚无有效的治疗办法，只有防范和控制这类病毒在牲畜中的传播。一旦发现有牛感染了疯牛病，只能坚决予以宰杀并进行焚化深埋处理。

二、 食品的寄生虫污染

寄生虫是指在宿主或寄主体内或附着于体外以获取维持其生存、发育或繁殖所需营养物质或者庇护的一切生物。

（一） 寄生虫对人体的危害

寄生虫在宿主的细胞、组织或腔道内寄生，引起一系列的损伤，这不仅见于原虫，蠕虫的成虫，而且也见于移行中的幼虫，它们对宿主的作用是多方面的。

1. 夺取营养

寄生虫在宿主体内生长、发育和繁殖所需的物质主要来源于宿主，寄生的虫数越多，被夺取的营养也就越多。

2. 机械性损伤

寄生虫对所寄生的部位及其附近组织和器官可产生损害或压迫作用。有些寄生虫个体较大，数量较多时，这种危害是相当严重的。例如蛔虫多时可引起肠梗阻。

3. 毒性和抗原物质的作用

寄生虫的分泌物、排泄物和死亡虫体的分解物对宿主均有毒性作用，这是寄生虫危害宿主方式中最重要的一个类型。例如阔节裂头绦虫的分泌排泄物可能影响宿主的造血功能而引起贫血。另外，寄生虫的代谢产物和死亡虫体的分解物又都具有抗原性，可使宿主致敏，引起变态反应。

（二） 食物中常见寄生虫

1. 鱼贝类中常见寄生虫

（1）肝吸虫　是寄生在人肝胆管内的一种人兽共患寄生虫，可引起肝吸虫病。病情轻者常有轻度的食欲减退、上腹饱胀、轻度腹泻等消化道症状，并有头晕、失眠、疲乏等神经衰弱症状；部分患者会出现肝功能损害现象；慢性重复重感染患者可出现慢性胆管炎、胆囊炎，甚至肝硬化。生食鱼贝类容易感染肝吸虫病，此外，生熟砧板不分开，盛生鱼的器皿盛熟食，食生葱、生芫荽，饮生水等也可受感染。

（2）并殖吸虫　又名肺吸虫，可引起一种人兽共患疾病——并殖吸虫病。该病早期表现为腹痛、腹泻、食欲不振、皮疹、发热、咳嗽等，之后因寄生虫侵犯身体部位不同而出现不同的临床表现：①虫体如侵犯胸肺部，表现为胸膜炎症状，胸痛、咳嗽，咯果酱样血痰等症状，这是并殖吸虫病中最多见的一种类型；②如侵犯脑部，表现为抽风、脑出血、脑膜炎等症状；③如侵犯肝脏，则表现为乏力、发热、肝脏肿大等症状等。人体主要是因为吃生或不熟的带有肺吸虫囊蚴的溪蟹或蝲蛄而感染。

2. 肉类常见寄生虫

（1）囊尾蚴　是绦虫的幼虫，为米粒大至黄豆大的白色半透明包囊。人体囊尾蚴病依囊尾蚴寄生部位可分为：①脑囊尾蚴病，临床症状极为复杂，可全无症状，也可引起猝死，其中癫痫发作、颅内压增高、精神症状是脑囊尾蚴病的三大主要症状。②皮下及肌肉囊尾蚴病，感染轻时可无症状，寄生数量多时，可自觉肌肉酸痛无力，发胀、麻木等（图2-8）。③眼囊尾蚴病，症状轻者表现为视力障碍，常可见虫体蠕动，重者可失明。④其他部位囊尾蚴病，较罕见。囊尾蚴主要寄生于猪、牛的肌肉组织中。猪肉是我国居民食用量最大的一种肉类，寄生有囊尾蚴的猪肉被称为"米猪肉"，不能食用。"米猪肉"一般不鲜亮，肥肉瘦肉及五脏、器官上都有或多或少米粒状的囊包（图2-9）。

（2）旋毛虫　可寄生于猪、鼠、熊等多种动物及人体内。其成虫寄生于小肠内，体小，幼虫则寄生于肌纤维内，一般形成囊包，囊包呈柠檬状，内含一条略弯曲似螺旋状的幼虫。人生食或半生食含有旋毛虫幼虫囊包的猪肉或其他动物肉类可引起旋毛虫病，其主要临床表现为在急性期有发热、眼睑水肿、皮疹等过敏反应，继而出现肌肉剧烈疼痛、四肢酸困乏力等症状，重症患者可因并发症而死亡（图2-10）。

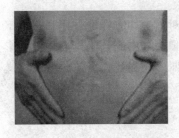
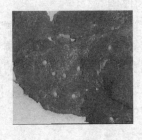
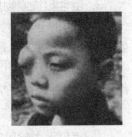

图2-8　皮下囊尾蚴病　　　　图2-9　米猪肉　　　　图2-10　旋毛虫病症

（3）弓形虫　弓形虫是细胞内寄生虫，寄生于细胞内，随血液流动，到达全身各部位，破坏大脑、心脏、眼底，致使人的免疫力下降，患各种疾病。人感染弓形虫后多呈隐性感染，既没有或很少临床表现，又不易用常规方法检获病原体，在免疫功能低下时，可引起中枢神经系统损害和全身性播散性感染。弓形虫可通过先天性和获得性两种途径感染。先天性感染是指胎儿在子宫内从母体获得感染，常致胎儿畸形，且病死率高。获得性感染是指出生后从周围环境获得感染，因为吃含有弓形体生肉或被弓形体卵囊污染的水或食物而被感染。

3. 植物性食物中常见寄生虫

（1）蛔虫　蛔虫感染的致病作用由蛔虫幼虫和成虫引起。①幼虫移行期：少量幼虫在肺部移行时，可无任何临床表现，但短期内生吃了含大量蛔虫卵的蔬菜和其他食物的患者，常可引起蛔虫性肺炎、哮喘和嗜酸性粒细胞增多症。②成虫引起的症状：大多数病例无任何症状，患者以腹痛最常见，常有食欲减退、消化不良等症状，也可有腹泻、便秘等。蛔虫病人粪便含有蛔虫卵者，是人群中蛔虫感染的主要传染源，另外被虫卵污染的蔬菜、水果和水源也是重要的传染源。

（2）姜片虫　一般姜片虫感染轻者常无明显症状，主要表现腹痛、腹泻、倦怠乏力。感染严重者肠黏膜广泛受损，影响分泌与吸收功能，导致营养不良、贫血或浮肿。大量成虫寄生偶可致肠梗阻。猪是姜片虫的主要传染源，猪粪便可通过各种途径污染水体。人则因为生食附有姜片虫囊蚴的菱角、茭白等水生食物而感染。

（三）预防寄生虫病的措施

（1）加强对人和动物粪便的管理，防止粪便中的寄生虫及其虫卵污染水体。

（2）对于肉、鱼、虾、贝类等动物性食物，不要生吃或未熟就吃，一定要煮熟煮透，以杀死其中所含的寄生虫及虫卵。

（3）水生蔬菜如菱角、茭白等一定要加热煮熟后再吃，而陆生蔬菜则尽量不生吃，如生吃则要彻底洗净、消毒。水果生吃也要彻底洗净和消毒。

（4）严防生熟食物交叉感染。

（5）在烹饪加工食物前及就餐前，一定要清洗双手，最好对手进行消毒。

三、食品的昆虫污染

昆虫是地球上数量最多的动物群体，目前已知的昆虫约有100万种，但仍有许多种类尚待发现。食品如果贮存条件不良，或缺少防蝇防虫设备，则很容易被昆虫及其虫卵污染。昆虫污染食品后，当环境温度、湿度适宜时，各种昆虫可迅速繁殖，由此可导致食物感官性状恶化，营养价值降低，甚至完全失去食用价值。有些昆虫携带有毒的病原微生物，如其污染食品则可传染疾病。另外，人类如食用含昆虫虫卵、尸体，或者活虫的食物，还可引起人体过敏。

（一） 常见污染食品的昆虫

（1） 苍蝇　苍蝇的体表及腹中携带着数以万计的细菌、病毒和寄生虫卵，而苍蝇又有边吃、边吐、边拉的习性，因此它飞落到哪里，哪里的食物、食具就会受到细菌、病毒、虫卵的污染，当人们吃了被污染的食物或使用被污染的食具时，就可发生肠道传染病或寄生虫病。

（2） 蟑螂　蟑螂喜欢昼伏夜出，温度在 24～32℃ 最为活跃，4℃ 时完全不能活动。栖身于屋舍的蟑螂，喜欢淀粉性的食物。蟑螂进食时也是边吃、边吐、边排泄，因此被蟑螂接触的食品可被其携带的病原生物所污染。有资料显示，蟑螂可传播多种疾病，如痢疾、副霍乱、肝炎、蛔虫病等。另外，蟑螂取食时会产生有臭味的分泌物，不仅破坏食物味道，体质弱或敏感的人如果接触蟑螂分泌物还会产生过敏反应。

（3） 螨虫　螨虫可通过日常饮食或呼吸而进入人体的消化道或呼吸系统，引起肠螨病和肺螨病。肠螨病的症状主要是腹泻、呕吐，有时有便血，甚至肠道溃疡。引起肠螨病的螨主要是甜果螨、腐食酪螨和一些粉螨，它们主要存在于各种食品，尤其是甜食品、干制食品、香肠、药材、粮食及其他一些贮藏日久的物品之中。肺螨病的症状与肺结核和支气管炎等疾病相似，表现为咳嗽、咳痰、气喘和胸闷等。螨虫除了直接致病外，还能传染恙虫病、流行性出血热、伤寒等各种疾病。

（二） 减少昆虫污染食品的措施

1. 治理环境卫生， 控制昆虫滋生

很多昆虫，例如苍蝇等喜欢卫生环境差的地方，食品加工场所干净了自然没它们的容身之所。

2. 安装防蝇、 防蟑螂装置

食品企业应封严与食品加工环境相通的一切窗口、传递口、出入口等，必要的地方加上纱窗、纱网、防蝇帘、防蝇罩等。

3. 杜绝扬尘， 防止灰尘污染食品

应尽可能减少室内灰尘飞扬，避免灰尘降落到食品上污染食品，也可避免灰尘被人体吸入而引起过敏。

4. 对食品加工场所进行杀虫消毒

对于食品生产、贮存场所，可利用紫外线杀菌灯、化学药剂等对昆虫进行扑杀，有必要时还可对操作台、炉灶、橱柜等进行消毒。

5. 密封保存食物

应将食品存放在密封性能较好的容器内，隔绝食品与外界的接触，减少被昆虫侵染的概率。

【技能实训】

1. 对于酒店中常出现的生鱼片、生吃虾等菜肴，我们如何保证它们的卫生安全？

2. 如何鉴定和防止食品腐败变质？

【知识拓展】

从营养学和卫生学角度分析生食蔬菜的利弊。

【练习题】

1. 食品细菌污染的来源和危害有哪些？如何减少细菌对食品的污染？

2. 请举例说明霉菌和霉菌毒素对人体有什么危害。如何阻止食品中霉菌生长繁殖和产毒？

3. 餐饮业应如何有效地预防肝炎病毒？

4. 食品中的常见寄生虫种类有哪些？它们对人体有什么危害？如何预防寄生虫疾病？

项目二　食物中毒　🔍

【引入】

4名小孩因喝蟾蜍汤全部死亡

2003 年 8 月 31 日下午 6 时左右，江门台山市北陡镇寨门圩容家煮蟾蜍汤给 4 名小孩（7~11 岁）食用，约 10 分钟后 4 人陆续出现口舌麻痹、头痛、腹痛等症状，由于中毒严重，经抢救无效，4 名小孩于次日全部死亡。

【知识介绍】

食物中毒的定义：食物中毒是指食用被有毒有害物质污染的食品，或食用天然含有毒有害物质的食品后出现的非传染性的急性、亚急性疾病。

食物中毒的种类：食物中毒分为天然毒素性食物中毒和污染性食物中毒两大类，其中污染性食物中毒主要有化学性食物中毒、细菌性食物中毒及真菌性食物中毒。

食物中毒的发病特点：①发病与食物有关。中毒病人在相近的时间内都食用过同样的有毒食品，未食用者不中毒，停止食用该食物后发病很快停止。②发病潜伏期短，来势急剧，呈爆发性。③所有中毒病人临床表现基本相似，并都伴有急性肠胃炎的症状，如恶心、呕吐、腹痛、腹泻等，病程较短。④一般无人与人之间的直接传染。

一、天然毒素型食物中毒

（一）有毒植物中毒

某些植物含有天然毒素，食用后可引起中毒。最常见的可引起中毒的植物性食物有四季豆、发芽马铃薯、毒蘑菇、黄花菜、白果、桑果、桐油、大麻油、棉籽油等。

1. 木薯中毒

木薯含木薯苷，当遇水时，在木薯本身所含的酶的作用下，水解成氢氰酸。氢氰酸是一种毒性很强的化合物，可导致组织缺氧而使机体处于窒息状态。

（1）中毒症状　早期症状为恶心、呕吐等胃肠炎症状。严重者出现呼吸困难、躁动不安、瞳孔散大，甚至昏迷。最后可因抽搐、休克或呼吸循环衰弱而死亡。

（2）预防措施　禁止生食木薯；木薯应先去皮再用水浸泡，然后长时间水煮，煮时锅盖打开，使生成的氢氰酸能蒸发出去，煮熟后即可食用。还应注意不能喝煮木薯的汤。

2. 发芽马铃薯中毒

马铃薯天然含有微量的龙葵素，龙葵素是一种强毒性物质，对人体的毒性是刺激黏膜、麻痹运动中枢和呼吸中枢以及溶解红细胞等。未发芽的马铃薯含龙葵素很少，但发芽后其龙葵素的含量会明显增加，尤其是幼芽、牙眼部分含量更高，大量食用后可引起急性中毒。

（1）中毒症状　一般食后十几分钟到数小时后出现症状，先是咽喉瘙痒、口发干、上腹部烧灼感或疼痛，而后出现胃肠炎症状，剧烈吐泻。轻者1~2d自愈；重者因剧烈吐泻而失水及电解质紊乱，血压下降；严重者还可出现昏迷、抽搐，甚至死亡。

（2）预防措施　将马铃薯存放于干燥阴凉处，以防止发芽。发芽多的或皮肉为黑绿色的马铃薯都不能食用。如发芽不多，可剔除芽及芽基部，去皮后水浸30~60min，烹调时加些醋，可水解破坏残余的毒素。

3. 四季豆中毒

四季豆含有皂素、红细胞凝集素等多种有毒物质，皂素对消化道黏膜有强烈的刺激作用，红细胞凝集素则有凝血作用。四季豆烹饪时如加热不充分，就不能完全破坏这些有毒物质，人食用后即会引起中毒。

（1）中毒症状　潜伏期为1~5h，开始感觉上腹部不适、恶心、呕吐，并伴有头晕、头痛、腹痛、腹泻等。体温一般正常，有时四肢麻木、胃烧灼感、心慌和背痛等。四季豆中毒病程较短，恢复较快，一般无需特殊治疗。

（2）预防措施　预防四季豆中毒的方法就是把全部四季豆煮熟焖透再吃。

4. 蚕豆中毒

蚕豆种子含有巢菜碱苷，可引起急性溶血性贫血（即蚕豆黄病）。

（1）中毒症状　一般吃生蚕豆 5～24h 后即可发病，中毒者可出现血尿、乏力、眩晕、胃肠紊乱及尿胆素排泄增加，严重者出现黄疸、呕吐、发烧及休克。

（2）预防措施　不要生吃新鲜嫩蚕豆，应煮熟才吃。吃干蚕豆时也要先用水浸泡，换几次水，然后煮熟后食用。

5. 豆浆中毒

生豆浆含有皂素、红细胞凝集素等有毒成分，如饮用未煮熟的豆浆，可引起中毒。

（1）中毒症状　人们喝了未煮沸的豆浆可在 0.5～1h 内出现胃部不适、恶心、呕吐、腹胀、腹泻、头晕、无力等中毒症状。轻者 3～5h 不治自愈。

（2）预防措施　煮豆浆时，当加热至 80℃ 左右，皂素受热膨胀形成泡沫上浮，造成豆浆"假沸"现象，使人误以为豆浆已经煮沸了。所以豆浆应在"假沸"之后继续加热至 100℃，等泡沫消失再用小火煮 10min。

6. 白果中毒

白果俗称银杏，味甜香，有祛痰、止咳、润肺之功效。但白果核仁中含有银杏酸及银杏二酚等物质，有一定毒性。当生吃、食用加热不透或一次大量吃炒熟白果时，就可发生中毒。

（1）中毒症状　食用白果后经 1～12h 的潜伏期即可发病，出现恶心、腹痛、腹泻等消化道症状，重者可出现惊厥、肢体强直、抽搐、四肢无力、呼吸困难等症状甚至死亡。

（2）预防措施　切忌过量食用或生食，婴儿勿食。白果的有毒成分易溶于水，加热后毒性减轻，所以食用前可用清水浸泡 1h 以上，再加热煮熟。

7. 果仁中毒

苦杏仁、苦桃仁、枇杷仁、樱桃仁、李子仁、苹果仁等果仁，含有毒成分苦杏仁苷，苦杏仁苷摄入人体后在消化道遇水分解产生有毒的氢氰酸。

（1）中毒症状　其中毒症状和木薯中毒是相似的。

（2）预防措施　不吃苦杏仁、李子仁及桃仁等果仁。用杏仁做咸菜时，应反复用水浸泡，充分加热，使其失去毒性，且一次食用量不能太多。

8. 鲜黄花菜中毒

鲜黄花菜含有秋水仙碱，其本身无毒，但经胃肠吸收之后，在代谢过程中可被氧化为二秋水仙碱，这是一种剧毒物质。

（1）中毒症状　鲜黄花菜中毒表现为嗓子发干、恶心、呕吐、腹痛、腹泻等症状，严重者还会有血便、血尿或尿闭等症状。

（2）预防措施　每次吃鲜黄花菜最好不超过 50g；因秋水仙碱溶于水，故食用鲜黄花菜前应先焯一下，再用凉水浸泡 2h 以上；干黄花菜已将秋水仙碱溶出，不会引起中毒。

9. 毒蘑菇中毒

蘑菇又称蕈类，我国目前可食用蕈近 300 种，有毒蕈类 100 多种，其中含有剧毒可致死的毒蕈有 10 多种。毒蕈中毒往往由于误食毒蕈而引起。

（1）中毒症状　毒蕈的有毒成分十分复杂，一种毒蕈可以含有几种毒素，而一种毒素又可以存在于数种毒蕈之中。根据毒素成分，中毒类型可分为四种。①胃肠炎型：潜伏期 10min 至 5～6h，表现为恶心、剧烈呕吐、腹痛、腹泻等。病程短，预后良好。②神经精神型：潜伏期 6～12h，中毒症状除有胃肠炎外，主要有神经兴奋、精神错乱和抑制。病程短，无后遗症。③溶血型：潜伏期 6～12h，除急性胃肠炎症状外，可有贫血、黄疸、血尿、肝脾肿大等溶血症状。严重者可致死亡。④肝肾损害型：潜伏期 6h 至数天，病程较长，临床经过可分为六期：潜伏期、胃肠炎期、假愈期、内脏损害期、精神症状期、恢复期。该型中毒病情凶险，如不及时积极治疗，病死率甚高。

（2）预防措施　关键是不采摘和食用有毒蘑菇，同时学会鉴别蘑菇。蘑菇有毒无毒主要从形态、气味和颜色来区分。有毒的一般在顶上有凸起的疙瘩（肉瘤），柄上有环状物（脚苞），根上有环状托；有苦、辣、酸、麻及其他恶味；色彩鲜艳，采后易变色，多数柔软，浆汁多并混浊像牛乳。一般生长在潮湿、肮脏的地方，能使米饭、大蒜、银器变黑。

10. 棉籽油中毒

棉籽油由棉籽榨制而成，但棉籽中含有一种称为棉籽油酚（棉酚）的脂溶性毒素，它可进入到棉籽油中，人体如摄入这种毒素可引起中毒。

（1）中毒症状　棉酚是一种细胞毒素和血管神经毒素，对心、肝、肾、胃肠等均有强毒性。中毒有两种类型，即烧热型及低血钾型。烧热型以皮肤灼热、无汗、乏力、恶心、瘙痒等为主。低血钾型以肢体无力、麻木、口渴、肢体软瘫为主。治疗不及时可发生死亡。

（2）预防措施　需将棉籽粉碎、蒸炒后再榨油，粗制油需加碱精炼后才能食用，不要吃粗加工的棉籽油。食用棉籽油时应先把它加热至较高温度，以彻底破坏其中的毒素。

（二）有毒动物中毒

1. 河豚鱼中毒

河豚鱼的有毒成分为河豚毒素。河豚毒素可使神经末梢和神经中枢发生麻痹，开始是知觉神经麻痹，然后运动神经麻痹，最后呼吸中枢及血管神经中枢麻痹而死亡。

（1）中毒症状　一般食后 0.5～3h 发病，全身不适，面色潮红，瞳孔先缩小后扩大，有时伴恶心、呕吐、腹泻等胃肠症状，四肢无力、发冷、口唇、舌尖、指端等处的知觉麻痹，重者上下肢肌肉也都麻痹，成瘫痪状；以后上下肢及颜面青紫，血压和体温下降，呼吸困难，最后因呼吸中枢麻痹而死亡。本病发展很快，病人往往数小时内死亡。

（2）预防措施　政府应严把供货源头，严禁河豚鱼流入市场销售。

2. 高组胺鱼类中毒

这是因食用含有一定数量组胺的青皮红肉鱼（如竹荚鱼、金枪鱼等）而引起的过敏性食物中毒。这类鱼肉中组氨酸含量较高，当鱼体不新鲜或腐败时，污染于鱼体的细菌可使组氨酸脱羧生成组胺。中毒机理是组胺引起毛细血管扩张和支气管收缩而引起一系列症状。

（1）中毒症状　潜伏期平均为 0.5～3h，短的食后几分钟就可出现面部潮红、眼结膜充血、头晕、胸闷、呼吸窘迫、皮肤出现斑疹等。多数人症状轻、恢复快、死亡者较少。

（2）预防措施　严禁出售腐败变质的鱼类；鱼类应在冷冻条件下贮藏和运输，以防止组胺产生，例如冰鲜鱼类应贮存在 4℃ 或以下，冷藏鱼类则贮存在 -18℃ 或以下；避免食用不新鲜或腐败变质的鱼类食品；采用科学的加工处理方法，减少鱼类食品中组胺含量，例如烹饪青皮红肉鱼时可加入少许醋；有过敏性疾病的患者，尽量避免食用这类鱼。

3. 鱼胆中毒

鱼胆有清热解毒、清肝明目的功效，但是它的治疗量和中毒量很相近，用药稍有不当就会使人中毒。鱼胆中毒主要是源于鱼的胆汁中含有一种极具毒性的物质——胆汁毒素。

（1）中毒症状　发病快，病情险恶，病死率高。中毒症状在 0.5～12h 内出现，先出现恶心、呕吐、腹痛、腹泻等胃肠道症状，继而出现肝、肾功能异常，严重者还会出现肝昏迷、神志不清、抽筋、全身浮肿、尿少直至休克、死亡。

（2）预防措施　因胆汁毒素不易被热和乙醇（酒精）所破坏，因此，不论生食、熟食或用酒送服，超过 2.5g 就可中毒甚至死亡。预防中毒的关键是不吃鱼胆。

4. 蟾蜍中毒

蟾蜍，其腮腺和皮肤腺能分泌毒液。进食煮熟的蟾蜍（特别是头和皮），服用过量的蟾蜍制剂，或伤口遭其毒液污染均可引起中毒。蟾蜍毒液含有蟾蜍毒素，作用类似洋地黄，可兴奋迷走神经，直接影响心肌，引起心律失常。

（1）中毒症状　食用蟾蜍肉、头、卵巢、肝，均可引起中毒。蟾蜍中毒潜伏期一般在 0.5～1h 内，中毒者会出现恶心呕吐、腹痛腹泻、水样便等胃肠症状，并伴有头痛头晕、口舌麻痹、嗜睡、四肢麻木及心悸、心律失常等。

（2）预防措施　不捕捞蟾蜍，禁止食用蟾蜍。

5. 动物腺体中毒

（1）甲状腺中毒   人误食动物甲状腺后，会因摄入过量甲状腺素扰乱人体正常的内分泌活动，而出现类似甲状腺机能亢进的症状。①中毒症状：头晕、头痛、胸闷、恶心、呕吐、便秘或腹泻，并伴有出汗、心悸等。严重者发高热，心动过速。②预防措施：肉制品在加工时应摘除牲畜的甲状腺；消费者应学会辨认甲状腺，不食用甲状腺。

（2）肾上腺中毒   屠宰牲畜时没有摘除肾上腺或在摘除时髓质软化流失，被人误食，使机体内的肾上腺素浓度增高，引起中毒。①中毒症状：血压急剧升高、恶心呕吐、头晕头痛、四肢与口舌发麻、肌肉震颤，重者面色苍白、瞳孔散大，可危及生命。②预防措施：肉制品在加工时应摘除牲畜的肾上腺；不食用肾上腺。

6. 动物肝脏中毒

动物肝脏含有丰富的维生素 A 和维生素 D，是维生素 A 和维生素 D 的良好食物来源，但曾发生多起因食用鲨鱼、鳇鱼、鳕鱼、马鲛鱼等的鱼肝，以及熊、狍子、狼、狗等的肝脏而引起的食物中毒事件。目前认为，动物肝脏引起的中毒属于维生素 A 过多症。

（1）中毒症状   潜伏期 3 ~ 5h，症状为恶心、呕吐、颜面潮红，两眼怕光、红肿、结膜充血或出血，剧烈头痛。第二天开始脱皮，以嘴周围为主，全身肌肉关节剧痛。

（2）预防措施   一次不过量食用动物肝脏。

二、 污染型食物中毒

（一） 放射性物质污染导致的食物中毒

食品被放射性物质污染后，人如果食用含较高浓度放射性物质的食品，则可因一次大量摄入放射性物质而引发急性中毒。

（二） 化学物质污染导致的食物中毒

1. 农药导致的食物中毒

（1）有机砷农药中毒   ①中毒症状：起初表现为口干、流涎、咽喉烧灼感，随后出现恶心、呕吐及心窝部剧痛并引起脱水、四肢发冷等症状，重症患者还可发生休克甚至死亡。②预防措施：喷洒农药时注意个人防护，喷药后应用肥皂水洗手洗脸；含砷农药禁与食物混放；食品加工中所用含砷原料，其含砷量不得超过国家标准；果蔬喷洒含砷农药时，应严格遵守安全间隔期；果蔬在食用前应清洗；因摄入含砷农药而死亡的畜禽，严禁食用。

（2）有机磷农药中毒   ①中毒症状：中毒剂量较小时出现恶心、呕吐、腹痛、腹泻等症状。中毒剂量大时，则有大汗淋漓、流涎，瞳孔缩小、呼吸急促、皮肤青紫、全身抽搐等症状。严重者意识不清、惊厥、肺水肿甚至死亡。②预防措施：与有机砷农药相同。

2. 兽药导致的食物中毒

因摄入残留兽药的食物而发生急性中毒的情况较少，主要是瘦肉精猪肉中毒。

（1）瘦肉精急性中毒症状　瘦肉精急性中毒表现为心悸，面颈、四肢肌肉颤动，手抖，甚至不能站立，头晕、乏力。病人如果不及时抢救有可能因为心率失常而猝死。

（2）预防措施　禁止在动物饲料中添加瘦肉精；消费者要学会辨认瘦肉精猪肉，不买瘦肉精猪肉。

3. 亚硝酸盐食物中毒

亚硝酸盐在短期内可使血液中的低铁血红蛋白氧化成高铁血红蛋白，失去输送氧的功能，致使组织缺氧而中毒，其中毒量为 0.3~0.5g，致死量为 3g。

（1）中毒症状　潜伏期一般为 1~2h，皮肤呈青紫色为本病的特征。轻症者只有口唇、指甲轻度发紫，伴有头晕、腹胀、倦怠等症状；重症者除上述症状外，还可出现全身皮肤青紫、心跳加快、呼吸急促、烦躁不安等症状，如抢救不及时可因呼吸衰竭而死亡。

（2）预防措施　家庭中如使用亚硝酸盐，应将存放亚硝酸盐的容器做醒目标识，并严禁将亚硝酸盐和食盐混放；禁止在肉制品中过量使用硝酸盐，特别是亚硝酸盐；保持蔬菜新鲜，不食用存放过久或腐败变质的蔬菜，食剩的熟蔬菜不可在高温下存放长时间后再食用；不喝苦井水，也不用苦井水煮饭、煮粥。

4. 酸败油脂中毒

油脂酸败是指油脂或含油脂的食品，在贮存过程中发生氧化，其中的脂肪酸氧化生成醛、酮等有毒的物质，并使油脂发生变色、气味改变等变化。人体食用变质的油脂或油脂食物时可引起急性中毒。

（1）中毒症状　开始时口腔、食管有烧灼感，胃部不适、恶心、呕吐，继而腹胀、腹痛、腹泻等，有些还可出现头晕、头痛、发热等症状。病程一般为 1~4d。

（2）预防措施　长期贮存油脂宜用密封、隔氧、遮光的容器，并于较低的温度下贮存；金属离子如铁、铜、锰等的离子有促进油脂氧化的作用，故不应使用铁制容器贮存油脂；在油脂内加入 BHA、BHT 及 PG 等抗氧化剂，可控制酸败发生；对含油脂高的食品要妥善贮存，防止所含油脂发生酸败；禁止食用酸败油脂，严禁用酸败油脂制作食品。

5. 甲醇中毒

甲醇可直接毒害中枢神经系统。甲醇兑制的伪劣假酒或酿酒原料和工艺不符合要求，酒中含甲醇量超过国家标准者均可引起中毒。

（1）中毒症状　表现为恶心、呕吐、上腹部不适、腹痛、头痛、眩晕。重症者还可出现谵妄、狂躁、幻觉及四肢麻木，瞳孔散大、视力模糊，甚至双目失明。

（2）预防措施　甲醇在生产、运输及使用时，应强化密闭及通风排毒设施，佩戴防护口罩和手套，避免通过呼吸摄入甲醇；生产"固体酒精"燃料时，应尽量用乙醇代替甲醇；加强甲醇的管理，防止误服；严禁用甲醇兑制酒。

（三）生物性污染导致的食物中毒

1. 细菌性食物中毒

引起中毒的原因是由于摄入被污染的食物而导致摄入大量的细菌或细菌毒素。细菌性食物中毒分为感染性和毒素性两大类。其中因摄入细菌而引起的中毒称为感染性食物中毒，最常见的病原体有沙门菌、副溶血性弧菌、大肠杆菌、变形杆菌、葡萄球菌、产气荚膜杆菌、肉毒杆菌等；因摄入细菌毒素引起的食物中毒则称为毒素性食物中毒，由进食含有葡萄球菌、产气荚膜杆菌及肉毒杆菌等细菌毒素的食物所致。

（1）细菌性食物中毒发生的原因　细菌污染食品并在食品中大量生长繁殖。

（2）细菌性食物中毒的症状　见表2－1。

表2－1　　　　　　　　　　几种常见细菌性食物中毒的症状

名称	中毒症状	污染的食物	后续影响
沙门菌属食物中毒	体温升高、恶心、呕吐、痉挛性腹痛、腹泻，大便多为黄绿色，水样便，一日大便7～8次，大便有恶臭，内有未消化的食物残渣，偶带脓血	蛋类在卵巢和产蛋过程中被污染；畜禽生前感染沙门菌，或在屠宰、运输中被污染；生产乳制品的乳源被沙门菌污染；带菌的剩饭菜高温存放	病程3～5d，一般2～3d停止腹泻，食欲恢复正常，预后良好
葡萄球菌肠毒素食物中毒	发病时不发热或仅微热，剧烈反复呕吐并伴有腹泻，大多数病人呕吐比腹泻严重，上腹部疼痛、水样便	剩米饭；放置过久的肉馅、肉制品以及乳制品；隔夜存放不当的食品	来势凶猛，病程短，1～2d内即可恢复健康，预后良好
肉毒梭菌食物中毒	肉毒梭菌毒素经消化道吸收后进入血液循环，主要作用于中枢神经系统，引起肌肉麻痹和神经功能不全	国外多为火腿、香肠、罐头食品；我国主要见于家庭自制发酵豆、面制品（如豆酱、面酱、红豆腐、臭豆腐、豆豉等），也见于肉类和其他食品	肉毒梭菌毒素潜伏期为6～10d，一般为1～4d，病死率较高，治愈后一般无后遗症
副溶血弧菌食物中毒	恶心、呕吐、上腹部阵发性剧烈腹痛、频繁腹泻、洗肉水样或带黏液便，每日5～6次，体温39℃。重症病人有脱水、血压下降、意识不清等症状	鱼、虾、蟹、贝等海产品；肉类、咸菜、凉拌菜等	病程2～4d，一般预后良好，无后遗症，少数病人可能因休克、昏迷而死亡

续表

名称	中毒症状	污染的食物	后续影响
致病性大肠杆菌食物中毒	突然发病，食欲不振，有时恶心，很少呕吐，大便多呈水样便、软便、黏液便	存在于人畜肠道中，通过粪便污染水源、土壤以及各类食物，如肉、鱼、奶、蔬菜、水果等	本病为自限性疾病，部分病例可不经治疗而病愈，预后良好

（资料来源：刘爱月. 食品营养与卫生. 第2版. 大连：大连理工大学出版社，2012：223.）

（3）细菌性食物中毒的预防　①防止食品受到细菌污染：见本模块项目一"食品的细菌污染"部分。②控制细菌的繁殖及细菌毒素的生成：绝大部分致病菌生长繁殖的最适温度为20～40℃，在10℃以下繁殖速度减慢，低于0℃多数细菌不能繁殖和产毒。因此食品应低温保存，或存放在阴凉通风处，并提倡食物现做现吃。③彻底加热以杀灭细菌及破坏毒素：这是预防细菌性食物中毒的重要措施。所有动物性食物如肉、鱼等以及大部分植物性食物如薯类、豆类等，应煮熟后再食用，不要生吃。为彻底杀灭食品中的致病细菌，食物在加热时应保证充足的加热温度和加热时间。存放于冰箱的剩饭菜，在食用前应再次进行加热。

2. 霉菌毒素中毒

霉菌毒素中毒是指由于食用了含大量霉菌毒素的霉变食物所引起的食物中毒。发生霉菌毒素中毒需要两个条件，一是霉菌污染食物并在其上生长繁殖；二是霉菌产生毒素。下面表2－2列出了几种常见的霉变食物中毒的症状及预防措施。

表2－2　　　　　　　　常见霉变食物中毒的症状及预防措施

名称	中毒症状	主要污染食物	预防措施
黄曲霉毒素中毒	发热、腹痛、呕吐、食欲减退；严重者在2～3周内出现肝脾肿大、肝区疼痛、腹水等中毒性肝病的表现；也可能出现心脏扩大、肺水肿，甚至痉挛、昏迷等症状	粮食、油料、水果、干果等	加强粮食、油料等食物的贮存管理，使食物在干燥、低温、通风下贮存，防止食物发霉
黄变米中毒	黄变米毒素主要有黄绿青霉毒素、橘青霉毒素和岛青霉毒素三种。不同黄变米毒素的中毒症状不同：①黄绿青霉毒素中毒：最初全身乏力，继而对称性下肢瘫痪，渐及全身，严重者发生呼吸麻痹而死亡。②橘青霉毒素中毒：肾脏肿大，肾脏功能障碍。③岛青霉毒素中毒：肝内出血、肝坏死和肝癌	大米	稻谷收获时应及时干燥，使稻谷颗粒保持较低水分；稻谷或大米在贮存时应干燥、低温、通风，防止发霉，其中保持干燥最为重要；不购买、不食用黄变米

续表

名称	中毒症状	主要污染食物	预防措施
赤霉病麦食物中毒	潜伏期一般为0.5~2h，主要症状有：胃部不适、恶心、呕吐、头晕、头痛、腹痛、腹泻，还可有无力、口干、流涎等症，少数患者有醉酒似的表现，面部潮红，故又有"醉谷病"之称	小麦、大麦、燕麦、玉米等谷物	加强粮食作物的田间管理，防止其在生长中受禾谷镰刀菌污染；粮食收割后尽快脱粒干燥，并在干燥、低温下贮存，防止禾谷镰刀菌繁殖并产毒
霉变甘蔗食物中毒	急性中毒潜伏期短，首先表现为恶心、呕吐、腹疼、腹泻、黑便，随后出现神经系统症状，如头昏、头疼、眼黑和复视。重者可出现阵发性抽搐；抽搐时四肢强直，屈曲内旋，手呈鸡爪状，眼球向上偏向凝视，瞳孔散大，继而进入昏迷，并可出现呼吸衰竭而死亡，病死率为9.4%。幸存者则留下严重的神经系统后遗症，终身丧失生活能力	甘蔗	禁止销售和食用霉变甘蔗
霉变甘薯食物中毒	潜伏期短者数小时，长者2个月才发病，中毒表现为胃部不适、恶心、呕吐、腹痛、腹泻，较重者出现头晕、头痛、心悸、口渴、肌肉痉挛、视物不清，个别出现高热、神志不清、昏迷、肺水肿甚至死亡	甘薯	

（资料来源：王丽琼. 食品营养与卫生. 北京：化学工业出版社，2008：165~166.）

3. 藻类引起的食物中毒

（1）雪卡毒素中毒　海洋中的某些藻类含雪卡毒素，通常这些有毒藻类在海水中数量较少，但当赤潮发生时，这些有毒藻类就会大量生长繁殖。生活在珊瑚礁周围海域的许多原本无毒的鱼类（被称为"珊瑚鱼"）摄入这些有毒藻类，就会造成雪卡毒素在鱼体内蓄积，并可通过食物链逐级传递。雪卡毒素对鱼类本身并不致病，但可使进食这种鱼类的人中毒。雪卡毒素主要分布于鱼的头、内脏和生殖器官中。它不易被胃酸破坏，加热或冷冻均不能破坏其毒性。

①中毒症状：轻度中毒可出现口腔麻木、呕吐、腹痛、腹泻以及知觉麻痹或运动麻痹；中毒严重者出现血压下降，肌肉痉挛渐至运动神经麻痹，可因呼吸麻痹而死亡。部分病人有特异性温度感觉倒错特征，表现为手触热物有冷感，放冷水中则有热感或电击样感觉。

②预防措施：尽量避免在3~4月份（生殖期）进食珊瑚鱼；避免进食1.5kg以上深海珊瑚鱼，因为大鱼含毒较高；避免进食深海珊瑚鱼的头及内脏（如肝、肠及卵巢）；外购珊瑚鱼等深海鱼类最好放养15d左右，待毒素排出体外后再食用，可减少中毒机会。

（2）毒化贝类引起的食物中毒　有些可食贝类可被毒化，食后可引起中毒。可食贝类被毒化的原因一般认为是赤潮发生时，贝类摄食大量有毒藻类，并富集这些藻类所含的有毒成分，从而导致贝类含有毒素。这些毒素对贝类自身无毒，但人食用后可造成中毒。部分毒素对热稳定，加热难以被破坏。

①中毒症状：贝类因含有的有毒成分不同，所以中毒表现各不相同，可分为以下几类。Ⅰ.麻痹性贝类中毒：紫贻贝、巨石房蛤、扇贝、巨蛎等。毒素主要麻痹人的神经系统，食用后 5min～4h 出现唇、舌、手指麻木感，进而四肢末端和颈部麻痹，直至全身。常伴流涎、头痛、口渴、恶心等。严重者 2～12h 因呼吸肌麻痹死亡。Ⅱ.腹泻性贝类中毒：仅限于双壳贝，尤以扇贝、紫贻贝最甚，其次是杂色蛤、文蛤。临床表现以胃肠道紊乱为主，症状为恶心、呕吐、腹泻、腹痛，伴有寒颤、头痛、发热。病情一般较轻。Ⅲ.日光皮炎型：一般进食 1d 后发病，也可 14d 后发病。初为面部和四肢暴露部位出现红肿，并有灼热、疼痛、发痒等感觉；后期出现瘀血斑、水疱或血疱，溃破后可感染，伴有发热。

②预防措施：注意有关部门发布的赤潮信息，不食用赤潮水域内的贝类；食用贝类时要除去其内脏。

【技能实训】

食物中毒事件调查：访问当地的政府卫生管理部门或食品卫生检验机构，调查了解有关本地饭店和餐饮企业的食物中毒事件，并为餐饮企业提出防止食物中毒的建议和措施。

【知识拓展】

1. 当你在餐饮企业上班时，遇到客人食物中毒，应该怎么办？
2. 请收集蘑菇的相关图片和资料，总结鉴别毒蘑菇的方法。

【练习题】

1. 导致食物中毒的原因有哪些？食物中毒的特点有哪些？
2. 什么是细菌性食物中毒？其流行病学特点是什么？导致中毒的原因是什么？
3. 餐饮企业经营中应如何预防和处理细菌性食物中毒？如何预防有毒动植物食物中毒？

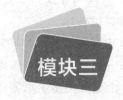

模块三　各种食物的营养与卫生

能力目标

　　1. 能够运用营养学有关知识来分析某一种（或某一类）食物的营养特点。

　　2. 能够运用食品卫生学知识分析各类食品的主要卫生问题，并能提出可行的卫生管理措施。

知识目标

1. 了解食物的种类及食物营养价值的评定方法。

2. 理解各类食物的营养特点和食疗功效。

3. 掌握各类食品存在的主要卫生问题和有关卫生管理措施。

【篇首阅读】

　　食物的营养价值是指食物中所含营养素和能量可以满足人体营养需要的程度，其评价指标有：①营养素的种类及含量。食物所含营养素的种类和含量与人体需要越接近，则其营养价值越高。可通过查阅食物成分表来评定食物中营养素的种类和含量。②营养素的质量。营养素的质与量是同等重要的。例如乳蛋白、小麦蛋白、玉米蛋白虽都是蛋白质，但它们的质不同。乳蛋白为完全蛋白质，可以使机体健康生长、体重增加；小麦蛋白中赖氨酸含量低；而玉米蛋白不仅赖氨酸含量低，色氨酸水平也很低，仅能维持体重甚至会使体重下降。质的优劣还体现在营养素可被消化、吸收及利用的程度上。

> ### 项目一　植物性食物的营养与卫生　🔍

任务一　谷类与薯类的营养与卫生

【引入】

你知道米饭怎么做营养价值更高吗？

做米饭有三种方法：一是煮米饭（焖米饭），煮饭时锅底与热源直接接触，会出现锅巴。二是蒸米饭，通过蒸汽加热做米饭的方法，食堂常采用此法，一次可大量制作。三是捞米饭，即先将米煮成半熟，再滤掉米汤上甑蒸熟的方法，此法会造成水溶性营养素流失。

【知识介绍】

一、谷类的营养与卫生

（一）谷类的营养

1. 谷类的结构与营养素分布

谷类种子由谷皮、糊粉层、胚乳、胚芽四个主要部分组成（图 3 - 1）。谷皮为谷粒的外壳，主要含纤维素、半纤维素等碳水化合物，脂肪和灰分含量也较高，但完全不含淀粉。糊粉层介于谷皮和胚乳之间，含有丰富的矿物质和 B 族维生素，并含一定量的蛋白质和脂肪，此层营养素含量相对较高，但碾米时易与谷皮同时脱落。胚乳是谷粒的主要部分，含大量淀粉和一定量的蛋白质，越靠近胚乳中心蛋白质含量越低。胚芽位于谷粒的一端，富含蛋白质、脂肪、矿物质、B 族维生素和维生素E，营养价值很高，但加工时因易与胚乳分离而损失。

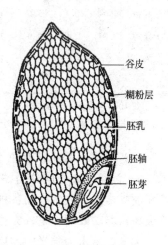

图 3 - 1　谷粒结构

（谷皮　糊粉层　胚乳　胚轴　胚芽）

（1）蛋白质　含量一般为 8% ~ 16%，因谷类品种、土壤、气候及加工方法等不同而异。一般谷类蛋白质的氨基酸组成不平衡，赖氨酸含量少，苏氨酸、色氨酸、苯丙氨酸、甲硫氨酸偏低，故谷类蛋白质营养价值低于动物性食物。为提高谷类蛋白质的营养价值，常采用氨基酸强化和蛋白质互补的方法，其蛋白质生物价会明显提高。

（2）脂肪　含量低，主要集中在糊粉层和胚芽，其脂肪酸以不饱和脂肪酸为主。谷类的脂肪含量虽很低，但具有重要的作用。例如从米糠中可提取与机体健康有密切关系的米糠油、谷维素和谷固醇。从玉米和小麦胚芽中提取的胚芽油，80% 为不饱和脂肪酸，其中亚油酸占 60%，还含有少量的卵磷脂。

（3）碳水化合物　谷类中的碳水化合物主要为淀粉，含量在 70% 以上。稻米中的淀粉含量较高，小麦粉中的含量次之，玉米中含量较低。

（4）矿物质　谷类的矿物质含量为 1.5%～5.5%，主要存在于谷皮和糊粉层中。矿物质主要成分是磷和钙，但多以植酸盐的形式存在，消化吸收较差。

（5）维生素　谷类是膳食中 B 族维生素的重要来源，含有维生素 B_1、维生素 B_2、维生素 B_5 等多种 B 族维生素。谷类维生素主要分布在糊粉层和胚芽中，故加工精度越高损失的维生素就越多。

2. 常见谷类的营养特点　（见表 3-1）

表 3-1　　　　　常见谷类的主要营养成分比较

谷类*	蛋白质 /g	脂肪 /g	膳食纤维 /g	碳水化合物 /g	维生素 B_1 /mg	维生素 B_2 /mg	烟酸 /mg	钙 /mg	铁 /mg	锌 /mg	硒 /mg
稻米	7.4	0.8	0.7	77.9	0.11	0.05	1.9	13	2.3	1.70	2.23
小麦胚粉	36.4	10.1	5.6	44.5	3.50	0.79	3.7	85	0.6	23.4	65.20
大麦	10.2	1.4	9.9	73.3	0.43	0.14	3.9	66	6.4	4.36	9.80
玉米	4.0	1.2	2.9	22.8	0.16	0.11	1.8	—	1.1	0.90	1.63
小米	8.9	3.0	4.6	77.7	0.32	0.06	1.0	8	1.6	2.81	2.72

*表示每 100g 可食部的营养成分。

（资料来源：中国营养学会. 中国居民膳食指南. 拉萨：西藏人民出版社，2008：13.）

（1）稻米　稻米按颜色不同分为白米（即普通大米）、有色米（如黑米、紫米）；按淀粉组成不同分为黏稻米和糯稻米；黏稻米按粒型不同又可分为籼黏稻米和粳黏稻米。大米中的各种营养素含量虽不是很高，但因其食用量大，也是具有很高营养功效的，是补充营养素的基础食物，尤其是提供 B 族维生素的主要来源。黑米、紫米为稻米中的珍贵品种，它们的蛋白质、矿物质和维生素含量均高于普通大米，更含大米所缺乏的叶绿素、花青素、胡萝卜素及强心苷等特殊成分，因而比普通大米更具营养。中医认为，黑米、紫米具有滋阴补肾、健脾暖肝、明目活血等疗效，最适于孕妇、产妇等补血之用等。

（2）小麦粉　小麦经磨制加工后，即成为小麦粉，也称面粉。面粉按精度分为特制一等面粉、特制二等面粉、标准面粉和普通面粉；按筋力强弱分为高筋粉（适宜制作面包、松酥饼等）、中筋粉（适宜做水果蛋糕）和低筋粉（适宜制作蛋糕、饼干等）；按性能和用途分为通用面粉（如标准粉、富强粉）、专用面粉（如面包粉、饺子粉等）和营养强化面粉（如增钙面粉、富铁面粉等）。小麦粉蛋白质含量为 12% ~ 14%，主要为麦胶蛋白和麦麸蛋白。与大米类似，小麦粉的营养价值也与小麦粉的加工精度有关，小麦粉加工精度越高，面粉越白，其中所含的淀粉越多，而矿物质、维生素的含量则越低。

（3）玉米　又名苞米、苞谷。其蛋白质含量为 8% ~ 9%，主要是玉米醇溶蛋白。与大米和小麦粉相比，玉米蛋白质的营养价值更低，这是因为玉米蛋白质不仅赖氨酸含量更低，而且色氨酸和苏氨酸含量也不高。玉米中的烟酸为结合型，不能被人体吸收利用，故过去以玉米为主食的地区容易发生癞皮病，不过烟酸在碱性环境中可分解为游离型。

（4）小米　小米的蛋白质、脂肪及铁的含量都较大米要高。小米蛋白质含量为 9% ~ 10%，甲硫氨酸、色氨酸、苏氨酸含量较其他谷类高，但赖氨酸含量很低。小米的脂肪含量较高，达 4% 以上。另外，小米还含有较多的维生素 B_1、维生素 B_2 和 β - 胡萝卜素等多种维生素。中医认为，小米粥可滋阴补虚、健脾养胃，是一种优良的婴幼儿及老年人滋补食品。

（5）高粱　高粱米的蛋白质含量为 9.5% ~ 12%，亮氨酸含量较高，而其他氨基酸含量较低。高粱米由于含有一定量的鞣酸，故蛋白质吸收利用率较低。高粱米中脂肪及铁的含量比大米高，淀粉约 60%，淀粉颗粒细胞膜较硬，不易糊化，故煮熟后不太易消化。

（6）燕麦　又称为莜麦，蛋白质含量为 15.6%，脂肪含量为 8.5%，其蛋白质和脂肪的含量都高于一般谷类。它释放的热量居五谷之冠，是一种高能量食品。燕麦蛋白质含有全部八种必需氨基酸，特别是赖氨酸含量高。燕麦脂肪含大量的亚油酸，消化吸收率也较高。另外，燕麦对诸如动脉硬化、高血压等老年性疾病及糖尿病、脂肪肝等症，均有辅助疗效。

3. 谷类营养物质的保护

（1）谷类加工　谷类通过碾米加工，去除了杂质和谷皮，这不仅改善了谷类的质地和口感，而且使谷类变得更加容易消化吸收。但由于谷类所含的蛋白质、脂肪、矿物质及维生素等多分布在谷粒的外围和胚芽内，因此在加工时会损失部分营养素，加工精度越高，糊粉层和胚芽损失就越多，营养素损失也越多，尤其是 B 族维生素显著减少。故饮食中提倡粗粮、细粮混食的方法来克服精白米、面的营养缺失。

（2）谷类储存　在正常的储存条件下，谷物的化学变化十分缓慢，但当环境改变，如相对湿度增大、温度升高时，可引起谷物营养素的损失。谷物在储存过程中容易损失的是维生素，维生素的损失量与谷物水分含量有关，水分含量越低，维生素损失越少。此外，高温、高湿环境也会加速维生素的破坏。故谷类应储存在避光、干燥和阴凉的环境下，并控制霉菌及昆虫的生长繁殖，减少氧气和阳光对营养素的破坏。

（3）谷类烹调　①科学洗米：一般用清水淘洗一两遍即可，不要用热水淘洗，不要使劲搓洗，否则大米的水溶性维生素容易流失。②用煮或蒸的方法做饭：不要做捞米饭，因为做捞米饭会丢弃大量的米汤，而米汤中含有大量可溶性的蛋白质、矿物质及维生素等多种营养素，米汤中的维生素 B_1、维生素 B_2 可占 40% 左右。③用开水煮米饭：这可以缩短大米被加热的时间，减少大米中 B 族维生素及其他营养素的损失，而且煮出来的米饭更具有口感爽、香味浓的特点。④用酵母发面：面粉中的 B 族维生素在碱性状态下较易被破坏，因此在发面时，最好用酵母而不用碱性发面剂发面，而且酵母本身含有丰富的营养物质；大米在烹饪中虽然一般不需经过发酵处理，但有时也会在其中加入一定的碱性物质，例如煮粥时有人喜欢加碱，但碱容易加速维生素 C 和 B 族维生素的破坏，故煮粥时切忌加碱。⑤面食以蒸、烙、烤为佳，少用煎、炸方式：面食制作方法不同，营养素损失程度不同。一般蒸馒头、包子或烙饼时营养素损失较少，烙饼的维生素 B_1 和烟酸损失不超过 10%，维生素 B_2 损失不超过 20%；面制品烤制时营养成分损失与破坏也较少；煮面条、饺子时大量的营养素如维生素 B_1（可损失 49%）、维生素 B_2（可损失 57%）和尼克酸（可损失 22%）可随面汤丢弃，故吃汤面比吃捞面的营养素损失少，而且煮面条、饺子的汤要尽量喝了；炸制的面食如油饼等可使一些维生素几乎全部被破坏，所以要少吃。

（二）谷类食品的卫生

谷类食品包括谷类和谷类制品。谷类包括大米、小麦粉及玉米、燕麦等杂粮等。谷类制品是以谷类为主要原料经加工而成的各种食品，如挂面、米粉等。

1. 谷类食品存在的主要卫生问题

（1）农药污染　往粮食作物上直接施用农药；农药的大量使用使空气、水源、土壤受到污染，农作物从污染的环境中吸收农药；运输工具受农药污染后用来运输粮食；投毒等均可造成谷类污染。

（2）有毒金属污染　用工业废水灌溉农田，农作物可通过根系吸收废水中的有毒物质并富集于种子中而造成污染，主要有毒物质有汞、镉、铅、铬、酚等。

（3）有害植物种子的污染　主要包括毒麦和受麦角菌污染的谷物，还有麦仙翁籽、槐籽、毛果洋茉莉籽、蔓陀罗籽等的污染。

（4）霉菌及霉菌毒素的污染　常见的污染谷类的霉菌及霉菌毒素有黄曲霉毒素、赭曲霉毒素、镰刀菌毒素、展青霉毒素等。

（5）仓贮害虫的污染　我国有仓贮害虫 50 多种，其中甲虫损害米、面类，蛾类损害稻谷，螨类损害麦、面粉、花生类等，仓贮害虫使受侵粮食短期内变质。

（6）意外污染　例如使用盛装过有毒物质的容器再盛装谷类而污染；贮粮

仓库不专用被有毒有害物质污染；杀鼠、杀毒管理不当而污染等。

（7）掺伪　在谷类掺伪方面，多为了掩盖劣质品，或以低质粮冒充高质粮或掺入增白剂等。如在大米中掺入陈米、霉变米；将陈小米洗后染色冒充新小米；在面粉中掺入滑石粉、石膏、吊白块；在大豆粉中掺入玉米粉等。

2. 谷类食品的卫生管理

（1）减少农药及有毒金属对谷类的污染　①根据不同的农作物及条件，选用不同种类的农药；鉴于害虫的抗药特性，各种不同的农药应交替使用；提倡使用高效、低毒、低残留的农药。②正确施用农药，按规定的用量、施药方法、用药次数和离收获期最后一次施药的天数等使用农药和减轻污染。③制定农药在食品中的最大残留限量标准。

（2）使用污水灌溉农作物前应进行处理　使用污水灌溉农作物时应采取以下措施：①污水在灌溉前应先经过活性炭吸附、离子交换、化学沉淀等方法处理，使水质符合《农田灌溉水质标准》；②定期检测农田的污染程度及农作物中有毒金属等的残留水平。

（3）防止有毒种子及无机夹杂物对谷类的污染　谷类中混入麦仙翁籽、槐籽等有毒种子及沙石、泥土、金属屑等无机夹杂物对谷类的加工和食用均有很大影响。为防止有毒种子的污染，应做好选种、农田管理及收获后的清理措施，尽量减少其含量或完全清除；而对于无机夹杂物，则可在谷类加工中通过安装过筛、吸铁和风力筛选等设备来去除。

（4）在贮存过程中防止霉菌及仓贮害虫的污染　谷类入库前应做好质量检查；粮库应定期清扫，以保证清洁卫生；严格控制粮库内的温度、湿度，按时翻仓、晾晒；定期监测粮食的水分及温度，防止粮食发霉；安装滤网、紫外线消毒灯等装置，防止仓贮害虫对粮食的污染。

（5）在运输、销售中应防止污染　谷类运输时应有专门的车船，并定期清洗消毒；使用符合国家卫生标准的包装袋；谷类在销售中应防鼠、防虫及防霉。

（6）正确识别掺伪的谷类食品　选购大米时要避免买到"抛光霉米"，有些不法商家通过打磨抛光，使霉变大米变得洁白光滑，再掺杂到好米里出售；为使小麦粉及其制品外观更宜人，"卖相"更好，小麦粉中常被掺入各种增白剂，甚至是滑石粉、石膏、吊白块等工业增白剂，使消费者健康受到危害，消费者在选购面粉时也应注意识别。

二、薯类的营养与卫生

薯类富含水分也富含淀粉，常作为主食食用，也可以作为蔬菜食用。

（一）薯类的营养

1. 薯类的营养特点

（1）蛋白质　鲜薯蛋白质含量较低（1%~2%），但氨基酸组成较合理，生物效价高，其质量优于谷类蛋白质。另外，薯类含有较丰富的赖氨酸，可与谷类蛋白质互补。

（2）脂类　脂肪含量通常低于 0.2%，其脂肪主要由不饱和脂肪酸组成。

（3）碳水化合物　主要是淀粉，鲜薯含水量为 60%～90%，含淀粉 8%～30%，故可作为主食。薯类还富含膳食纤维，且纤维质地细腻，口感好，对肠胃刺激性小。另外，有些薯类，例如甘薯还含有较多的可溶性糖如葡萄糖、蔗糖等，故比大米和面粉更甜。

（4）矿物质　以钾为最高（山药和芋头钾含量更高），其次是磷、钙、镁、硫、铁等。每 100g 干薯中钙含量为 100～200mg，铁为 10mg，分别为谷类食物的 5～10 倍。

（5）维生素　薯类含有较丰富的 B 族维生素（维生素 B_{12} 除外）；维生素 C 含量与蔬菜相当，如是红心薯类还含有丰富的胡萝卜素。薯类中不含维生素 A 和维生素 D，维生素 K 和维生素 E 含量也很低。

2. 几种常见薯类的营养特点

（1）甘薯　营养丰富，含有丰富的可溶性糖类、矿物质及各种维生素，并能有效地为人体所吸收，具有补中益气、健脾和胃之效。另外，甘薯含有一种被称为脱氢表雄甾酮的化学物质（这种物质普遍存在于薯类中，以甘薯含量最多），它不仅可以抑制乳腺癌和结肠癌，还可以延长人的寿命。甘薯中的紫薯（又称黑薯），除了具有普通红薯的营养成分和特点外，还特别富含微量元素硒和花青素。硒具有延缓衰老和预防某些慢性病发生的作用，对心脏也有保健作用。而花青素是一种天然高效的抗氧化剂，能够防老化和抗癌。

（2）木薯　木薯的营养特点与甘薯类似，其营养价值略低于甘薯。木薯淀粉含量多，且较易消化，是一种优良的淀粉生产原料。

（3）马铃薯　同其他薯类一样，马铃薯也富含淀粉和膳食纤维，但与其他薯类相比，马铃薯蛋白质含量较高，维生素 C 和胡萝卜素含量也较高。中医认为马铃薯味甘性平，能健脾和胃、益气调中、通利大便，对脾胃虚弱、消化不良、脘腹作痛、大便不畅的患者效果显著。马铃薯对调解消化不良也有特效，是胃病和心脏病患者的良药及优质保健品。

（4）山药　山药具有健脾养胃、补肺益肾的功效，可用于治疗脾虚久泻、慢性肠炎、肺虚咳喘等症。山药最富营养的成分在它的黏液中，这种黏液的主要成分是黏蛋白和甘露聚糖。黏蛋白可降低血液胆固醇，预防心血管系统的脂质沉积，有利于防止动脉硬化。甘露聚糖有改善糖代谢，提高胰岛素敏感性的功能，因此山药对于糖尿病有辅助疗效。

（5）凉薯　富含淀粉和可溶性糖分，脆嫩多汁，可供生食、炒食和做饲料。凉薯有清凉去热、生津止渴的功效，炎热夏季烦热口渴，或伤暑者宜食；风热感冒、发热头痛、口干作渴者宜食。凉薯还有解酒毒之效，饮酒过量、慢性酒精中毒者宜食。

（6）芋头　芋头也含有大量的淀粉，由于其淀粉颗粒小，故较其他薯类更易被消化。芋头也富含多种矿物质，为碱性食物，能中和体内积存的酸性物质，常吃可增强抵抗力，还可用来防治胃酸过多症。中医认为，芋头有益胃宽肠、通便解毒、补益肝肾等功用，芋头在民间常用来制作防治癌瘤的药膳，对乳腺癌、恶性淋巴瘤等患者有辅助疗效。

（二）薯类的卫生

1. 薯类存在的主要卫生问题

（1）木薯含氰苷可生成有毒物质　木薯含氰苷类物质，遇水时在木薯所含酶的作用下，水解成一种毒性很强的物质——氢氰酸，可导致组织缺氧而引起中毒，严重的可致死亡。

（2）发芽马铃薯含剧毒物质龙葵素　当马铃薯颜色变绿或发芽时，绿皮和发芽部位会产生大量的龙葵素（一种有毒物质）而引起人体中毒。

（3）霉变甘薯含霉菌毒素　甘薯在幼苗期、生长期和贮藏期均能遭受黑斑病菌的污染，甘薯发霉后会使表面出现黑褐色斑块，黑斑病菌排出的毒素还会使番薯变硬、发苦。黑斑病菌所产毒素主要有番薯酮和番薯酮醇，它们主要损害人体肝脏。食用霉变红薯可引起中毒，症状为胃部不适、恶心、食欲减退，严重者有呕吐、头昏、四肢乏力、麻木等中毒表现，病死率可达16%。黑斑病菌毒素性质稳定，无论是生吃或熟吃有黑斑病的番薯，均能引起中毒，故预防甘薯中毒的关键是不要吃变质、发硬、味苦的甘薯和霉变的甘薯干。

2. 薯类的卫生管理

（1）种植期间的卫生管理　薯类在种植期间，灌溉用水应安全洁净，如用工业废水灌溉应先经过无害化处理；施用农药、化肥时应严格执行有关农药、化肥安全使用的各项规定，不使用高毒农药，合理确定农药使用的种类、剂量、次数和安全间隔期；种植过程中还应防止有害真菌和寄生虫卵对薯类的污染。

（2）储存的卫生管理　薯类在储存前，应将表皮晒干。储存薯类的地窖应选择地势高、阴凉干燥、不漏水处，垫草要洁净。种在低洼处的薯类或被水淹过的薯类应尽早食用。

（3）加工的卫生管理　薯类在加工时应剔除腐败变质及不可食用部分，特别是发芽马铃薯或发霉甘薯应将发芽或发霉部位剔除，当然发芽马铃薯或发霉甘薯最好不要食用。木薯应该经过加热煮熟后才能食用，在制作淀粉时，应将其中的氰苷类物质去除。

【技能实训】

1. 如何识别经过抛光的发霉大米？
2. 如何正确贮存红薯？

【知识拓展】

薯类能作为主食吗？如作为主食，在吃时应注意什么？紫薯和红薯有什么区别？

【练习题】

1. 请简述谷类、薯类的营养特点及特殊保健功效。
2. 谷类在生产或烹饪过程中如何保护其营养素不受破坏？
3. 谷类食品存在哪些卫生问题？如何减少有毒有害物质对谷类的污染？
4. 薯类食品存在哪些卫生问题？如何减少有毒有害物质对薯类的污染？

任务二　豆类、坚果类及食用菌类的营养与卫生

【引入】

村里的水牛偷吃地里的黄豆后肚胀而死

在农村，经常有牛脱缰后跑到地里去偷吃黄豆，结果牛因吃黄豆太多且又饮了水而导致肚胀而死。原来这是因为黄豆含有较多的不能消化的低聚糖，这些低聚糖在大肠细菌作用下发酵产生大量气体而引起腹胀。

【知识介绍】

一、豆类的营养与卫生

（一）大豆及大豆制品的营养

1. 大豆的营养特点

（1）蛋白质　蛋白质含量高（35%～40%），而且大豆蛋白质的氨基酸组成接近人体氨基酸模式，营养价值较高，是一种优质的植物性蛋白质。大豆蛋白质富含赖氨酸，但含硫氨基酸（甲硫氨酸、胱氨酸）含量较低，与谷类、动物蛋白质互补，混合食用可提高营养价值。

（2）脂类　大豆含有15%～20%的脂肪，含量较高，其中不饱和脂肪酸占85%，以亚油酸最多，高达50%以上，亚麻酸占2%～10%。另外，大豆还含有一定的磷脂（1.64%），且不含胆固醇，因此由大豆压榨而来的大豆油是一种优质食用油。

（3）碳水化合物　含量为25%～30%，其中50%为可消化的蔗糖、阿拉伯糖、半乳聚糖和淀粉，50%为人体不能消化的大豆低聚糖（棉籽糖、水苏糖等）和膳食纤维。低聚糖和膳食纤维在体内较难消化，但却是大肠内产气细菌的营养

物质来源，可使产气菌生长繁殖产生过多气体而引起肠胀气。

（4）矿物质　　大豆中钙、磷、钾、镁和微量元素铁、锌、硒含量丰富，其中钙、铁含量最为丰富，大豆含钙367mg/100g和铁11mg/100g。

（5）维生素　　含有丰富的B族维生素，其中维生素B_1、维生素B_2和叶酸的含量在植物性食物中相对较高，比谷类多数倍。另外大豆还含较多的胡萝卜素和维生素E。大豆几乎不含维生素C，但大豆长成的豆芽则含较丰富的维生素C。

大豆中还含有一些非营养素的成分，例如大豆异黄酮，其功能如下：①降低血脂，减少冠心病的发病率；②与雌激素的分子结构非常相似，起着雌激素样作用，对雌激素能进行双向调节，也就是说既可以防治一些和雌激素水平下降有关的疾病，例如可延缓女性衰老、改善更年期症状等；对于高雌激素水平者，又可以表现为抗激素活性，可防治乳腺癌、结肠癌、肝癌、胃癌及白血病等疾病。

2. 其他豆类的营养特点

其他豆类主要包括豌豆、蚕豆、绿豆、芸豆等。蛋白质含量占20%～30%，均低于大豆，其质量也逊于大豆，但为完全蛋白质；碳水化合物占55%～65%，含量较高，主要是淀粉，是热能的良好来源；脂肪含量低于5%，只有大豆脂肪含量的十分之一；与大豆一样，其他豆类也含有钙、磷、铁和B族维生素，但缺乏胡萝卜素，不含维生素C。

（1）绿豆　　绿豆具有解毒作用，绿豆中的蛋白质、黄酮类等物质可与有机磷农药、汞、砷、铅化合物结合形成沉淀物，使之减少或失去毒性，并不易被胃肠道吸收。绿豆性凉，脾胃虚弱的人不宜多吃。

（2）黑豆　　黑豆所含营养成分与黄豆相似，而蛋白质含量却高于黄豆。黑豆中还含有较多的钙、磷、铁等矿物质以及胡萝卜素、维生素B_1、维生素B_2、维生素B_{12}等多种维生素。中医认为，黑豆有滋阴补肾、补血明目、利水消肿等作用。

（3）红豆　　红豆又称红小豆、饭豆、米豆。红豆含有较多的皂角苷，可刺激肠道，并有良好的利尿作用，能解酒、解毒，对心脏病、肾病和水肿有益；红豆有较多的膳食纤维，具有良好的润肠通便、降血脂、调节血糖、解毒抗癌等作用；乳母多吃红豆有催乳的功效。

3. 豆类的抗营养因素

（1）胰蛋白酶抑制剂　　该物质会抑制蛋白酶的活性，使蛋白质不能很好地消化，而且会反射性地引起胰腺肿大。因此，大豆在食用前应煮熟，使蛋白酶抑制剂钝化失活，有效方法是常压蒸汽加热30min，或大豆用水浸泡至含水量60%时水蒸5min即可。

（2）植物红细胞凝集素　　该物质可使红细胞凝集。食用植物红细胞凝集素未被破坏的豆类，会引起恶心、呕吐等症状，严重者甚至引起死亡。加热可除去植物红细胞凝集素，在常压下蒸汽处理1h可使之失活。

（3）脂肪氧化酶　脂肪氧化酶可以水解豆类脂肪，使其变成低级脂肪酸、醛和酮类物质，从而产生豆腥味。去除豆腥味的方法为：95℃以上加热 10 ~ 15min；乙醇处理后减压蒸发；钝化大豆中的脂肪氧化酶；用酶或微生物进行脱臭等。

（4）植酸　植酸能与钙、锌、铁等元素螯合，影响它们的吸收。如将豆类浸泡，就能使豆子的植酸酶活性上升，植酸被分解，植酸对矿物质的束缚就解除了，钙、锌、铁等无机盐的利用率也就提高了。另外，如果把大豆、绿豆等适当发芽，也可使植酸酶活性大大升高，而豆芽的游离氨基酸、维生素 C 则有所增加。

4. 大豆制品的营养特点

（1）豆浆　蛋白质含量为 2.5% ~ 5%，比牛乳略高，并且蛋白质经过加热变性变得更容易消化，蛋白酶抑制也被破坏，因此蛋白质的消化利用率大为提高。脂肪含量为 0.5% ~ 2.5%，碳水化合物为 1.5% ~ 3.7%。其他营养素如钙、磷等矿物质及维生素比牛乳略少。由于在加工时经过浸泡过滤，去除了大量膳食纤维和植酸等，提高了人体对钙、铁等矿物质的吸收。总体来讲豆浆营养成分接近牛乳。

（2）豆腐　豆腐是以大豆为原料经除杂、浸泡、磨浆、过滤、煮浆、点脑、蹲缸、加压成型等工序制成的。豆腐的特点是持水性强（含水量在 80% ~ 90%），质地细嫩，风味独特。豆腐所含营养素与豆浆相同，只是含水量更低而已。

（3）豆腐干、千张　豆腐干、千张所含营养素与豆浆相同，与豆浆不同的是其水分大量排出，含水量只有 65% ~ 78%，各种营养成分由此而浓缩。

（4）腐竹　和一般的豆制品相比，腐竹的营养素密度更高，每 100g 腐竹含有 25.2g 蛋白质、14g 脂肪、48.5g 糖类及丰富的矿物质和维生素。而且腐竹中这三种能量物质的比例非常均衡，是一种优质的豆制品。

（5）豆腐泡　是将豆腐块油炸而成的中空制品，其营养价值比豆腐略低，这是因为豆腐在油炸时会损失一定的营养物质，而且过多摄入豆腐泡还可能导致人体摄入过多的油脂。

（6）豆芽　豆芽是用黄豆、绿豆在潮湿、阴暗的人工环境下催芽而成的芽菜，除保留豆子原有营养成分外，在发芽过程中豆子内部贮存的蛋白质、部分不能消化的碳水化合物（如低聚糖）及植酸等在酶的作用下分解，使蛋白质、碳水化合物和矿物质的消化利用率大大提高，而且豆子发芽后还可产生大量维生素 C 和天冬氨酸（能减少体内乳酸堆积，消除疲劳），故豆芽是一种营养丰富的食物。

（7）发酵豆制品　如豆豉、豆瓣酱、臭豆腐及各种腐乳都是大豆及大豆制品经接种霉菌发酵后制成的传统食品。经微生物作用后，豆制品产生多种具有特殊香味的有机酸、醇、脂、氨基酸，而变得更易消化吸收。同时维生素 B_2 和维生素 B_{12} 的含量有所增加。此外，发酵使谷氨酸游离出来，味较鲜美，可促进食欲。

（二）豆类及豆制品的卫生

1. 豆类及豆制品的主要卫生问题

（1）豆类本身存在的有毒、有害因子　主要包括胰蛋白酶抑制剂、植物红细胞凝集素、脂肪氧化酶、植酸等。在地中海地区的居民中发生过蚕豆病；豆类还可引起胃肠胀气等。

（2）化学性污染　豆类食品在生产、加工、储存、运输等过程中所造成的化学性污染等会导致豆类的食品安全问题。

（3）生物性污染　生物性污染包括霉菌及霉菌毒素的污染、仓贮害虫的污染，可使豆类降低或失去食用价值。

2. 豆类及豆制品的卫生管理

（1）政府应加强豆类及豆制品在生产、运输、加工等各个环节的监督和管理，并制定相应的管理法规。

（2）个人应避免购买和食用假冒伪劣豆制品，同时注意合理储存和加工豆制品。例如，豆浆在加热过程中，防止未煮透而导致豆浆中毒。

二、 坚果类的营养与卫生

坚果一般是指外面有坚壳的果实，分为两类：①含油类：包括核桃、杏仁、松子、开心果、花生、葵花子、西瓜子等；②淀粉类：包括栗子、银杏、莲子、芡实、菱角等。

（一）坚果的营养

1. 坚果的营养特点

（1）蛋白质　蛋白质含量一般较高，虽不如豆类但远高于谷类。富含油脂的坚果蛋白质含量多在12%～22%；淀粉类坚果中栗子的蛋白质含量最低，约为4%，而银杏和莲子都在12%以上。坚果蛋白质的限制氨基酸因品种而异。

（2）脂类　不同的坚果脂肪含量差别很大，一般含油类坚果脂肪含量高，其脂肪含量通常在40%以上，淀粉类坚果则脂肪含量低，多在2%以下。坚果的必需脂肪酸含量高，特别是卵磷脂丰富，因此具有补脑健脑的作用。含油类坚果因含有大量的脂肪，故能量很高。

（3）碳水化合物　不同的坚果碳水化合物含量差别很大，一般油脂类坚果中碳水化合物含量较少，多在15%以下，淀粉类坚果则是碳水化合物的良好来源，如银杏含淀粉为72.6%，栗子为77.2%，莲子为64.2%。

（4）矿物质　富含钾、钙、铁、锌、铜等矿物质，其含量高于大豆和谷类。

（5）维生素　坚果类是维生素 E 和 B 族维生素的良好来源。油脂类坚果含大量的维生素 E，淀粉类坚果虽维生素 E 含量低，但含有较丰富的水溶性维生素。杏仁是维生素 B_2 的良好来源；花生、葵花子含有丰富的烟酸；葵花子、南瓜子、西瓜子中叶酸含量丰富；一些坚果（如栗子和杏仁）也含一定量的维生素 C。

2. 常见坚果的营养特点

（1）核桃　干核桃脂肪含量高达 58.8%，且其脂肪中含亚油酸多，卵磷脂的含量也较高，因此核桃是一种很好的补脑食品，具有补脑益智、增强记忆力的作用。另外，经常食用核桃有润肤、乌发及延缓衰老的作用，还具有防治头发早白和脱落的功能。

（2）花生　蛋白质含量在 30% 以上，蛋白质消化吸收率也高，并含有人体所需的八种必需氨基酸，是人体补充蛋白质的一个良好来源。花生脂肪含量高达 50%。花生红衣有补血、促进凝血的作用，这对于贫血的人和伤口愈合很有好处，但对于血液黏稠度高或有血栓的人则不宜食用。霉变花生因含有大量致癌物质黄曲霉毒素，因此不要吃。

（3）葵花子　含有丰富的脂肪，是 B 族维生素和维生素 E 的良好来源，它也含有丰富的铁、锌、钾、镁等矿物质。葵花子具有防止贫血、治疗失眠、增强记忆力的作用，对癌症、神经衰弱也有一定的预防功效。但葵花子一次不宜吃得太多，以免上火、口舌生疮。

（4）板栗　其干品碳水化合物含量高达 78.4%，蛋白质含量为 5.3%；还含有钾、镁、铁、锌、锰等多种矿物质，尤其是钾含量突出，比苹果高 4 倍。板栗还含有较丰富的 B 族维生素，B 族维生素的含量至少是大米的 4 倍，它还含有维生素 C。中医认为，板栗有补肾健脾、强身健体、益胃平肝等功效。板栗多食可滞气，致胸腹胀满，故一次不宜吃得太多。

（5）松子　蛋白质含量较高，为 13.4%，此外，还含有钙、磷、铁等多种矿物质及维生素 E 等多种维生素。特别是松子中的脂肪多为人体所必需的亚油酸、亚麻酸等不饱和脂肪酸，具有软化血管，增强血管弹性的作用。另外，松子还具有通便润肠的作用。

（6）西瓜子　含有丰富的蛋白质、脂肪及维生素 B_2，蛋白质含量为 32.7%，脂肪为 44.8%，有清肺、润肠、助消化的功效，且瓜子仁中丰富的不饱和脂肪酸具有降压作用，嗑生西瓜子有降压效果。

（7）南瓜子　含有丰富的蛋白质（33.2%）、脂肪（48.1%）及 B 族维生素。南瓜子具有明显的利尿功能，对膀胱炎、前列腺炎有一定疗效。另外，南瓜子能杀灭血吸虫幼虫，对于蛲虫病疗效显著（空腹时将生南瓜子细嚼后吞服）。

（8）榛子　富含蛋白质（30.5%）、脂肪（50.3%）和维生素 E。中医认为，榛子有补脾胃、益气力、明目的功效，并对消渴、盗汗、夜尿多等肺肾不足之症颇有益处。平时炒着吃或煮粥、煲汤都不错。但榛子性质偏温热，吃多了易上火。

（9）杏仁　有南杏北杏之分，南杏（甜杏）颗粒大，无毒，可以食用；北杏（苦杏）颗粒小，有毒，只可入药。杏仁主要作用于肺经，有祛痰、止咳的功效。

（10）白果　又名银杏，营养极为丰富，是高级滋补品，也是珍贵的药材。白果有化痰、止咳、补肺、通经、利尿的作用，常用于治疗咳喘。

（二）坚果的卫生

1. 坚果存在的主要卫生问题

（1）原料受到污染　如异物混入坚果中；坚果的农药残留、重金属超标；坚果受到微生物的污染，如易受到霉菌污染而导致坚果发霉并含有霉菌毒素。

（2）在生产加工、贮存、运输过程中受到污染　坚果在加工过程中，可能存在滥用添加剂或使用非法添加剂的情况。另外坚果在贮存、运输中易受到微生物污染而导致变质。

（3）包装材料对坚果的污染　包装材料如不卫生也会对坚果食品造成污染。

2. 坚果的卫生管理

（1）原料控制　坚果原料应取自无"三废"污染、无放射性污染的地区；受到病虫侵害的坚果原料，可能会因病虫的影响而使原料不符合卫生要求，应摒弃；受到微生物污染而使坚果产生霉变、腐烂者，不得用作原料。

（2）加强坚果在加工、贮存、运输过程中的卫生管理　坚果在加工过程中，所使用食品添加剂必须符合质量标准，在使用中应严格遵守添加剂规定的使用范围和使用量，并不得添加矿物油等非食用物质；坚果营养丰富，一般含油脂较多，容易氧化变质和招致虫害，故坚果应低温、避光、干燥、密封保存；坚果在运输和销售过程中，所使用容器、车辆等，要事先进行清洗、消毒并风干，以防污染。

（3）选择合格、卫生的包装材料　坚果应选用洁净卫生、无微生物污染、有毒化学物质不超标的材料进行包装，可选用塑料、铁器进行包装，能比较好地隔绝空气和水汽。

三、 食用菌类的营养与卫生

食用菌即蕈类、菇类，中国已知的食用菌有 350 多种。

（一）食用菌的营养

1. 食用菌的营养特点

（1）蛋白质　食用菌蛋白质含量一般为鲜重的 3% ~ 4% 或干重的 30% ~ 45%，介于肉类与蔬菜之间。蛋白质含量虽不及动物性食品高，但它不像动物性食品在含有高蛋白的同时，也含有高脂肪和高胆固醇。另外食用菌含有人体所需要的八种必需氨基酸，且必需氨基酸含量高，尤其富含谷类所缺乏的赖氨酸，因此是国际上公认的"十分好的蛋白质来源"。

（2）脂类　食用菌脂肪含量很低，占干品重量的 0.2% ~ 3.6%，而其中

74%～83%是对人体健康有益的不饱和脂肪酸。食用菌不含胆固醇。

（3）碳水化合物　食用菌碳水化合物含量较低，含糖（单糖、双糖）少，不含淀粉，含膳食纤维较多。

（4）矿物质　食用菌是一种很好的矿物质来源，几乎含有人体所需的各种矿物质。例如香菇、黑木耳中铁含量约为一般蔬菜含量的100倍。

（5）维生素　食用菌含有多种维生素，如维生素 B_1、维生素 B_2、维生素 B_{12}、烟酸、维生素 C、维生素 D 原等，其中含量较高的是 B 族维生素、维生素 D 原，这恰恰是今天人体最容易缺少的而又必需天天补充的微量元素。

食用菌还含有多糖、三萜类及核苷类等非营养素成分，这些非营养素成分有些具有一定的保健和药用价值。例如菇类中的多糖具有增强机体免疫功能，可间接或直接地抑制肿瘤生长，起到扶正固本的作用，且无毒副作用。

2. 几种常见食用菌的营养特点

（1）香菇　具有益气补虚、健脾养胃、降血压、降胆固醇、抗病毒、防软骨病、保肝解毒等作用。适用于体质虚弱、气短乏力、饮食不香、小便频数等。

（2）茶树菇　营养丰富，具有补肾利尿、壮腰健脾、渗湿止泻的功能，对高血压、心血管疾病、肥胖症有预防作用。

（3）平菇　补脾胃、除湿邪，具有追风散寒、舒筋活络、降血压、抗肿瘤的功效，对改善植物神经系统功能紊乱有一定效用。

（4）黑木耳　有益气强身、止血、活血、补血、通便、润肺、清涤胃肠等功能；对寒湿性腰腿痛、手抽筋、痔疮出血、痢疾和产后虚弱等症有辅助疗效；药理实验证明，黑木耳多糖具有调节人体免疫系统、抗放射、溶血栓，对心脏冠状动脉疾病有预防作用。

（5）榆黄蘑　味道鲜美，有滋阴补肾、壮阳、降血脂、降胆固醇等作用，常食可提高人体免疫功能、润肺生津，温养肌肉。

（二）食用菌的卫生

1. 食用菌存在的主要卫生问题

（1）某些食用菌天然存在有毒有害物质　我国目前可食用菇类300多种，有毒菇类100多种，其中含有剧毒可致死的毒菇有10多种。

（2）栽培食用菌所用原料受到化学性、生物性污染　现有人工栽培的食用菌均是腐生菌，是由木屑、棉籽壳、秸秆、麸皮等农林下脚料为主要原料制成培养基进行栽培而来的。这些农林下脚料如果受到农药、重金属等的污染，就会导致在其上生长的食用菌也受到有毒物质的污染。另外，农林下脚料如发霉还会含霉菌毒素，由此也可造成菇类污染。

（3）培养基装袋（瓶）、杀菌、接种培养过程中受到化学性、生物性污染　食用菌栽培的培养基一般有玻璃瓶、塑料袋包装两种，常以塑料袋包装为主。塑料袋中含有增塑剂、软化剂等有毒成分，可污染食用菌；培养料装袋后要进行灭菌处理，以杀灭杂菌便于后面接种，灭菌有时采用化学药剂拌入培养料的化学灭菌法，这些化学药剂常含有农药及重金属等，会对食用菌造成污染；食用菌在接种后进行培养的过程中，为防治害菌、害虫常需使用农药，这也会造成农药对食用菌的污染。

（4）食用菌贮运中可受到生物性污染　食用菌类含有丰富的营养物质，这些物质既是微生物的食物，又是仓库害虫、鼠类的食物。当贮存环境的温、湿度条件适宜，同时又有菌源、虫源、鼠源时，各类微生物、仓库害虫、鼠类便大量繁殖，造成对食用菌的污染。

2. 食用菌的卫生管理

（1）不采摘、不食用有毒食用菌　对于有毒的食用菌，应不采摘、不食用，如无鉴别能力，则不要采摘野生食用菌；另外，凡发霉（尤其是银耳）、腐烂的食用菌类也不能食用。

（2）选用优质合格的农林下脚料制作食用菌的培养基　在选择配制培养基的原料时，应选用新鲜、清洁、干燥、无霉、无虫、无异味的原辅材料。

（3）培养基装袋（瓶）、杀菌、接种培养过程中减少化学性、生物性污染可选用玻璃瓶装培养料，如用塑料袋装料，则应选用安全无毒、污染小的聚乙烯或聚丙烯的薄膜袋；培养料应尽量采用加热杀菌法，如选择化学杀菌法则应选用高效、低毒、低残留的化学药剂；食用菌栽培地点应远离矿山、化工厂、农药厂、公路主干线等污染源，给食用菌喷水应选用符合生活饮用水标准的水。

（4）预防食用菌在贮运中受到生物性污染　贮存食用菌的仓库总体要求是清洁干燥、防潮、避光、通风，周围环境卫生干净，无污染源；食用菌在贮存中还应控制好环境的温度和湿度；运输食用菌的车、船不得与非食品、有特殊气味的物品及其他有毒有害物质混装；车、船应清洗、消毒，并保持干净、干燥。

【技能实训】

1. 调查本地区居民豆制品的食用情况。
2. 如何识别漂白开心果、染色绿瓜子？

【知识拓展】

了解蘑菇的栽培技术。

【练习题】

1. 大豆有什么营养特点？其抗营养因素有哪些？常见的豆制品各有什么营养特点？
2. 坚果有什么营养特点？其主要卫生问题有哪些？
3. 食用菌有什么营养特点？其主要卫生问题有哪些？

任务三　水果类的营养与卫生

【引入】

自测——你属于酸性 or 碱性体质？

★是否免疫力低下，容易生病？　　★经常夜里睡眠不好，晨起后又头昏脑涨？

★情绪不稳定，容易发怒？　　　　★经常食欲不振？

★经常腰腿酸痛，全身乏力？　　　★是否一上车就想睡觉？

★一年四季都容易手脚冰凉？　　　★是否皮肤粗糙，易患皮肤病？

★常出现便秘、口臭现象？　　　　★是否经常神经衰弱、记忆力下降？

如果你的情况符合以上问题的数量有一半以上，说明你属于酸性体质。

【知识介绍】

一、水果的营养

（一）水果的营养特点

1. 蛋白质

含量很低，大多数水果不超过 1%。

2. 脂类

含量很低，大多数水果不超过 1%。

3. 碳水化合物

主要有葡萄糖、果糖、蔗糖、淀粉、纤维素、半纤维素、果胶等。水果碳水化合物含量差异较大，低者为 6%，高者可达 28%，碳水化合物主要以单糖或双糖的形式存在。水果未成熟时，碳水化合物多以淀粉为主，随其成熟才逐渐转化为糖。随着糖含量上升，水果中有机酸比例也发生变化，成熟的水果其酸度常较低，而甜度增高。水果中山楂、苹果和柑橘等含果胶较多，果胶与水果的口感有关，果胶含量随着水果成熟度的增大而下降。

4. 矿物质

含有钙、磷、铁、铜、镁、钾等多种矿物质，尤其是镁、钾含量高，是膳食中镁、钾的重要来源。大枣、芒果、香蕉、西瓜含钾较高，桂圆和大枣含铁较高。

5. 维生素

除不含维生素 B_{12} 和维生素 D 外，几乎含全部种类的维生素。维生素 C 和胡萝卜素含量因品种不同而异，其中含维生素 C 丰富的水果为鲜枣、橙、柑等，含胡萝卜素较高的水果为木瓜、菠萝、柑橘、杏和鲜枣。水果是维生素 C 的重要来源。

另外，水果还含有多种芳香物质，芳香物质赋予食物香味，能刺激食欲，有助于食物的消化吸收。水果中还含有各种有机酸，主要有苹果酸、柠檬酸和酒石酸等，一方面使食物具有酸味，可刺激消化液的分泌，有助于食物的消化；另一方面，使食物保持一定的酸度，对维生素 C 具有保护作用。

（二）几种常见水果的营养特点

1. 苹果

含钾多，故常吃苹果对于高血压患者很有好处；苹果具有通便和止泻的双重功效，这是因为苹果中的纤维素能使大便松软，便于排便，而其含有的丰富有机酸（鞣酸、苹果酸等）则有整肠收敛的作用；苹果还含有大量的苹果酸，可使体内的脂肪分解，降低胆固醇，缓解动脉硬化。中医认为苹果味甘性平，具有清胃生津、开胃醒酒的功效。

2. 葡萄

含有较丰富的营养成分，如葡萄糖、果糖，少量的木糖、蔗糖、酒石酸、柠檬酸、果酸等。葡萄含糖量达 8%～10%，主要是葡萄糖和果糖，能很快被人体吸收，进入体内后转化成能量，可迅速增强体力，有效消除肉体疲劳；葡萄中含有天然的聚合苯酚，能与病毒或细菌中的蛋白质化合，使之失去传染疾病的能力；葡萄中含有的白黎芦醇可以阻止健康细胞癌变，并能抑制癌细胞扩散。葡萄籽中的葡萄籽精有很强的抗氧化作用。中医认为，葡萄味甘微酸、性平，具有补肝肾、益气血、开胃力、生津液和利小便之功效。

3. 香蕉

钾的含量较为丰富，高达 330mg/100g，因此常食香蕉有预防高血压和心血管疾病的作用；香蕉含有丰富的果胶，有润肠通便作用；此外香蕉还具有减少胃酸，保护胃黏膜，促进胃溃疡愈合的作用。中医认为，香蕉味甘性寒，有清热解毒、润肠通便、润肺止咳、降血压及滋补等功效。

4. 柑橘类

其种类和品种极为丰富，我国主要有柚类、橙类、宽皮柑橘与金橘类四大类。柑橘类含有较丰富的矿物质和维生素，尤其是维生素 C、胡萝卜素和钾含量高。柑橘类还含有丰富的有机酸，具有开胃、促进消化的作用；柑橘还含有橘皮苷（果皮中含量较多），橘皮苷具有提高毛细血管的弹性，保护毛细血管，防止微血管破裂出血的作用。另外，橘皮苷还有降低胆固醇在动脉血管中沉积的作用。中医认为，柑橘味甘酸，入肺、胃经，具有开胃理气、止渴润肺的功效。

5. 柠檬

味道极酸，有机酸含量丰富（含酸量高达 6.4%），主要有柠檬酸、苹果酸、奎宁酸等。柠檬中的大量柠檬酸有预防泌尿系统结石作用。柠檬还含有多种矿物质、维生素（如维生素 C、叶酸、烟酸等），以及橙皮苷、香豆精、挥发油等成分。中医认为，柠檬味苦、性微温，具有生津止渴、健胃、疏滞、止痛等功能。柠檬还能防止和消除皮肤色素沉着，有"美容水果"之称。柠檬茶可调节酸碱平衡，防止血凝，对心血管病有预防作用。

6. 桃

含铁量较高，在水果中几乎占居首位，是缺铁性贫血病人的理想辅助食物；桃还含较多的有机酸和纤维素，能促进消化腺的分泌，增加胃肠蠕动，从而增进食欲，有利于消化。中医认为，桃性味甘酸、微温，具有补气养血、养阴生津、润肠通便、养颜抗衰等功效。桃对胃阴不足、口干口渴或体虚阴液不足的便秘症有较好的滋补和润下作用。

7. 梨

原产我国，已有 3000 多年栽培历史，现在全国各地均有产出，著名的有安徽砀山梨、河北鸭梨、西北贡梨和湖北沙梨等类型。中医认为，梨味甘酸、性微寒，入心、肺，有清心润肺、利大小肠、化痰、止咳、解酒毒的功效。

8. 荔枝

含有丰富的糖分、维生素 C，对大脑组织有补养作用。荔枝中含有名为甲基丙环基甘氨酸的物质，可使血糖下降。但过多食用荔枝会发生低血糖性昏厥，医学上称为"荔枝病"。荔枝味甘、性温，入心、脾、肝经，具有补脾益肝、理气补血、温中止痛、补心安神的功效。荔枝因性温，多食易上火。

9. 菠萝

含有丰富的有机酸及 B 族维生素、维生素 C。菠萝含有一种蛋白酶，可分解蛋白质，溶解血栓，若每天食之可预防血栓形成。但对菠萝过敏的人食用菠萝后会得菠萝病，这是由于菠萝中的菠萝蛋白酶能作用于肠道，引起肠黏膜通透性增加，使肠胃中的大分子异性蛋白渗入血液中，因而引起过敏性反应。用盐水浸泡菠萝，可使菠萝蛋白酶的活性被破坏而避免菠萝病。中医认为，菠萝味甘、微酸，性微寒，有清热解暑、生津止渴、利小便的功效，可用于伤暑、身热烦渴、腹中痞闷、消化不良、小便不利、头昏眼花等症。

10. 大枣

大枣特别是鲜枣维生素 C 含量极为丰富，为百果之冠，被称为"天然维生素 C 丸"。现代医学研究表明，大枣中含有的黄酮类化合物有镇静、催眠和降压作用；含有的环磷酸腺苷可调节细胞的分裂增殖，有利于肿瘤细胞向正常细胞转化。中医认为红枣味甘性温，归脾胃经，有补中益气、养血安神的功效。

11. 猕猴桃

营养价值较高，富含维生素 C。其所含生物活性物质可抑制体内致癌物质亚硝胺的合成，对胃癌、食管癌、直肠癌均有防治作用，并可降低胆固醇和甘油三酯，用于高血压、冠心病的食疗。中医认为，猕猴桃味甘酸、性寒，具有清热止渴，和胃降逆，生津止渴的功效，可用于热病伤津、烦热口渴、妇人乳痈、脱肛、湿热黄疸等症。

12. 樱桃

含有较丰富的营养物质，铁含量居诸水果之首，每 100g 樱桃含铁高达 6mg，是补铁的良好食物来源。中医认为，樱桃味甘、微酸、性温，入脾胃经，具有补中益气、祛风除湿、健脾和胃等功效。可用于治疗病后体虚气弱、倦怠食少、咽干口渴等症。

13. 山楂

钙、磷、铁等矿物质含量较高，也富含维生素 B_1、维生素 B_2 及胡萝卜素等维生素，尤其是维生素 C 的含量极为丰富，每 100g 果肉中含维生素 C 高达 100mg。山楂还含有大量的有机酸，有较好的开胃及促进消化作用。另外，山楂还含有三萜类、苷类、黄酮类等非营养素成分，具有扩张冠状动脉、改善血液循环、降血压及利尿等作用。中医认为，山楂酸、甘，微温，具有消积化滞、收敛止痢、活血化瘀等功效。

14. 西瓜

含多种糖分（如葡萄糖、果糖）、维生素（如维生素 C、胡萝卜素等）及矿物质（如钙、磷、钾等）等，营养丰富。中医认为，西瓜味甘性寒，归心、胃、膀胱经，具有清热解暑、生津止渴、利尿除烦的功效。用西瓜制成的西瓜霜，可用于上呼吸道感染，如咽喉炎、扁桃体炎。肾炎和高血压患者可多食西瓜，以利水降压。但服食过多会冲淡胃液，引起消化不良和腹泻；脾胃虚寒者也不宜食多。

（三）干果的营养特点

干果是新鲜水果经过加工晒干制成的，如葡萄干、杏干、蜜枣和柿饼等。水果经晒干维生素损失较多，尤其是维生素 C。但干果便于储运，并别具风味，有一定的食用价值。

（四）科学食用水果

1. 水果的四性

水果有四性，即寒、凉、温、热。凡能减轻或消除热症的食物，属寒凉性；能减轻和消除寒症的食物属温热性。此外，有些食物其食性平和，称为平性。一般认为，寒凉食物大都具有清热、泻火、解毒等作用，温热食物大多具有温中、助阳、散寒等作用，平性食物则有健脾、开胃、补益身体的作用。常见水果的性质如下。

（1）热性水果　樱桃、榴莲等。

（2）温性水果　芒果、荔枝、龙眼、桃子、山楂、石榴、木瓜、金橘、红枣、李子、黄皮果、杨梅、红毛丹等。

（3）平性水果　苹果、柠檬、葡萄、杏、菠萝、乌梅、莲雾、柳橙、百香果、覆盆子、西番莲、椰子肉、无花果等。

（4）凉性水果　梨、刺梨、桑葚、猕猴桃、山竹、枇杷、火龙果等。

（5）寒性水果　西瓜、香蕉、哈密瓜、柿子、甜瓜、柚子、杨桃、甘蔗等。

吃水果应因人而异，热性体质的人应少吃性温的水果，而寒性体质的人则应少吃性凉的水果；老年人体质较弱，应选择性味平和的水果，如苹果、菠萝等；儿童应选择性味甘凉的水果，如猕猴桃、甘蔗等；孕妇要选择性味甘凉的水果，如西瓜、甜瓜、甜橙等。

2. 水果的五味

水果有五味：酸、甘、咸、苦、辛，食用时需要注意均衡，偏食一种或食用过量都是于健康不利的。

（1）酸味水果　杨梅、柠檬、橙子等，过量食用损伤筋骨。

（2）甘味水果　龙眼、荔枝、榴莲等，过量食用容易发胖。

（3）苦味水果　胡柚、杏等，虽然有清热、降火功效，过量食用却会消化不良。

（4）咸味水果　很少见，过量食用会导致高血压；

（5）辛味水果　过量食用辛味的水果上火、耗气力。

二、 水果的卫生

（一） 水果的主要卫生问题

主要包括农药残留污染、工业废水和生活污水污染、微生物和寄生虫卵污染等以及滥用催熟剂、膨大剂、防腐剂、染色剂等化学物质造成的污染等。

（二） 水果的卫生管理

1. 水果种植期间的卫生管理

种植过程中施用农药时应严格执行有关农药安全使用的各项规定，不使用高毒农药，合理确定农药种类、使用的次数、剂量和安全间隔期；灌溉用水应符合农业生产标准，如用工业废水灌溉则必须先经过无害化处理，用生活污水灌溉前则应先沉淀去除寄生虫卵；种植过程中严禁滥用催熟剂、膨大剂。

2. 水果贮存期的卫生管理

水果在采摘后仍进行着呼吸作用，在有氧条件下，水果中的糖类及其他有机物质氧化分解，生成二氧化碳和水，并释放出大量的热量；在无氧条件下则生成酒精和二氧化碳，释放出少量的热量。因呼吸作用分解产生的代谢产物可导致水果腐败变质，尤其是酒精还可加速腐败变质。为延长水果的保存期，水果应贮存在清洁、卫生、阴凉、通风的环境中，并防日晒、雨淋、冷害、冻害及有毒有害物质的污染；库内贮存时应按品种、等级、规格分别堆码整齐，防止挤压等损伤，同时应保证气流均匀，经常检查，及时剔除已腐败变质的水果。一般保存水果的适宜温度是0℃左右，利用防腐剂进行保鲜时，应严格按照规范要求合理确定防腐剂的种类、用量和使用方法。

3. 水果加工的卫生管理

加工、销售和食用符合国家卫生标准的水果。水果加工时应剔除腐败变质及不可食部分；新鲜水果在销售时不得用染色剂进行染色处理；为了去除水果中的致病菌、寄生虫卵和残留农药，食用水果前应彻底洗净，有皮的最好削皮。

【技能实训】

1. 请根据自己的身体状况列出适合自己的水果。
2. 查阅资料，列出不宜空腹食用的水果有哪些。

【知识拓展】

1. 水果要削皮吗？水果榨汁会不会损失营养素？水果蒸熟食用营养还在吗？
2. 水果可以代替蔬菜吗？水果是不是可以在任意时间食用？食用水果是否多多益善？

【练习题】

1. 请简述水果的种类和营养特点。
2. 水果的四性、五味是指什么？
3. 水果存在哪些卫生问题？应采取什么措施减少有毒有害物质对水果的污染？
4. 如何区分酸性食品和碱性食品？

任务四　蔬菜类的营养与卫生

【引入】

生吃香菜小心感染寄生虫

2002年，宁波市疾病预防控制中心医生在农贸市场随机购买了青瓜、莴笋、葱、香菜等生菜做检测。结果在葱和香菜中各发现了大量的寄生虫虫卵或幼虫。其中一份香菜样品中，发现20只蛔虫虫卵、60条钩虫幼虫、52条粪类圆线虫；一份葱样品中，发现10条蛔虫幼虫、30条钩虫幼虫、42条粪类圆线虫幼虫。消费者应尽量不生吃蔬菜以免感染寄生虫。

【知识介绍】

一、蔬菜的营养

（一）蔬菜的营养特点

1. 蛋白质

新鲜蔬菜的蛋白质含量均较低，一般都在3%以下。

2. 脂类

新鲜蔬菜脂肪含量大多在1%以下，有的仅占0.5%，甚至不到0.1%。

3. 碳水化合物

含有糖、淀粉、膳食纤维等多种碳水化合物，但碳水化合物总量较低，大多蔬菜仅有2%～6%，其中膳食纤维含量丰富，是居民膳食纤维的主要来源。

4. 矿物质

富含多种矿物质（如钙、磷、钾、镁等），但蔬菜中普遍存在植酸、草酸等物质，会阻碍人体对矿物质的吸收。但因蔬菜食用量较大，仍是中国居民矿物质的重要来源之一。

5. 维生素

富含多种维生素，是中国居民维生素 B_2、维生素 C、叶酸和胡萝卜素的主要食物来源。

（二）常见蔬菜的营养特点

1. 大白菜

含有丰富的膳食纤维，并富含维生素 B_1、维生素 B_2、维生素 C、胡萝卜素及钙、磷、铁等多种营养素。大白菜味甘、性平、微寒，归肠、胃经，有清热解毒、通利肠胃、养胃生津、利尿通便功效，对预防和治疗肺热咳嗽、便秘、丹毒等疾病有一定功效。

2. 甘蓝

营养价值很高，含有丰富的膳食纤维和维生素，特别是维生素 C、胡萝卜素及维生素 K 的含量在蔬菜中名列前位。甘蓝中还含有一种称作碘甲基甲硫基丁氨酸的物质（被称为"维生素 U"），不仅能抗胃部溃疡，保护并修复胃黏膜组织，还可以保持胃部细胞活跃旺盛，对胃溃疡和十二指肠溃疡有很好的治疗作用。

3. 菠菜

与其他蔬菜相比，菠菜含蛋白质、铁和维生素 C 较丰富。菠菜虽含铁较高，但能被人体吸收的铁并不多，故不宜用来补铁。菠菜含有一种类胰岛素样物质，能使血糖保持稳定，适合糖尿病患者。中医认为，菠菜味甘、性凉，入大肠、胃经，具有补血止血，敛阴润燥，滋阴平肝等功效；主治高血压、糖尿病、便秘等症。

4. 油菜

油菜富含钙、铁、维生素 C 及胡萝卜素等多种营养素，其中所含钙量在绿叶蔬菜中为最高，且草酸含量少，故钙、铁易被人体吸收。油菜中丰富的胡萝卜素具有促进眼睛视紫质合成的功能，有明目的作用。中医认为，油菜味辛、性温、无毒，入肝、肺、脾经，具有促进血液循环、散血消肿的作用。患口腔溃疡、口角湿白者，多吃油菜也有益。

5. 香菜

富含多种营养素，其中维生素 C 含量为番茄的 2.5 倍，胡萝卜素含量为番茄的 2.1 倍，维生素 E 含量为番茄的 1.4 倍，矿物质含量更远胜于番茄，如铁为番茄的 7.3 倍，锌和硒为番茄的 3.5 倍等。中医认为，香菜味辛、性温，有开胃健脾，增进食欲，促进血液循环的作用。但香菜味辛能散，多食或久食会耗气、损精神，进而引发或加重气虚。

6. 芹菜

分为中国芹菜（唐芹）和欧美芹菜（西芹）两类。芹菜富含膳食纤维、钙、磷、铁、钠及胡萝卜素、B 族维生素等多种营养素。中医认为，芹菜味甘、性凉，有调经、消炎、降压、镇静、清热止咳、健胃、利尿等作用，能除烦热，下淤血。

7. 生菜

含有丰富的膳食纤维、矿物质（如钙、磷、钾、镁等）及维生素（β - 胡萝卜素、维生素 B_1、维生素 C、维生素 E 等），营养价值较高。生菜含有莴苣素，故味微苦，具有镇痛催眠、降低胆固醇等功效；生菜含有甘露醇，有利尿和促进血液循环的作用；生菜还含有一种"干扰素诱生剂"，可刺激人体正常细胞产生干扰素（一种抗病毒蛋白），从而抑制病毒。中医认为，生菜味甘、性凉，具有清热爽神、清肝利胆、养胃的功效。

8. 空心菜

营养丰富，含有丰富的膳食纤维、钙、维生素 C 及胡萝卜素。中医认为，空心菜性凉，菜汁对金黄色葡萄球菌、链球菌等有抑制作用，可预防感染。因此，夏季如经常吃，可以凉血排毒、防治痢疾。空心菜性寒滑利，故体质虚弱、脾胃虚寒者不宜多食。

9. 苋菜

含有丰富的膳食纤维、钙、磷、铁及维生素 C、维生素 K 和胡萝卜素，尤其是铁的含量在新鲜蔬菜中是最高的。中医认为，苋菜味微甘、性凉，入肺、大肠经，有清热利湿，凉血止血，止痢的功效。苋菜性寒凉，脾胃虚寒者及易腹泻者不宜多食。

10. 韭菜

主要营养成分有膳食纤维、维生素 C、维生素 B_1、维生素 B_2、烟酸、胡萝卜素及铁、钾等矿物质。中医认为，韭菜味辛甘、性温，有健胃消食、杀菌消炎的作用，对腰膝酸痛、小便频数、遗尿、带下等症有一定食疗效果，故有"起阳草"之称。

11. 白萝卜

白萝卜含芥子油、淀粉酶和粗纤维，具有增强食欲、促进消化、加快胃肠蠕动、抗病毒、抗癌等作用。中医理论也认为白萝卜味辛甘、性凉，入肺、胃经，具有清热生津、下气宽中、消食化滞、顺气化痰等功效，为食疗佳品。

12. 胡萝卜

所含的营养素很全面，富含糖类、胡萝卜素、维生素 B_1、维生素 B_2 及钙、铁等多种营养成分。中医认为，胡萝卜味甘、性平，具有健脾消食、补肝明目、清热解毒、降气止咳等作用，可用于小儿营养不良、夜盲症、便秘、饱闷气胀等症。

13. 番茄

含有丰富的维生素 C 和胡萝卜素，铁、锌、铜等含量也较高，另外番茄还含有柠檬酸、苹果酸等有机酸及番茄红素、番茄碱等非营养素成分，番茄红素能显著降低胃癌和食管癌的发病率，番茄碱则有明显的消炎作用。中医认为，番茄味甘酸，性凉微寒，归肝胃肺经，具有生津止渴，健胃消食，凉血平肝和增进食欲的功效。

14. 茄子

营养较丰富，含有较高的钙、磷、铁及维生素 B_1、维生素 B_2、维生素 C 等多种维生素，特别是维生素 P 的含量很高（维生素 P 能防止维生素 C 被氧化而受到破坏，能增强维生素的效果）。中医认为，茄子味甘、性凉，入脾、胃、大肠经，具有清热止血，消肿止痛的功效，用于热毒痈疮、皮肤溃疡、口舌生疮、便血等。

15. 辣椒

含有丰富的维生素 C、维生素 K 及钾、铁等营养素，其特有的味道和所含的辣椒素有刺激唾液分泌的作用，能增进食欲，帮助消化，防止便秘。中医认为辣椒味辛、性热，入心、脾经，有温中散寒，开胃消食的功效，主治寒滞腹痛、呕吐、泻痢等症。

16. 莲藕

富含膳食纤维和钙、磷、铁等矿物质，维生素 C、维生素 B_1、维生素 B_2、烟酸等含量也较丰富。生莲藕味甘性凉，具有清热生津、凉血止血的作用；熟莲藕性微温，具有补益脾胃、止泻、益血、生肌的功效。用莲藕制成的粉是体弱多病者上好的滋补食品。

17. 冬瓜

其膳食纤维、钙、磷、钾、维生素 C 等含量较高。冬瓜中富含鸟氨酸和 γ - 氨基丁酸，天冬氨酸、精氨酸的含量也较高，它们是人体解除游离氨毒害的不可缺少的氨基酸，具有利尿消肿的功效。冬瓜还富含丙醇二酸，能有效控制体内的糖类转化为脂肪，防止体内脂肪堆积，还能把体内多余的脂肪消耗掉。中医认为，冬瓜味甘、性寒，入肺、大肠、小肠、膀胱经，具有润肺生津、利尿消肿、解毒排脓的功效，适宜夏日服食。

18. 南瓜

含有丰富的糖、纤维素、果胶及磷、铁、胡萝卜素等营养物质。南瓜所含果胶可以保护胃黏膜免受粗糙食品的刺激，具有促进胃溃疡愈合的作用。南瓜还含有丰富的钴，钴具有促进造血、降低血糖的作用。中医认为，南瓜味甘性温，入脾胃经，有补中益气、消炎止痛、降糖止渴等功效，主治脾胃虚弱、便溏等病症。

（三）科学食用蔬菜

1. 蔬菜的四性

（1）热性蔬菜　辣椒等。

（2）温性蔬菜　葱、大蒜、韭菜、香菜、雪里蕻、洋葱、香椿头、南瓜等。

（3）平性蔬菜　胡萝卜、圆白菜（包菜）、大头菜、洋生姜、葫芦、菠菜、葛根等。

（4）凉性蔬菜　白萝卜（微凉）、番茄（微凉）、水芹菜、茄子、油菜、茭白、苋菜、菠菜、黄花菜（金针菜）、莴苣、芦蒿、藕、冬瓜、丝瓜、黄瓜等。

（5）寒性蔬菜　马齿苋、空心菜、木耳菜（西洋菜）、莼菜、竹笋（微寒）、鱼腥草、芦荟、苦瓜、荸荠等。

2. 蔬菜的五色

（1）蔬菜的五色

①以红色为主的蔬菜：番茄、胡萝卜、红辣椒等。

②以绿色为主的蔬菜：菠菜、青菜、荠菜、芥菜、韭花、葱和蒜等。

③以黄色为主的蔬菜：金针菜、韭黄、南瓜等。

④以白色为主的蔬菜：茭白、莲藕、竹笋、冬瓜、平菇、马铃薯、白萝卜等。

⑤以黑色为主的蔬菜：乌豆、黑木耳、黑芝麻等。

（2）五色与五脏的关系

①红滋心：红色蔬菜有补心作用，可提高心脏之气，补血、生血、活血。

②青养肝：绿色蔬菜有保护肝脏的作用，可提高肝脏之气，排毒解毒。

③黄益脾：黄色蔬菜有保护脾胃的作用，可提高脾脏之气，增强肝脏功能、促进新陈代谢。

④白润肺：白色蔬菜有补肺的作用，可提高肺脏之气，清热解毒、润肺化痰。

⑤黑补肾：黑色蔬菜有补肾的作用，可提高肾脏之气，能润肤、美容、乌发。

3. 蔬菜的五味

（1）蔬菜的五味

①苦味蔬菜：苦瓜、葫芦、慈姑、莲房、荷叶、牛蒡根、枸杞苗、蒲公英等。

②酸味蔬菜：马齿苋、番茄、落葵、韭菜等。

③甘味蔬菜：甘薯、山药、南瓜、马铃薯、胡萝卜等。

④辛味蔬菜：姜、葱、芥菜、辣椒、花椒等。

⑤咸味蔬菜：石花菜、海带、紫菜等藻类。

（2）五味与五脏的关系

①苦生心：苦味食物有清热泻火、养心凉血、降压解毒等作用。

②酸生肝：酸味食物有促进消化、保护肝脏、杀灭胃肠道内的病菌、软化血管等作用。

③甘入脾：甘味食物有补益、和中、缓急等功能，主治营养不良，脾胃不和等病症。

④辛入肺：中医认为辛味食物作用于肺、大肠，有发汗、理气、疏通经络之功效。

⑤咸入肾：咸为五味之冠，有软化硬物及促使排泄、补益阴血等作用。

4. 科学烹饪蔬菜

（1）先洗后切　先切再洗虽然方便，但大量的维生素会流失到水里去而造成损失。

（2）切块不宜太小　蔬菜切块越小，营养素损失破坏得就越多。

（3）切后勿浸泡　蔬菜切后如浸泡则水溶性营养素会大量地溶解、渗出到水中而造成损失。

（4）急火快炒　这可保护维生素少受损失。据测试，用急火快炒方法烹调，叶菜维生素 C 保存率可达 60% ~ 80%，而青菜用水煮 10min 则维生素 C 约有30% 被破坏。

（5）尽量不挤汁、不焯水　蔬菜汁液含丰富的营养素，挤汁和焯水都会使这些营养素流失。

（6）开汤下菜　对于菠菜等含草酸多的蔬菜，应先在沸水中焯 1 ~ 2min 后再或炒或煮。而根类蔬菜用沸水焯一下，则可以软化膳食纤维，改善蔬菜的口感。

（7）不用碱性溶液焯水　多种维生素在碱性溶液里，尤其是在加热的情况下易被破坏。

（8）适当加醋　蔬菜富含的维生素 C、维生素 B_1、维生素 B_2 等维生素怕碱不怕酸，在酸性环境里都是比较稳定的，因此烹调蔬菜时适当地加点醋有利于维生素的保护。

（9）适当加热使蔬菜更易消化　蔬菜中的果胶质在加热时可吸收部分水分而变软，有利于消化吸收。蔬菜中的纤维素在加热时虽不会溶解破坏，但加热有助于其吸水膨胀而变软。

（10）不同蔬菜选用不同的烹调方法　例如胡萝卜最好用油炒，如果用水煮或生吃，大约有 90% 的胡萝卜素不能被消化吸收而浪费。

（11）烹好要尽快食用　蔬菜中维生素 B_1 在烹好后温热存放可损失 25%。白菜炒好后温热存放 15min，维生素 C 可损失 20%，再保温 30min，损失再增加 10%。

二、 蔬菜的卫生

（一） 蔬菜的主要卫生问题

与"水果"相同。

（二） 蔬菜的卫生管理

与"水果"相同。

【技能实训】

1. 在烹饪中如何最大限度地保存蔬菜的营养素。
2. 根据自己的身体状况列出适宜自己的蔬菜名单。

【知识拓展】

1. 西方人喜吃生蔬菜做成的沙拉，请评价一下蔬菜沙拉的营养特点及可能存在的卫生问题。
2. 生吃蔬菜有什么利弊?

【练习题】

1. 蔬菜的种类有哪些? 蔬菜有什么营养特点? 蔬菜制品又有什么营养特点?
2. 蔬菜的四性、五色、五味分别指什么? 它们对人体分别有什么影响?
3. 蔬菜存在的卫生问题主要有哪些?

项目二　动物性食物的营养与卫生　🔍

任务一　畜禽类的营养与卫生

【引入】

肉不是越新鲜越好吃

　　人们往往认为刚宰杀的新鲜猪肉是最好的肉，其实不然。屠宰后的猪肉都要经历尸僵、成熟、自溶和腐败四个阶段。常温下生猪在放血1~2h就进入尸僵阶段，这时的猪肉坚硬、干燥，无自然芬芳的气味，不易煮烂，又难以消化。经过24~48h后，才进入成熟阶段，这时的猪肉柔软、多汁，具有芬芳的气味，滋味鲜美，易煮烂，也易消化。继续变化下去，就进入自溶阶段、腐败阶段，这时猪肉即开始变质，直至最后不能食用。

【知识介绍】

一、畜肉的营养与卫生

（一）畜肉的营养

1. 畜肉的营养特点

　　（1）水分　新鲜肉的平均含水量是60%~70%。

　　（2）蛋白质　含量为10%~20%，比一般植物性食物（豆类除外）要高。畜肉蛋白质的氨基酸组成和人体蛋白质氨基酸组成接近，为优质蛋白质，营养价值高。肉类蛋白质与植物性蛋白质混合食用，可以互相补充，更具营养。另外，肉类还含有肌肽、肌酸、核苷酸、氨基酸等含氮浸出物，这些物质是使肉汤鲜美的主要因素。

　　（3）脂类　脂类是肉所有成分中所占比例变化范围最大的，其含量可随动物种类、年龄、肥育状况及部位的不同而不同。各种畜肉的脂肪含量由高到低为：猪肉＞羊肉＞马肉（狗肉）＞牛肉＞驴肉＞兔肉。畜肉脂肪以饱和脂肪酸为主，主要成分是甘油三酯、少量卵磷脂、胆固醇和游离脂肪酸。动物内脏脂肪含量少，但胆固醇含量高。

　　（4）碳水化合物　一般为1%~3%，平均1.5%，主要是存在于肌肉与肝脏中的糖原。肉类的碳水化合物由于其含量少，故对人体的影响比较小，但对肉的口感和风味影响较大。

（5）矿物质　畜肉含有铁、磷、钾、钠、铜、锌、镁等多种矿物质，这些矿物质总含量为0.8%～1.2%，其中含磷较丰富，为130～170mg/100g；铁含量也较丰富，特别是肝、血含铁较多，铁的含量一般为6.2～25mg/100g，畜肉中的铁主要以血红素铁的形式存在，消化吸收率很高，是膳食铁的主要来源；肝脏锌的含量也较高。肾脏含硒较多。钙含量颇少，7～10mg/100g。对于矿物质的含量来说，瘦肉高于肥肉，内脏高于瘦肉。

（6）维生素　以B族维生素和维生素A为主，而含极少的维生素D以及维生素C。内脏含量比肌肉多，其中肝脏的含量最为丰富。畜禽肉也是膳食B族维生素的重要来源。

2. 常见畜肉的营养特点

（1）猪肉　在畜肉中，猪肉的脂肪含量最高，其脂肪以饱和脂肪酸为主。不同部位的猪肉胆固醇含量不同，由高到低排列为：脑及脊髓＞肥肉＞肝脏及其他内脏＞瘦肉。猪肉纤维较为细软，结缔组织较少，且肌肉组织中含有较多的肌间脂肪，因此，经过烹调加工后肉味特别鲜美。中医认为，猪肉味甘咸、性平，具有补肾养血，滋阴润燥之功效；适宜阴虚不足、头晕、贫血及营养不良者食用。

（2）牛肉　蛋白质含量在20%以上，比猪肉、羊肉高，且牛肉蛋白质为优质蛋白质。牛肉蛋白质中的肌氨酸含量比其他食品高，肌氨酸有增强肌力、增长肌肉的功效。肌氨酸还有利于大脑发挥功能，增进智力。牛肉的脂肪含量比猪肉、羊肉低10%左右，但含有较多的胆固醇，故高血脂、高血压患者不宜长期大量吃牛肉。此外，牛肉含有丰富的钾、锌、镁、铁及B族维生素。中医认为，牛肉味甘、性平，归脾胃经，具有补中益气、滋养脾胃、强健筋骨等功效。适用于气短体虚、筋骨酸软和贫血久病之人食用。

（3）羊肉　蛋白质含量低于牛肉，高于猪肉，必需氨基酸含量高于牛肉和猪肉。羊肉脂肪含量高于牛肉而低于猪肉，胆固醇含量较低。羊肉中含大量左旋肉碱，能增强酶和激素的活力，有利于心脏。羊肉含丰富的矿物质，铜和锌含量显著超过其他肉类。羊肉含B族维生素也较丰富。羊肉味甘性温，入脾、肾经，具有开胃健脾、温补气血、滋阳补肾等功效。羊肉肉质细嫩，容易煮熟和消化。羊肉性温，暑热天及一切热性病症者慎食之。

（4）兔肉　具有四高四低的特点，四高：高蛋白、高赖氨酸、高卵磷脂、高消化率；四低：低脂肪、低胆固醇、低嘌呤、低热量。兔肉味甘、性凉，入肝、脾、大肠经，具有补中益气、凉血解毒、清热止渴等作用。兔肉肌纤维鲜嫩细腻，消化率高，适合夏季食用。

3. 畜肉的合理烹饪

（1）猛火快炒　畜肉猛火快炒同样能够避免维生素损失。猪肉切成丝猛火快炒，其维生素B$_1$损失率为13%，维生素B$_2$损失率为21%；如果猪肉切块来焖炖，维生素 B_1 损失率为 65%，维生素 B_2 损失率为 41%，烟酸损失率达 75%。

（2）适当加醋　不仅可以除去畜肉异味，还能够帮助钙的吸收。

（3）少添加碱性材料　从保护维生素出发，肉类应该少用碱。

（4）用铁锅烹调　铁锅烹调可游离出人体所需要的铁，而铜锅烹调易损害维生素 C。

（5）不应长时间冲洗、浸泡肉类　会使水溶性维生素大量流失，也使肉料的滋味变差。

（6）荤素搭配　这有利于提高肉类的营养价值。例如，肉类含有谷胱甘肽，和蔬菜在一起烹调有保护维生素 C 的效果；鱼肉含有维生素 D，用豆腐焖鱼可促进豆腐中的钙的吸收。

（二）畜肉的卫生

1. 畜肉及畜肉制品的主要卫生问题

（1）畜肉的主要卫生问题　①环境有毒物质污染：主要是工业"三废"、生活污水、垃圾、农药对大气、水源和土壤造成污染，牲畜通过呼吸、饮水、饲料等将环境有毒物质在体内富集。②兽药残留：主要是由于牲畜预防和治疗疫病的药物，例如抗生素、生长促进剂等在牲畜体内的残留。③病菌、寄生虫污染：牲畜在养殖过程中可受到炭疽杆菌、口蹄疫病毒等的侵入而感染人畜共患传染病，另外绦虫、旋毛虫等可寄生在牲畜体内而造成畜肉污染。④腐败变质的污染：畜肉易被细菌等微生物污染而导致腐败变质。

（2）畜肉制品的主要卫生问题　畜肉制品除了存在畜肉的卫生问题外，还存在以下问题。①多环芳烃族的污染：烟熏肉制品可受到多环芳烃化合物等的污染。②发色剂过量使用的污染：腌制肉制品，如香肠、火腿等常需加入亚硝酸盐等发色剂，发色剂如过量使用则会对肉制品造成污染。③微生物污染：畜肉制品可被细菌、霉菌等微生物污染而腐败变质或发霉。④脂肪酸败的污染：畜肉制品在加工或贮藏过程脂肪可产生酸败，生成低分子的醛、酮、醇等具有刺激性气味的物质，进而污染肉制品。⑤虫蛀的污染：肉制品可受到小动物或昆虫，如老鼠、蟑螂、蚊、蝇、臭虫等的侵入而污染。

2. 畜肉及畜肉制品的卫生管理

（1）屠宰场卫生管理　根据我国《肉类加工厂卫生规范》（GB 12694—1990）的规定：肉类联合加工厂、屠宰厂及肉制品厂应建在地势较高、干燥、水源供应充足、交通方便、无有害气体和其他污染源、下水道通畅和排污方便的地区。厂房设计应符合流水作业的要求，即按饲养、屠宰、分割、加工、冷藏的作业线合理设置，避免交叉污染。

（2）屠宰卫生管理　供宰牲畜应按 GB/T 20094—2006《屠宰和肉类加工企业卫生管理规范》等国家有关规定、程序和标准进行宰前和宰后检验；其未经检查或检查不合格者，不得屠宰、贩卖或供食用。屠宰中应避免牲畜的毛发、尿液、粪便、污血等污染肉品。

（3）加工卫生管理 加工肉制品时必须保证原料肉的卫生质量，除肉松可用条件可食肉做原料肉外，其余肉制品须以良质肉为原料；畜肉在加工成肉制品时，应严格按照有关规范要求进行操作，在加工各环节防止细菌污染，使用的食品添加剂必须符合卫生标准。

（4）贮藏卫生管理 肉及肉制品贮藏时做好检验工作，凡质量不合格的肉及肉制品不能入库贮藏；肉及肉制品应按入库时间、生产日期和批号分别存放，存放时应吊挂或放置于容器中，不能直接着地存放。垛间的距离相隔 $30\sim40cm$，距离墙边应有 30cm；贮藏期间库内的温度、湿度应按不同肉制品分别设置；贮藏库有防蝇、防尘措施，并定期清洗消毒。

（5）运输卫生管理 运输鲜肉和冻肉要使用密闭冷藏车，鲜肉应倒挂，冻肉可堆放运输。合格肉与病畜肉、鲜肉与熟肉制品不可同车运输。短途运输时若使用敞车，应该上盖下垫，有防尘、防雨、防晒、防蝇设施，卸肉时，应有铺垫。运输熟肉制品应有专用车辆和专用容器，每次使用前后必须进行清洗消毒。若无专用车辆则要有专用的密闭包装容器。

（6）销售卫生管理 销售鲜肉和冻肉应有挂放场所和解冻池，肉品不可直接放在地面，当天销售不完的肉品应及时冷藏保存，刀、砧板应专用并消毒；销售熟肉制品，应做到专间、专人、专用工具、专用冷藏设备、专用消毒设备及防蝇防尘设备，每次销售前后应彻底清洗消毒，销售中做到生熟分开，实行工具售货制度，做到钱货分开。

二、 禽肉的营养与卫生

（一）禽肉的营养

1. 禽肉的营养特点

禽肉所含的营养成分与畜肉接近，营养价值也相似，两者的不同之处如下。

（1）禽肉蛋白质含量平均为 20%，高于一般畜肉。而且禽肉蛋白质富含必需氨基酸，其氨基酸组成模式与乳、蛋中的氨基酸组成模式相似，比畜肉更适宜人体。老禽肉比幼禽肉含氮浸出物多，所以老禽肉汤比幼禽肉汤鲜美。

（2）禽肉脂肪含量较低，约为 9.1%，普遍低于畜肉，但禽肉不饱和脂肪酸比例比畜肉高。禽肉脂肪中含有丰富的必需脂肪酸（不饱和脂肪酸），这使得禽肉脂肪熔点低，易被人体消化吸收。另外，禽肉的结缔组织和脂肪均匀相间分布，比畜肉更为鲜嫩、更易消化。

（3）禽肉中维生素 B_1、维生素 B_2 很丰富。禽类内脏还含有丰富的维生素 A，如鸡肝所含维生素 A 比畜类肝脏高 $1\sim6$ 倍。禽肉中还含有多种人体需要的微量元素，吸收率也高。

2. 常见禽肉的营养特点

（1）鸡肉　其蛋白质含量较高（高达19%），且为优质蛋白质。鸡肉含有较丰富的磷脂，是中国人膳食中脂肪和磷脂的重要来源之一。鸡肉矿物质含量较为丰富，但含铁量低于牛羊肉。鸡肉含有较丰富的 B 族维生素，其中以烟酸的含量最高。中医认为，鸡肉味甘，性微温，能温中补脾，益气养血，补肾益精，有增强体力、强壮身体的作用。

（2）鸭肉　营养价值与鸡肉相仿，与鸡肉相比，鸭肉的维生素 B_1、维生素 B_2 和烟酸的含量更高。中医认为，鸭子吃的食物多为水生物，故其肉味甘、性寒，入肺、胃、肾经，有滋补、养胃、补肾、消水肿、止热痢、止咳化痰等作用。凡体内有热的人适宜食鸭肉，体质虚弱、发热、大便干燥和水肿的人食之更为有益。民间传说鸭是肺结核病人的"圣药"。

（3）鹅肉　鹅肉蛋白质也是一种优质蛋白质。鹅肉的脂肪含量较低，但不饱和脂肪酸的含量高，特别是亚麻酸含量超过一般畜禽肉类。鹅肉脂肪的熔点也很低，容易被人体消化吸收。中医认为，鹅肉味甘、性平，有补阴益气、暖胃开津、祛风湿、防衰老之效，是中医食疗的上品。适宜身体虚弱、气血不足、营养不良之人食用。特别适合在冬季进补。

3. 禽肉的合理烹饪

同"畜肉"。

（二）禽肉的卫生

1. 禽肉的主要卫生问题

（1）腐败变质　禽类宰杀后其肉品也会经过僵直、成熟、自溶、腐败 4 个阶段的变化，因其肌肉中结缔组织含量少，禽肉的僵直、成熟期较畜肉短，故禽肉比畜肉更易腐败变质。

（2）细菌污染　禽肉中存在两类细菌：一类为病原微生物，如沙门菌、金黄色葡萄球菌和其他致病菌，这些病菌侵入禽肉深部，食前若未充分加热，即可引起食物中毒；另一类为假单胞菌等，能在低温下生长繁殖，引起禽肉感官改变甚至腐败变质，在禽肉表面可产生各种色斑。冻禽冷藏时，只有产生绿色的假单胞菌繁殖，所以腐败的禽肉多呈绿色。

（3）人为掺假　禽肉的掺假多在鸡、鸭腿部内侧注水，活鸡活鸭则为灌凉粉、小石子或用注射器从腿部注水，用染料或添加色素给禽肉品上色等。

2. 禽肉的卫生管理

（1）宰前及宰后的检验　禽类在宰杀前必须经卫生检验，若发现病禽应立即隔离、急宰，宰后发现的病禽肉品应根据检验结果作相应处理。

（2）宰杀的卫生　宰前停食24h，但应充分喂水，以清洁胃肠。禽类的宰杀过程一般为吊挂、击昏、宰杀放血、浸烫（50～54℃或56～62℃热水）、拔毛、开膛、取出内脏、冲洗、冷却。为减少禽类体表微生物对肉品的污染，宰杀过程中应多次用水冲洗禽体。

（3）宰后冷冻保藏

禽肉在 - 30 ～ - 25℃ 和相对湿度 85% ～ 90% 下急冻 24 ～ 48h，再冷藏于 -20 ～ -12℃ 和相对湿度 90% 的冷库中，可保存半年。

【技能实训】

1. 调查本地居民近一个月内摄入畜禽肉的种类及数量，分析其饮食是否合理。

2. 调查本地区麦当劳、肯德基等西式快餐店的数量及消费人群特点。

【知识拓展】

在烹饪中采取什么措施可使肉做得又好吃又有营养？

【练习题】

1. 畜肉有什么营养特点？猪肉、牛肉和羊肉在营养功效上有何不同？

2. 禽肉有什么营养特点？鸡肉、鸭肉和鹅肉在营养功效上有何不同？

3. 畜肉和禽肉在营养上有何异同点？

4. 畜肉和畜肉制品分别存在哪些卫生问题？应采取什么措施减少有毒有害物质对畜肉和畜肉制品的污染？

任务二　水产类的营养与卫生

【引入】

日本人喜吃鱼，国人多健康长寿

日本居民平均寿命居世界之首，2002 年日本人的平均寿命为女性 82.3 岁，男性 78.32 岁。各国营养专家均认为，日本人健康长寿与合理膳食结构密切相关。日本人主食以稻米为主，主菜是鱼，副菜是蔬菜、海藻和菌类。此外，还大量摄取应季的野菜。

【知识介绍】

一、水产品的营养

（一）鱼类的营养特点

1. 鱼类的营养特点

（1）蛋白质　含量较高（15% ～ 20%），且为优质蛋白质。鱼肉的肌纤维短而纤细，故比畜禽肉更易消化吸收，因此适宜老人、小孩食用。鱼类还含有一种称为牛磺酸的氨基酸，它是一种能够促进胎儿和婴儿大脑发育，防止动脉硬化，保护视力的有益物质。

（2）脂类　鱼类脂肪含量为 1%～10%，平均为 5%。鱼类脂肪组成与畜肉明显不同，以不饱和脂肪酸为主，消化吸收率高，因此营养价值高。海鱼的脂肪中还含有较多的二十碳五烯酸（EPA）和二十二碳六烯酸（DHA）。鱼类胆固醇含量与畜、禽类瘦肉相近，但低于畜、禽类肥肉和内脏以及蛋类。

（3）碳水化合物　含量较低，约 1.5%。碳水化合物主要存在形式是糖原。

（4）矿物质　鱼类矿物质含量为 1%～2%，硒和锌含量丰富，钙、磷、钾、碘和铁含量也较高。海鱼比淡水鱼含碘丰富。

（5）维生素　鱼肉中含有多种维生素，尤其富含维生素 A 和维生素 D（主要存在于鱼油和鱼肝中）。鱼类维生素 B_2、维生素 B_5 含量（主要存在于鱼的肌肉中）也较高。

2. 常见淡水鱼的营养特点

（1）鲢鱼　味甘、性温，有温中益气、暖胃、滋润肌肤等功效，是温中补气的养生食品。常用于脾胃虚弱、水肿、咳嗽、气喘等病的治疗。吃鲢鱼能缓解胃痛，尤其适用于胃寒疼痛或由消化不良引起的慢性胃炎。

（2）草鱼　味甘、性温，有暖胃、平肝祛风等功效，是温中补虚的养生食品。适用于脾胃虚寒、胃痛、头痛等病症。常吃草鱼头还可以增智、益脑。广东民间用之与油条、蛋、胡椒粉同蒸，谓之可益眼明目。头痛的人则最好用草鱼加葱或香菜同煮，能起一定疗效。

（3）青鱼　除含有丰富蛋白质、脂肪外，还含丰富的锌、硒等微量元素，有增强免疫力、延缓衰老、抑制肿瘤的作用。中医认为，青鱼味甘、性平，有补气养胃、化湿利水、祛风除烦等功能。其所含锌硒等微量元素有助于抗癌。

（4）胖头鱼　又称鳙鱼，其味甘、性温，能起到暖胃、补虚、化痰、平喘的作用。适用于脾胃虚寒、咳嗽等症状。体质虚弱的人最好多吃胖头鱼的鱼头，它的温补效果很好，还能起到治疗耳鸣、头晕目眩的作用。痰多、眩晕的人可以用胖头鱼和核桃仁一起煮食。

（5）鲤鱼　味甘、性平，有健脾开胃、利尿消肿、安胎通乳、清热解毒等功效。适用于水肿、咳嗽、气喘、胎动不安、小儿惊风、癫痫等病症。《本草纲目》在介绍赤小豆与各种肉禽制作利水消肿的药膳时，排在第一位的是鲤鱼。赤小豆炖鲤鱼，最宜用于营养不良引起的水肿，但正因为利水功能太强，正常人不宜服用。

（6）鲫鱼　含优质蛋白质和不饱和脂肪酸，常吃鲫鱼不仅能健身，还能减少肥胖，有助于降血压和降血脂，使人延年益寿。中医认为，鲫鱼味甘、性温，有益气健脾、利水消肿、清热解毒、通络下乳等功效，可以治疗浮肿、腹水、产妇乳少、胃下垂等病症。用鲜活鲫鱼与猪蹄同煨，连汤食用，可治产妇少乳。

（7）黄鳝　富含蛋白质、卵磷脂、钙、磷、铁及维生素 A。黄鳝含有一种称为"鳝鱼素"的物质，能调节血糖。中医认为，黄鳝味甘、性温，入肝、脾、肾三经，有补虚损、祛风湿、强筋骨等功能。气血两虚者可用黄鳝肉丝、黄芪（纱布包）加水煮熟调味服食。

（8）泥鳅　含蛋白质较高而脂肪较低，而且钙、钾、铁、硒等矿物质含量丰富，有降脂、降压的作用。中医认为，泥鳅味甘，性平，有补中益气，利尿除湿，消肿护肝之功效，用于急、慢性传染性肝炎，水肿等症状。泥鳅炖豆腐可治湿热黄疸。

3. 常见海鱼的营养特点

（1）带鱼　味甘，性微温，能补脾益气，益血补虚。对脾胃虚弱、消化不良、皮肤干燥者尤为适宜；还可用作迁延性肝炎、慢性肝炎的食疗品；常吃带鱼可以滋润肌肤、保持皮肤弹性。但要注意一次不宜多食，特别是患有湿疹、荨麻疹等过敏性皮肤病者要慎食。

（2）黄鱼　营养丰富，蛋白质含量高达 18%，钙、磷、铁、碘等无机盐含量也很高，且鱼肉组织柔软易消化，没有碎刺，最适合老人、儿童和久病体弱者食用。黄鱼还含有丰富的硒，有延缓衰老、防癌的作用。中医认为，黄鱼味甘、性平，入胃、肾经，有健脾开胃，安神止痢，补气填精等功效，对贫血、失眠、食欲不振及妇女产后体虚有良好疗效。

（3）鳗鱼　含丰富的优质蛋白质以及钙、维生素 A 和维生素 E 等营养素。鳗鱼是含 EPA 和 DHA 最高的鱼类之一，不仅可以降血脂、抗动脉硬化，还能为大脑补充营养。鳗鱼含有一种很稀有的西河洛克蛋白，具有良好的强精壮肾的功效。中医认为，鳗鱼味甘、性微温，具有益气养血、柔筋利骨等功能，是久病、贫血、肺结核等病人的良好营养品。

（4）三文鱼　肉质呈金红色，偏嫩，新鲜的可以生吃。三文鱼蛋白质、锌、硒及维生素 A 等营养素均较丰富，尤其是富含不饱和脂肪酸，能有效降低血脂和血胆固醇。中医理论认为，其肉有补虚劳、健脾胃、暖胃和中的功能，可治消瘦、水肿、消化不良等症。

（5）多宝鱼　味道鲜美，富含蛋白质、$\omega-3$ 脂肪酸、钙、铁及维生素 A 等多种营养素，有补肾健脑，助阳提神的功效；经常食用，可以滋补健身，提高人的抗病能力。另外，多宝鱼胶原蛋白含量高，具有很好的滋润皮肤和美容的作用。

（二）虾的营养特点

虾是一种高蛋白、低脂肪、低胆固醇的动物性食物，以对虾为例，其蛋白质高达 18.6%，而脂肪只有 0.8%，因此是肥胖、高血压等人群的理想肉食。另外，虾富含钙、磷、铁及维生素 A 等营养素，营养价值高。中医认为，虾味甘、咸，性温，有壮阳益肾、补精、通乳之功。凡久病体虚、气短乏力者，都可将它作为滋补食品。常人食虾，也有健身强力效果。

（三）软体类水产品的营养特点

1. 海参

新鲜海参蛋白质高达 16.5%，而脂肪只有 0.2%，是一种高蛋白质、低脂肪、低胆固醇的保健食品。另外，海参还富含钙、磷、铁等多种矿物质。中医认为，海参味甘、咸，性温，具有补肾益精、壮阳疗痿、润燥通便的作用，凡眩晕耳鸣、腰酸乏力、梦遗滑精、小便频数的患者，都可将海参作为滋补食疗之品。

2. 乌贼

乌贼又称墨鱼，也是一种高蛋白、低脂肪的滋补食品。中医认为，乌贼味咸、性平，入肝、肾经，具有滋肝肾、补气血、清胃去热等功能。乌贼对肝脏具有解毒、排毒功效。乌贼还是妇女的保健食品，有养血、明目、通经、安胎、利产、止血、催乳等功能。

3. 鱿鱼

鱿鱼具有高蛋白、低脂肪的优点。它不但富含蛋白质、钙、铁、硒、碘、锰等营养素，还含有丰富的 EPA、DHA 和牛磺酸。中医认为，鱿鱼味甘咸、性寒凉，有滋阴养胃、强筋壮骨、补虚润肤的功效。

（四）甲壳类水产品的营养特点

1. 鳖

鳖又称甲鱼、水鱼，肉味鲜美，营养丰富，富含蛋白质、钙、铁、铜、维生素 A、维生素 B_1、维生素 B_2 等多种营养成分。中医认为，甲鱼肉味甘、性平，归肝经，有清热养阴、平肝息风、补肾健骨、软坚散结的功效，可防治身虚体弱、肝脾肿大、肺结核等症。

2. 螃蟹

螃蟹含有丰富的蛋白质及钙、铁、锌、硒等矿物质，营养价值高。但螃蟹脂肪、胆固醇含量高。螃蟹有抗结核作用，吃蟹对结核病的康复大有补益。中医认为，蟹肉味咸、性寒，有舒筋益气、理胃消食、通经络、散瘀血之功效，可治疗跌打损伤、过敏性皮炎。

3. 田螺

田螺是典型的高蛋白、低脂肪、高钙质的食品。中医认为，田螺味甘、咸，性寒，可清热利水、除湿解毒。用于热结小便不通、黄疸、脚气、水肿、消渴等症。

4. 河蚌

河蚌营养价值较高，含有丰富的蛋白质及钙、磷、铁、锌、硒等矿物质，维生素 A、维生素 D、维生素 B_2 的含量也较丰富。中医认为，河蚌味甘咸、性寒，入肝、肾经；有清热解毒，滋阴平肝、明目防眼疾之功效，可治烦热、消渴、血崩、带下、湿疹等症。

5. 扇贝

新鲜扇贝属于高蛋白、低脂肪食物，含钙、磷、铁、锌、硒、铜等矿物质丰富，维生素 B_1、维生素 B_2 含量也较高。中医认为，扇贝肉味甘咸，性平，具有滋阴、养血、补肾、调中、利五脏之功效，可治疗头晕目眩、咽干口渴、脾胃虚弱等症。

（五）水产品的合理烹饪

1. 保持水产品的清洁

水产品含丰富的蛋白质，其死亡后蛋白质就成为细菌繁殖的营养物质而被分解，既破坏了蛋白质又会产生毒素，故水产品应保持清洁以减少细菌的污染。

2. 不长时间冲洗或浸泡加工好的水产品

加工好的水产品有了切口，如果长时间冲洗或浸泡，就会加速营养素的流失。

二、 水产品的卫生

（一）水产品的主要卫生问题

1. 某些水产品存在天然毒素

如河豚体内含有一种称作河豚鱼毒素的生物碱。

2. 食入鱼胆、鱼卵引起中毒

鱼胆含有水溶性的"鲤醇硫酸酯钠"等具有极强毒性的毒素，人体摄入鱼胆可引起中毒。鱼卵中毒的事件也时有发生，一般认为，石斑鱼、鲶鱼、鳇鱼等在产卵季节所产卵毒性很大，可引起中毒。

3. 赤潮导致某些贝类产生毒素

贝类通过摄食藻类可将藻类中的毒素蓄积起来而被毒化。人类摄入被毒化的贝类水产品后可导致急性中毒，即贝类毒素中毒。

4. 环境有毒物质对水产品的污染

农药、工业"三废"、生活污水、生活垃圾等可污染水体，水生生物通过饮水、摄食等方式会将水体中的有毒物质摄入体内而造成污染。

5. 药物残留超标

鱼类等水产品在养殖过程中，如使用禁用渔药，或使用渔药不规范，渔药使用量过大或使用次数过多等，都可造成水产品体内渔药残留超标。

6. 水产品的生物性污染

主要是细菌、病毒、寄生虫带来的污染，生物性污染导致的疾病占全部危害的 80% 左右。

（1）致病菌　致病菌是水产品最常见的生物性危害，例如，夏季水产品中副溶血性弧菌的带菌率平均高达 90% 以上。水产品被细菌污染后，细菌及其毒素会引起细菌性食物中毒。

（2）病毒　少数种类的病毒会引起与水产品有关的疾病，如甲型肝炎病毒、诺沃克病毒等。

（3）寄生虫　寄生虫在淡水和海水产品中都存在，我国以淡水产品中的寄生虫感染为主。例如，进食处理不当的福寿螺可能感染广州管圆线虫。

7. 青皮红肉鱼易产生组胺

青皮红肉鱼，如鲐鱼、金枪鱼等组氨酸含量较高，当这类鱼不新鲜时，细菌会把鱼肉中组氨酸转变成组胺，人体摄入过量组胺可产生过敏性中毒。

8. 腐败变质导致的污染

水产品被细菌等微生物污染后容易引起腐败变质，而水产品在腐败过程中又会产生有毒物质而造成再次污染。

（二）水产品的卫生管理

1. 水产品的卫生检验

水产品在冷冻或加工前应进行卫生质量检验，只有新鲜、清洁程度高、安全无毒的鱼体方可冷冻保藏或进行加工。

2. 水产品的保鲜

使水产品保鲜的有效措施是低温、盐腌、防止微生物污染和减少水产品胴体损伤。低温保鲜有冷藏和冷冻两种。冷藏多采取人工冰将水产品胴体温度降低至 $-10℃$ 左右，保存期一般为 5～14d。冷冻是选用鲜度较高的水产品胴体在 $-40～-25℃$ 温度下急速冷冻，然后在 $-20～-15℃$ 的冷库中冷藏，保藏期较长。盐腌保藏一般水产品（如鱼类）要求盐浓度达到 15% 以上，此方法简单可行。

3. 水产品的运输和销售

运输水产品的船（车）应经常冲洗，保持清洁卫生；凡接触水产品的设备、用具应用无毒无害的材料制成，且这些设备、用具应清洗消毒。提倡用桶、箱装运水产品。淡水活鱼可养在水中进行运输和销售。使用冰保存鲜鱼时应做到一层鱼一层冰，才可装入箱中运输。

为了确保水产品的卫生质量，供销各环节应该建立质量验收制度，如禁止销售有毒的鱼类，如河豚鱼等；禁止销售已死亡的青皮红肉鱼类以及黄鳝、甲鱼、乌龟、螃蟹等；已腐败变质的水产品不得出售；对消费者加强宣传教育，严防因摄食鱼胆、鱼卵而中毒。

【技能实训】

1. 调查本地区居民近一个月内食用水产品的主要种类及数量。
2. 分析比较不同烹饪方法对鱼类菜肴营养价值的影响。

【知识拓展】

1. 在酒店（酒楼），生鱼片、生蚝、醉虾等菜肴很受客人青睐，酒店（酒楼）应如何保障这类菜肴的卫生呢？

2. 为什么吃鱼会使人聪明？

【练习题】

1. 请简述鱼的营养特点。活鱼死后其胴体是如何变化的？

2. 虾、甲鱼、螃蟹、鱿鱼分别有什么保健功效？在食用它们时应注意什么？

3. 水产品存在的卫生问题有哪些？如何保障水产品的食用安全？

任务三　蛋类和乳类的营养与卫生

【引入】

生吃鸡蛋"不靠谱"

有人认为生吃鸡蛋比熟鸡蛋营养价值高。其实不然，生吃鸡蛋不仅可能会把鸡蛋中含有的细菌（如沙门菌）吃进肚子去，造成肠胃不适并引起腹泻，而且鸡蛋的蛋清中含有抗胰蛋白酶和抗生物素蛋白，会影响人体对蛋白质的消化并导致人体缺乏生物素，这两种物质需要高温加热才能破坏。

【知识介绍】

一、 蛋与蛋制品的营养与卫生

（一）蛋与蛋制品的营养

1. 鲜蛋的营养特点

（1）蛋白质　含量一般在 10% 以上，蛋清占全蛋蛋白质的 54%，蛋黄占 46%。蛋黄中的蛋白质是与脂类相结合的脂蛋白和磷蛋白。蛋黄、蛋清蛋白质的氨基酸组成适合人体的需要，是食物中最理想的优质蛋白，被称为参考蛋白质。蛋类的蛋白质消化吸收率也高。

（2）脂类　10% ~15%，蛋清中几乎不含脂类，98% 以上的脂类存在于蛋黄中。蛋的脂类物质中，脂肪占 62% ~65%，磷脂占 30% ~33%，固醇占 4% ~5%。脂肪以单不饱和脂肪酸为主，其次是亚油酸、饱和脂肪酸。蛋黄中卵磷脂含量丰富。蛋黄中含有大量的胆固醇。

（3）碳水化合物　蛋类碳水化合物含量很低，为 2% ~6%。

（4）矿物质　含量为 1%，含有铁、镁、钾、钠等多种矿物质，尤其是铁含量较高，但蛋黄中的铁因与卵磷蛋白结合难以释放，吸收率很低。蛋类的矿物质主要存在于蛋黄中。蛋黄中铁、钙、镁、硒的含量依高低次序排列为：鹅蛋 < 鸭蛋 < 鸽子蛋 < 鸡蛋。

（5）维生素　所含维生素种类齐全，几乎含有人体所需的各种维生素，尤其是维生素 A、维生素 D、维生素 B_1 和维生素 B_2 等含量丰富。蛋类维生素主要集中在蛋黄中。

2. 蛋制品的营养特点

（1）咸蛋　与鲜蛋相比，咸蛋中部分蛋白质被分解为氨基酸，碳水化合物变化不大，而脂肪则发生了一定变化。鲜蛋蛋黄的脂肪与蛋白质结合在一起，看不出含有油脂，腌制时间久了，蛋白质会变性，并与脂肪分离，脂肪便聚集在一起就成了蛋黄油。咸蛋矿物质保存良好，但由于盐腌，会使蛋内盐分增加。咸蛋最常见的是咸鸭蛋。中医认为，咸鸭蛋具有清肺火、降阴火的功能，煮食可治泻痢。咸蛋的盐含量较高，应少吃。

（2）皮蛋　用白石灰、次茶、食盐、面碱、草木灰、黄土、稻壳等搅拌为料泥，然后将鸭蛋逐个包泥，用塑料薄膜封严 30 ~ 40d 即为皮蛋。鸭蛋从新鲜变为皮蛋，蛋白质、脂肪的变化不大，钠含量增加。另外，皮蛋制作时因使用了石灰、面碱，会破坏蛋中的 B 族维生素。此外，皮蛋在生产中加入了少量氧化铅（黄丹粉）作为改良剂，导致皮蛋含铅。中医认为，皮蛋味辛、甘、咸、性寒，入胃经，有润喉、去热、醒酒、治泻痢等功效。

（3）糟蛋　糟蛋是将酒糟浸敷于鲜蛋壳外而成的，糟蛋因受酒糟中酒精作用，使蛋白质凝固，并能杀灭蛋内微生物，故可生食。糟蛋与鲜蛋所含营养成分差别不大，但蛋经过糟渍后，部分蛋白质分解，可溶性糖也增多，酒糟里的醇、糖、有机酸等物质，也逐渐渗入蛋内并产生化学反应，这不仅使糟蛋香甜可口，而且使糟蛋也变得更加易于消化吸收。

（4）冰蛋　将鲜蛋壳洗净、晾干、去壳后，将蛋内容物混在一起，进行冰冻制成。冰蛋分冰全蛋、冰蛋黄和冰蛋清三种。冰蛋保持了鲜蛋原有的营养成分，营养价值与鲜蛋几乎无差别。冰蛋可在 -18℃冷库内长期贮存，用前需要溶冻，溶冻后要及时使用。

（5）蛋粉　蛋粉是由新鲜鸡蛋经清洗、磕蛋、分离、巴氏杀菌、喷雾干燥而制成的，产品包括全蛋粉、蛋黄粉、蛋白粉以及高功能性蛋粉产品。蛋粉与鲜蛋相比，除维生素略有损失外，几乎保存了鲜蛋原有的全部营养成分和风味，营养价值比鲜蛋略低。

3. 蛋的合理烹饪

（1）蛋不能生吃，也不宜开水冲服。

（2）蛋应少用油煎炸，而应多用蒸和煮的烹饪方法　煮鸡蛋维生素 B_1 损失7%，维生素 B_2 损失3%；炒鸡蛋维生素 B_1 损失13%，维生素 B_2 损失1%；煎鸡蛋维生素 B_1 损失22%，维生素 B_2 损失9%。蒸、煮蛋时，除维生素有少量损失外，其他营养素基本没有损失。这是因为蒸、煮的温度低，时间短。而炸或煎则会使鸡蛋的蛋清焦煳，水溶性维生素也基本被破坏。

（3）蛋不能加热过度　蛋过度加热可引起蛋白质凝固程度加大，难消化吸收。

（二）蛋与蛋制品的卫生

1. 蛋与蛋制品的主要卫生问题

（1）鲜蛋的主要卫生问题

①农药及其他有毒物质的污染：禽在饲养过程中，其饮水和饲料可受到农药、重金属、苯并芘、霉菌毒素等有毒物质的污染，这些有毒物质可通过家禽摄食而进入家禽体内，进而造成蛋的污染。

②微生物污染：微生物污染是鲜蛋的主要卫生问题，包括致病细菌（沙门菌、金黄色葡萄球菌）和引起腐败变质微生物的污染。微生物污染途径有三个：一是卵巢的污染（产前污染）；二是产蛋时污染（产道污染）；三是产蛋场所的污染（产后污染）。

③生蛋存在抗营养因子：生蛋清含抗胰蛋白酶和抗生物素。

（2）蛋制品的主要卫生问题　蛋制品的主要卫生问题包括两个方面，一是使用的原料鲜蛋存在的卫生问题，二是鲜蛋加工成蛋制品时添加的物质导致的污染，例如制作咸蛋时使用含亚硝酸盐的食盐进行腌制导致咸蛋含亚硝酸盐；制作皮蛋时加入的黄丹粉导致蛋中含铅等。

2. 蛋与蛋制品的卫生管理

（1）鲜蛋的卫生管理　①家禽产蛋的卫生：为了防止微生物对鲜蛋的污染，应加强对禽类饲养过程中的卫生管理，确保禽体和产蛋场所的清洁卫生。②鲜蛋贮藏的卫生：鲜蛋最适宜的贮藏条件是在 $1 \sim 5$℃、相对湿度 $87\% \sim 97\%$ 的条件下存放。③鲜蛋运输的卫生：运输鲜蛋的容器应坚固，不易损坏，避免发生蛋壳破裂；用于运输的容器、车辆应清洗消毒；运输途中要防晒、防雨。④鲜蛋销售的卫生：鲜蛋应经检验卫生合格方可出售。

（2）蛋制品的卫生管理　①加工蛋制品的鲜蛋应符合鲜蛋质量要求，不得使用腐败变质的蛋。②咸蛋加工过程中所使用的水和食盐应符合食用要求，不得使用不洁净的水和工业盐腌制咸蛋。③皮蛋制作过程中注意碱、铅的含量，目前以氧化锌或碘化物代替氧化铅加工皮蛋，可明显降低皮蛋的铅含量。④制作糟蛋时，所使用的糯米、酒药、食盐、水、红砂糖等材料均应符合相应的卫生标准。⑤制作冰蛋和蛋粉时，主要是要防止蛋壳表面、打蛋工具和容器、成品包装材料及加工人员等造成的微生物污染。

二、 乳与乳制品的营养与卫生

（一） 乳与乳制品的营养

1. 生乳的营养特点

（1） 生牛乳的营养特点

①蛋白质：一般在 3% ~ 4%，其必需氨基酸模式与鸡蛋相近，是一种优质蛋白质。牛乳蛋白质以酪蛋白为主，其中酪蛋白约占 80%，乳清蛋白占 11%。酪蛋白在胃酸作用下形成不易消化的凝块，不利于婴儿消化。人乳蛋白质含量低于牛乳，但人乳以乳清蛋白为主，乳清蛋白在胃酸作用下形成的乳凝块细小而柔软，容易被婴儿消化吸收。

②脂类：含量为 2.8% ~ 4.0%，与人乳接近，其中 95% 为甘油三酯，剩余 5% 为卵磷脂、胆固醇等类脂。牛乳中的脂肪颗粒很小，易于消化吸收。脂肪所含脂肪酸中，油酸占 35%，亚油酸和亚麻酸分别占 5.3% 和 2.1%。牛乳中胆固醇含量仅 15mg/100mL。

③碳水化合物：主要是乳糖，含量为 4.5% ~ 4.7% （人乳乳糖含量为 7.0% ~ 7.9%）。乳糖有促进胃液分泌和胃肠蠕动、促进钙吸收的作用。乳糖在肠道中可被乳糖酶分解成乳酸，有助于肠道中乳酸杆菌的繁殖和抑制肠道条件致病菌的生长，调节肠道菌群平衡。

④矿物质：为 0.70% ~ 0.75%，其中钙、磷和钾丰富，钙含量为 104mg/100mL。牛乳中的钙主要以酪蛋白的形式存在，吸收率高，是膳食钙的良好来源。牛乳中铁的含量较低，仅为人乳的 1/5，故用牛乳哺育婴儿应注意补铁。牛乳中还含有铜、锌、锰和碘等矿物质。

⑤维生素：牛乳中几乎含有所有种类的维生素，含量受很多因素影响，如乳牛的饲养条件、季节等。

（2） 生羊乳的营养特点　羊乳蛋白质含量约为 1.5%，低于牛乳，但羊乳中脂肪、碳水化合物与人乳相近，磷、铁含量均高于牛乳和人乳，钙含量 （82mg/100g） 低于牛乳 （104mg/100g）。此外，羊乳的脂肪球小而均匀，容易被人体消化吸收。饮羊乳较少出现过敏反应。

2. 乳制品的营养特点

（1） 消毒鲜乳　是以生鲜牛乳为原料，不添加任何其他食品原料，经过加热杀菌而成的。生乳杀菌方法有巴氏杀菌法、超高温灭菌法、煮沸法等。消毒鲜乳除烟酸和维生素 C 损失部分外，营养价值与新鲜生牛乳差别不大。市售消毒鲜乳常强化维生素 D 和维生素 B_1。

（2） 复原乳　是将脱脂乳和无水乳油分别溶解后按正常比例混合，再加入 50% 的鲜乳混匀而成的，其各种成分接近鲜乳。复原乳主要用于调节市场供应，在鲜乳生产旺季，将部分鲜乳加工制成脱脂乳粉和无水乳油储存备用，在鲜乳生产淡季时，再制成复原乳出售。复原乳经过两次高温处理后，营养成分损失较大，故其营养价值低于消毒鲜乳。

（3）调味乳　就是以生鲜牛乳为主要原料，同时添加其他的食物成分，如巧克力、咖啡、谷物成分等，经过巴氏杀菌或灭菌制成的液体乳制品。这类产品一般含有80%以上的牛乳。调味乳中的添加物虽然可以让调味乳更加可口美味，但却稀释了牛乳本身，使乳的蛋白质和脂肪含量都相应降低了，所以从蛋白质、脂肪的角度，其营养价值不如纯牛乳。

（4）含乳饮料　是指在牛乳中添加水和其他调味成分而制成的含乳量在30%～80%的产品。含乳饮料比调味乳还要稀，故其营养价值低于调味乳，更低于纯牛乳。

（5）淡乳　是将鲜牛乳蒸馏去除一些水分后得到乳制品，它没有炼乳浓稠，但比牛乳稍浓。淡乳由于蒸发了部分水分，其乳香味较浓，蛋白质、脂肪和乳糖含量也较一般牛乳高，而维生素则由于加热损失较多。以50%的淡乳加上50%的水混合即成全脂乳，这样混合而得到的全脂乳营养价值低于消毒鲜乳。淡乳常被用于制作甜品以及冲调咖啡等饮料。

（6）炼乳　是将鲜乳经真空浓缩或其他方法除去大部分的水分，浓缩至原体积25%～40%的乳制品。炼乳分淡炼乳和甜炼乳两种，淡炼乳是将消毒鲜乳浓缩、罐装密封后再杀菌一次制得的；甜炼乳是在消毒鲜乳中先加入15%～16%的蔗糖，再经浓缩、罐装密封、杀菌而制得的。甜炼乳销售量大，在面包、糕点生产中使用较多。甜炼乳由于碳水化合物含量相对较高，而蛋白质、脂肪含量相对较低，营养素比例不平衡，故不宜用来哺育婴儿。

（7）酸乳　酸乳是在消毒鲜乳中接种乳酸杆菌和嗜热链球菌，在一定条件下发酵制成的。牛乳经乳酸菌发酵后，蛋白质被部分水解，乳糖被分解为半乳糖和葡萄糖，因此变得更加容易消化。酸乳中叶酸和胆碱含量明显增加。酸乳中的钙和乳酸作用生成乳酸钙，极易被人体消化吸收。此外，乳酸菌能抑制肠道中其他细菌的繁殖，调节肠道菌群平衡。

（8）奶酪　是由牛乳经过发酵、凝乳、除去乳清、加盐压榨、后熟等处理后到的产品。除部分乳清蛋白和水溶性维生素随乳清流失外，其他营养素得到保留和浓缩。经后熟发酵，蛋白质和脂肪部分分解，提高了消化吸收率，并使奶酪产生特有的风味。奶酪中蛋白质、维生素A、B族维生素和钙等营养素的含量均十分丰富，并含较多脂肪，能量较高。

（9）乳粉　可分为全脂乳粉、脱脂乳粉和配方乳粉等。①全脂乳粉：由巴氏消毒鲜乳先经浓缩去除70%～80%的水分，再经喷雾干燥而成。喷雾干燥法制得的乳粉营养成分损失少、营养价值高。②脱脂乳粉：先将鲜乳脱去脂肪，再经浓缩、喷雾干燥而成。此种乳粉含脂肪仅为1.3%，除脂溶性维生素有一定程度损失以外，其他营养成分变化不大。③配方乳粉：最常见的是婴幼儿配方乳粉，它是以牛乳为基础，按照人乳组成的模式和特点，对各种营养成分进行调整和改善，使各种营养成分的种类、含量和比例接近母乳。

（10）奶油　奶油是牛乳加热到40℃，将牛乳中的脂肪分离出来而制成的。奶油主要成分是牛乳中的脂肪，除富含容易被人体消化吸收的乳脂肪外，还富含维生素A、维生素D、维生素E等人体必需的多种脂溶性维生素。

3. 乳类的合理利用

（1）不宜过度加热牛乳　这是因为牛乳中的蛋白质受高温作用，会由溶胶状态转变成凝胶状态，导致沉淀物出现，营养价值降低；牛乳加热至沸腾时，牛乳中的乳糖开始焦化呈褐色，并逐渐分解产生乳酸及少量甲醛，使牛乳味道变酸，沸腾时间越长，温度越高，乳糖成分破坏越多；另外牛乳加热时不要用铜锅，因为铜会加速牛乳中维生素C的氧化。

（2）鲜乳应避光保存以保护其中的维生素　鲜乳经阳光照射1min后，B族维生素很快消失，维生素C也所剩无几。即使在微弱的阳光下，鲜乳经6h照射后，B族维生素也仅剩一半，而在避光器皿中保存的牛乳不仅维生素没有消失，还能保持牛乳特有的鲜味。

（二）乳与乳制品的卫生

1. 乳与乳制品的主要卫生问题

（1）环境有毒物质对乳的污染　农药、工业"三废"（废气、废水、废渣）、生活污水、生活垃圾等可污染大气、水源和土壤，而乳牛通过呼吸、饮水、摄入饲料等方式会将环境中的有毒物质摄入体内，进而使乳牛的乳汁中含有毒物质。

（2）兽药残留超标　在饲养乳牛的过程中，因防病治病而使用抗生素等兽药，为了促进乳牛的生长，甚至还使用激素。这些兽药、动物激素等均可存在于乳牛的乳汁中。

（3）掺伪　在乳中掺水、盐、蔗糖、米汤、豆浆、甲醛、洗衣粉等。

（4）微生物的污染　一般情况下刚挤出的乳中存在微生物，微生物通过以下途径污染乳：①挤乳前的感染。主要是动物本身的致病菌通过乳腺进入乳中，常见的致病菌有牛型结核杆菌等；②挤乳后的污染。挤乳时和乳挤出后至食用前的各个环节均可能受到细菌等微生物的污染，细菌等主要来源于挤乳员的手、挤乳用具、容器、空气、水以及畜体表面（尤其是乳房表面）。因此乳挤出以后应及时冷却，以免微生物大量繁殖而导致腐败变质。

2. 乳与乳制品的卫生管理

液态乳应从乳牛饲养、挤乳、储藏、运输、生产、销售等各个环节加以监控，保证产品符合相应国家标准要求。

（1）乳牛的卫生　为防止人畜共患传染病的发生，乳牛应定期预防接种及检疫，发现病牛及时隔离，其工作人员及用具等须严格分开。乳畜患有结核病、布氏杆菌病及乳腺炎等疾病时，其致病菌可通过乳腺排出进入到乳中，故对各种病畜乳应分别给予卫生处理。

（2）乳品厂的卫生　乳品厂的厂房设计与设施的卫生应符合《乳品厂卫生规范》（GB 12693—2010）。乳品加工过程中，各生产工序必须连续进行，防止原料和半成品积压变质而导致致病菌、腐败菌的繁殖和交叉污染。乳牛场及乳品厂应建立化验室，对投产前的原料、辅料和加工后的产品进行卫生质量检查，乳制品必须检验合格后方可出厂。

（3）挤乳的卫生　挤乳前应做好充分的准备工作，如挤乳前1h，停止喂干料，并消毒乳房。挤乳的容器、用具，以及挤乳人员的工作服、手部均应清洗消毒。

（4）乳的净化　挤出的乳应立即进行净化，除去乳中的草屑、牛毛、乳块等非溶解性的杂质。净化可采用过滤净化或离心净化等方法。通过净化可降低乳中微生物的数量。

（5）乳的冷却　为了抑制微生物的生长繁殖，净化后的乳应及时冷却。

（6）乳的消毒　①巴氏消毒法：Ⅰ. 低温长时间消毒法：牛乳加热至62～65℃，维持30min。Ⅱ. 高温短时间杀菌法：牛乳经72～75℃，保持15～20s。②蒸汽消毒法：瓶装乳放置于蒸汽箱或笼中，加热到蒸汽上升并维持10min，营养损失较小。③煮沸消毒法：把乳直接加热煮沸杀菌，对乳的理化性质和营养成分有较大影响。④超高温瞬时杀菌：牛乳于130～150℃，持续0.5～3s，此法可很好地保持乳的营养质量。

（7）乳的贮存与运输卫生　贮运乳的容器每次使用前后，应用净水、1%～2%碱水冲洗，再用净水清洗，蒸汽彻底消毒。贮乳设备要有良好的隔热保温设施。贮乳设备和容器最好采用不锈钢材质，以利于清洗和消毒。运送乳要有专用的车辆，且保持清洁干净。

（8）乳的销售卫生　市销售点应有低温贮藏设施，并有防晒防雨设备，随售随取。每批消毒乳应在消毒36h内出售完，不允许重新消毒再销售。

【技能实训】

1. 调查目前市面上乳制品的种类及每种乳制品的配料和营养特点。
2. 参观乳品企业，了解乳制品生产流程。

【知识拓展】

1. 鸡蛋、鸭蛋和鹅蛋在营养价值上有何异同？
2. 一个成人一天要喝多少毫升牛乳？

【练习题】

1. 请简述蛋类以及蛋制品的营养特点。
2. 请简述生牛乳及牛乳制品的营养特点。

3. 蛋与蛋制品存在哪些卫生问题？如何保障蛋及蛋制品的卫生安全？

4. 乳与乳制品存在哪些卫生问题？如何保障乳与乳制品的卫生安全？

项目三　各类加工食品的营养与卫生 　🔍

任务一　调味品的营养与卫生

【引入】

吃盐过多会导致高血压

高血压在现代社会中是一种常见病、多发病，导致血压升高的因素有很多，有先天遗传因素，也有后天的饮食、生活等因素。研究发现，吃盐过多是造成高血压的首要因素。我国居民的摄盐量普遍在 10g/d 以上，如每人每天能减少 6g，高血压患病率可下降 7%，每年可避免 36 万人因脑卒中和冠心病死亡。

【知识介绍】

一、食用油脂的营养与卫生

（一）食用油脂的营养

1. 天然食用油脂的营养

见本书模块一"人体需要的能量和营养素"中的脂类部分。

2. 食用油脂加工品的营养

（1）色拉油　将原料先加工成毛油，再经脱胶、脱酸、脱色、脱蜡、脱臭、脱脂等工序即成为色拉油。色拉油与普通食用油相比，由于各种微量物质的去除而更加纯净、澄清、透明、无气味、口感好。色拉油经过精炼之后，其中所含的天然色素（包括类胡萝卜素和叶绿素）在脱色后往往被去除。粗植物油中磷脂含量一般为 0.1% ~ 3%，脱臭之后，几乎 100% 去除。粗植物油中的固醇经过精炼，特别是碱炼和脱臭之后固醇类物质损失了 46%，维生素 E 损失了 1/3。高温脱臭后的油脂反式脂肪酸含量增加了 1% ~ 4%。

（2）调和油　是指将两种以上精炼的油脂（香味油除外）按比例调配制成的食用油。调和油具有良好的风味和稳定性，其营养价值因原料不同而有所差别。调和油有以下几种类型：①营养调和油：一般以向日葵油为主，配以大豆油、玉米胚芽油和棉籽油，调至亚油酸含量约 60%、油酸含量约 30%、软脂含量约10%。②经济调和油：以菜籽油为主，配以一定比例的大豆油，其价值比较低廉。③风味调和油：将菜籽油、棉籽油、米糠油与香味浓郁的花生油按一定比例调配成"轻味花生油"，或将前三种油与芝麻油以适当比例调和成"轻味芝麻油"。④煎炸调和油：用棉籽油、菜籽油和棕榈油按一定比例调配。上述调和油所用油脂，除芝麻油、花生油、棕榈油外，均为全炼色拉油。

（二）食用油脂的卫生

1. 食用油脂的主要卫生问题

（1）食用油脂中存在天然有毒物质　①芥子苷：芥子苷在植物所含葡萄糖硫苷酶的作用下可分解为硫氰酸酯、异硫氰酸酯和腈，硫氰化物可阻断甲状腺对碘的吸收而导致甲状腺肿大。②芥酸：为单不饱和脂肪酸，可损害心肌，菜籽油中含量较高。③棉酚：棉酚是存在于棉籽色素腺体中的有毒物质，在棉籽油加工时可进入油中。

（2）油料种子被霉菌及霉菌毒素污染　油料种子易受到霉菌及霉菌毒素污染，其中花生尤其易受污染，严重污染的花生榨出的油黄曲霉毒素含量可高达数千微克/千克。

（3）油脂在生产加工中受到多环芳烃类化合物的污染　①环境中多环芳烃污染：当环境多环芳烃污染严重时，可使油料种子中多环芳烃含量较高。②油料种子直接用火烘干：采用未干、晒干、烟熏干的原料生产的椰子油，其中苯并［α］芘（BaP）的含量分别为 0.3 μg/kg、3.3 μg/kg 和 90.0 μg/kg。③机油污染：油脂常用的加工方法有压榨法、精炼法和浸出法。用压榨法时，若用含 BaP 的润滑油作机油，则可能有少量机油混入油脂中而引起污染。④浸出溶剂残留：浸出法制油是利用有机溶剂将植物组织中的油脂分离出来，然后再将有机溶剂去除，获得毛油。用浸出法生产食用油时，不纯的溶剂常含有多环芳烃类化合物，以及加工时未严格执行工艺规程，使溶剂的残留量过高，均可对油脂造成污染。

（4）食用油脂酸败产生有毒有害物质　油脂酸败的原因有两方面：一是水解酸败，即脂肪水解生成甘油和脂肪酸；二是氧化酸败，即脂肪水解生成的游离脂肪酸，其中一部分不饱和脂肪酸发生氧化，生成氢过氧化物。氢过氧化物很不稳定，继续分解生成低分子的醛、酮、醇等具有刺激性气味的物质，此即为脂肪的氧化酸败。油脂酸败产生的醛、酮、过氧化物等有害物质使油脂带有不愉快的气味和滋味，即所谓的哈喇味；油脂中的亚油酸和脂溶性维生素在酸败过程中可因氧化而遭到破坏；油脂酸败的产物对机体的酶系统有明显破坏作用，影响人体的正常代谢。因油脂酸败而引发的食物中毒在国内外均有报道。

（5）高温加热油脂的危害　①感官性状的变化：高温加热可使油脂色变深变黑、变黏稠等。②营养价值降低：高温加热油脂可使油脂中必需脂肪酸和脂溶性维生素遭到破坏，油脂的消化吸收率也降低。③产生有害气体：油脂高温加热时，可生成丙烯醛等有毒的低分子物质。④产生有毒大分子聚合物：高温加热尤其是反复加热油脂，油脂中不饱和脂肪酸可发生聚合，生成有毒、可致癌的聚合物。

2. 食用油脂的卫生管理

（1）采取措施减少食用油脂中存在的天然有毒物质　对于油料种子中存在的芥子苷、芥酸、棉酚等有毒物质，应采取一定措施减少它们的含量，并规定成品油中的限量标准。

（2）防止油料种子被霉菌污染　油料种子应晒干或烘干，使水分降至安全含水量以下，并合理储存，以防止霉变。对发生轻度霉变的油料种子，可采用碱炼法和吸附法去毒。

（3）防止油脂在生产加工中受到多环芳烃类化合物的污染　例如油料种子应尽量晒干，而少用烘干特别是烟熏干的方式；用压榨法生产食用油时，应尽量采用食用油作机器的润滑油；用溶剂浸出法生产食用油时，应保证溶剂的纯度，并使溶剂的残留降到最低。

（4）防止油脂酸败　①从加工工艺上确保油脂纯度：在加工过程中油脂应避免动植物组织残渣的存在；控制水分含量，我国规定水分含量不得超过0.2%；防止微生物污染。②创造适宜的贮存条件，防止油脂自动氧化：自动氧化是油脂酸败的主要原因，而氧、紫外线、金属离子在其中起着重要作用。因此，油脂适宜的贮存条件是密封、隔氧、避光、低温。③油脂抗氧化剂的应用：添加油脂抗氧化剂是防止食用油脂酸败的重要措施。

（5）避免油脂高温加热产生有毒物质　①应选用发烟温度较高的油脂。②油炸、油煎温度不宜超过190℃，因为一般烹调温度下油脂几乎不产生聚合物。③减少油脂反复使用次数，随时添加新油，并注意清除漂浮的食物碎屑和底部沉渣，以防止聚合物的大量生成。

二、 食盐的营养与卫生

（一） 食盐的营养

盐的主要成分是氯化钠，有调味、解腻提鲜、祛除腥膻之味的作用，也有杀菌、防腐的功效。盐按照加工精度可以分为粗盐、洗涤盐和精盐。精盐的氯化钠含量达90%以上，低钠富钾食盐约含氯化钠70%。为了预防碘缺乏病，我国目前强制性实行在食盐中强化碘。除碘强化盐外，目前营养型盐制品还有钙强化盐、锌强化盐、硒强化盐等。日常生活中应注意控制盐摄入量，摄入盐过多可增加高血压发病的危险性。

（二） 食盐的卫生

食盐的主要成分是氯化钠，包括海盐、地下矿盐或以天然卤水制成的盐。以化学工业的副产品生产的工业盐，因不可食用，不包括在内。

1. 食盐的卫生问题

（1）纯度低的食盐可能含钡盐等有毒物质。

（2）精制盐使用的抗结剂亚铁氰化钾在高温下可能产生有毒物质。

2. 食盐的卫生管理

（1）矿盐、井盐的卫生　矿盐中的硫酸钠含量通常过高，使食盐有苦涩味，应经脱硝法除去。此外，矿盐、井盐还含有钡盐，钡盐是肌肉毒，长期少量食入可引起慢性中毒，临床表现为全身麻木刺痛、四肢乏力，严重时可出现弛缓性瘫痪。《食盐卫生标准》规定钡的含量应小于 20mg/kg。

（2）精制盐中的抗结剂　食盐常因水分含量较高或遇潮而结块，传统的抗结剂是铝剂，现已不用，目前食盐的抗结剂主要是亚铁氰化钾，其最大使用量为 0.005g/kg。亚铁氰化钾在高于 400℃ 可能分解产生有毒物质氰化钾，因此烹饪中加热温度不宜过高。

（3）营养强化食盐　按营养强化剂的卫生标准，碘盐中碘化钾的量为 30～70mg/kg。目前市售碘盐在生产时通常以 40mg/kg 进行强化，此量稍高于碘的推荐供给量，这是因为已考虑到碘盐在贮藏时碘化钾的分解及碘挥发的损失。

三、 酱油的营养与卫生

（一） 酱油的营养

酱油是以小麦、大豆及其制品为主要原料，接种曲霉菌种，经发酵酿制而成的。豆类中的蛋白质经过发酵，水解后形成多种氨基酸，其中谷氨酸含量最高，其次为天冬氨酸，这是酱油鲜味的重要来源。为了使酱油产生甜香鲜味，生产过程中还加入淀粉类原料，因此，酱油不仅含有人体需要的八种必需氨基酸，而且还含有糖、钙、铁、锌、维生素 B_1、维生素 B_2 等多种营养素。烹调使用酱油时，不宜过早将酱油倒入菜锅内长时间高温加热，会使酱油内的氨基酸受到破坏，糖分焦化，营养价值降低。

（二） 酱油的卫生

1. 酱油的卫生问题

（1）原料污染　使用的原料如大豆、小麦、水、食盐等不符合卫生标准。

（2）微生物的污染　在生产过程中如果卫生条件差，不仅易引起腐败菌污染，还会受到大肠杆菌、沙门菌、痢疾杆菌等致病菌污染。

（3）食品添加剂的污染　酱油中加入的食品添加剂主要有防腐剂和着色剂。我国允许在酱油中使用苯甲酸（钠）或山梨酸（钾）来防腐，但防腐剂如使用不规范，可能存在超标使用的问题。为改善酱油的色泽，常往酱油中添加焦糖色素作为着色剂。我国传统的焦糖色素是用食糖加热聚合生成的一种深棕色色素，是安全的。但如果以加胺法生产焦糖色素，则不可避免地会产生 4-甲基咪唑，这是一种可引起人和动物惊厥的物质。

2. 酱油的卫生管理

（1）原料的卫生及管理　不得使用变质或未去除有毒物质的原料来生产酱

油，大豆、脱脂大豆、小麦、麸皮等必须符合 GB 2715—2005《粮食卫生标准》的规定；生产用水应符合 GB 5749—2006《生活饮用水卫生标准》；不得用味精废液配制酱油。所用食盐应符合 GB 2721—2003《食用盐卫生标准》的规定。

（2）酱油生产中应注意防腐、消毒　酱油含营养物质和水分丰富，较易受产膜性酵母菌等微生物的污染，因此酱油的灭菌防腐极为重要。酱油生产应采用机械化、密闭化生产系统，压榨或淋出的酱油必须先经加热灭菌，然后注入沉淀罐储存沉淀，取其上清液罐装。

（3）添加剂的卫生及管理　酱油中使用的防腐剂和色素应符合 GB 2760—2011《食品添加剂使用卫生标准》。严禁以加胺法生产焦糖色素。另外，如果以化学法生产酱油，用于水解大豆蛋白质的盐酸必须是食品工业用盐酸，并限制酱油中三氯丙醇及砷、铅等的含量。

四、 食醋的营养与卫生

（一） 食醋的营养

食醋是以淀粉为主料，加上部分辅料，经过蒸煮、糖化、酒化，再进一步醋化而得的调味品。与酱油相比，醋中蛋白质、脂肪和碳水化合物的含量都不高，但却含有较为丰富的钙和铁。醋含醋酸 3%～4%，有增进食欲、杀菌防腐等重要功效。另外还可软化血管，降低胆固醇，预防心血管疾病，有防病治病功能。加热烹调食品时，醋不但可以保护营养素减少破坏，而且能使菜肴鲜香扑鼻、脆嫩爽口；凉拌海鲜时加醋，既能增加食欲，又可杀灭病原菌；过咸、过甜或油腻的食品，加醋或蘸醋吃，可以降低咸、甜味，减少油腻感。

（二） 食醋的卫生

1. 食醋的卫生问题

食醋的卫生问题与酱油基本相同。

2. 食醋的卫生管理

（1）原料　生产食醋的粮食原料应无霉变、无杂质及无污染，符合 GB 2715—2005《粮食卫生标准》；生产食醋的用水需严格执行 GB 5749—2006《生活饮用水标准》；添加剂的使用应严格执行 GB 2760—2011《食品添加剂使用卫生标准》；严禁用非食品原料工业冰醋酸配制食醋。

（2）发酵菌种　食醋生产用发酵菌种应定期筛选、纯化及鉴定。菌种的移接必须按无菌操作规范进行，种曲应贮藏于通风、干燥、低温、洁净的专用房间，以防霉变。

（3）容器、包装　食醋含酸，具一定的腐蚀性，故不可用金属或普通塑料容器酿造或存放食醋，以防止金属或塑料单体毒物溶出；包装瓶应清洗、消毒，包装后应消毒灭菌以防止二次污染。

五、 味精的营养与卫生

（一） 味精的营养

味精的主要成分是谷氨酸钠（谷氨酸的钠盐），是以粮食为原料，经谷氨酸细菌发酵生产出来的天然物质。味精的主要作用是提高菜肴的鲜味，增加食欲。味精含有较多的钠，高血压患者应控制味精的摄入量。

（二） 味精的卫生

1. 味精的卫生问题

（1）生产用原料包括粮食、水等不符合卫生标准。

（2）谷氨酸发酵过程中被杂菌污染。

2. 味精的卫生管理

（1）生产用原料，包括粮食、水等应符合国家卫生标准。

（2）发酵过程中预防杂菌污染。

（3）使用味精时的注意事项 第一，应在菜肴临出锅前加入，以免加热过程中变成焦谷氨酸钠，失去鲜味，并产生一定毒性。而且最好局限在汤菜中使用。第二，不能滥用、过量使用。鱼、虾、肉等自身已含有鲜味物质，没有必要再使用味精。第三，大量使用味精会使人对味精产生依赖性，所以提倡慎用味精。

六、 食糖的营养与卫生

（一） 食糖的营养

食糖在许多菜点的制作中使用。日常使用的糖主要成分为蔗糖，是食品中甜味的主要来源。食用蔗糖主要分为白糖和红糖两类。白糖属于精制糖，主要的营养素为碳水化合物，以蔗糖为主，占99%，只提供能量，缺乏其他营养素；红糖没有经过精炼，红糖中除含蔗糖外，还含有铁、锰、锌等成分。红糖的钙含量为白糖的7.8倍，钾含量为白糖的48倍，铁含量为白糖的3.7倍，锌、铜含量分别为白糖的5.8倍和3.8倍。

（二） 食糖的卫生

1. 食糖存在的卫生问题

（1）制糖原料甘蔗、甜菜可被农药、环境有毒化学物质及霉菌等污染

（2）制糖过程中被有害微生物污染

（3）食糖的包装容器和材料不符合卫生标准

（4）食糖在贮存、运输中受到化学性、生物性污染

2. 食糖的卫生管理

（1）生产加工食糖不得使用变质发霉或被有毒有害物质污染的原料。生产用水应符合《生活饮用水卫生标准》（GB 5749—2006）。

（2）食糖生产经营过程中所用的工具、容器、机械、管道、包装用品、车辆等应符合相应的卫生标准和要求，并应做到消毒，经常保持清洁。

（3）食糖包装容器和材料应符合相应的卫生标准和规定。

（4）食糖贮存应有专库，做到通风、干燥、防尘、防蝇、防鼠、防虫，保证食糖不受到外来因素的污染和潮解变质。食糖在运输时应避免日晒、雨淋。

【技能实训】

1. 查阅资料，列出 10 种烹饪用油的名单，并比较这 10 种油脂的营养特点。

2. 粗略估算自己家庭平均每人每天摄入的食盐量。

【知识拓展】

1. 食醋在烹饪中有什么妙用？食用味精对身体有害吗？

2. 肥胖人群或糖尿病患者应如何选择甜味剂？

【练习题】

1. 食用油脂存在哪些卫生问题？如何减少有毒有害物质对食用油脂的污染？

2. 请简述酱油、醋的营养特点以及酱油、醋的主要卫生问题。

3. 如何正确使用味精？家庭如何正确贮存食糖？

任务二　饮料的营养与卫生

【引入】

长期喝酒过多易导致多种疾病

过量饮酒肝脏"最受伤"，一次醉酒相当于得了一次肝炎。即便没喝醉酒，只要是长期过量饮酒，酒精也一样会损害你的肝脏：先是酒精性脂肪肝，接着是酒精性肝炎，随后就是肝纤维化，最后导致肝硬化。另外，过量饮酒还会对心脑血管、肾脏、胃等其他器官产生不良影响。此外，过量饮酒还会造成慢性、急性酒精中毒，严重者也可导致死亡。

【知识介绍】

一、　酒精饮料的营养与卫生

（一）　酒精饮料的营养

1. 发酵酒的营养特点

发酵酒是以粮谷、水果、乳类等为原料，主要经酵母发酵等工艺制成的含酒精量低于24%（体积分数）的酒，包括葡萄酒、啤酒、黄酒、果酒等。

（1）葡萄酒　葡萄酒是用新鲜葡萄经过压榨、发酵而成的一种低度酒，酒精含量一般在20%以下。葡萄酒含有多种氨基酸、糖类（葡萄糖、果糖等）、矿物质（铁、锌、铜等）和维生素（B族维生素、维生素C等），营养价值较高。此外还含各种有机酸，能增进食欲。

（2）啤酒　啤酒是以大麦芽和大米为主要原料，配以有特殊香味的啤酒花，经发酵而成的一种含二氧化碳的低酒精度饮料。啤酒中含有丰富的营养物质，包括8种必需氨基酸在内的17种氨基酸，以B族维生素为主的14种维生素，多种矿物质，还有糖类如果糖、葡萄糖等，故享有"液体面包"之称。加入的啤酒花是一种有显著利尿功能的中药药材。

（3）黄酒　黄酒是以糯米、粳米、粟米等为原料经过酿制而成的低酒精度饮料。黄酒中的酒精含量为10%～20%。除主要成分水和乙醇外，还含有氨基酸、无机盐、一定数量的维生素、麦芽糖、葡萄糖、糊精等糖类，以及微量的有机酸、高级醇、甘油、酯等物质。因此，黄酒不仅风味独特，而且有较高的营养价值。

2. 蒸馏酒的营养特点

蒸馏酒是以粮谷、薯类、水果等为主要原料，经过发酵、蒸馏、陈酿、勾兑而成的一类饮料酒。白酒是我国传统的蒸馏酒，其主要成分是乙醇和水，约占总量的98%，酒精含量一般在38%以上。白酒只提供能量，缺乏氨基酸、矿物质、维生素等其他营养素，另外还含有甲醇、甲醛、杂醇等有害物质，因此白酒是对肝损害较为严重的酒类，饮用应适量。

3. 配制酒的营养特点

配制酒是以发酵酒、蒸馏酒或食用酒精为酒基，加入可食用的辅料和食品添加剂，进行调配、混合或再加工而成的与原酒基风格不同的饮料酒。配制酒除含酒精、水等主要成分外，加入到其中的植物的根、茎、叶、花、果等或动物性原料还使其含有一定的保健成分，因此很多配制酒有开胃、促消化、强身健体的保健功效。

（二）酒精饮料的卫生

1. 酒精饮料的主要卫生问题

（1）制酒原料粮食、薯类、水果等受到有毒化学物质及有害微生物的污染。

（2）发酵酒的酒精含量较低，易受微生物污染，尤其是啤酒最易受细菌污染，引起饮用者肠道疾病。

（3）蒸馏酒因需经过发酵、蒸馏工艺，可能存在甲醇、醛类、重金属等有毒物质。

（4）配制酒存在使用工业酒精及滥用中药的问题。

2. 酒精饮料的卫生管理

（1）酿酒所用原料如高粱、大米、玉米和小麦等的质量均应符合 GB 2715—2005《粮食卫生标准》的有关规定，同时防止酿酒原料被霉菌等污染。

（2）酿酒发酵所用纯菌种应防止退化、变异和污染。

（3）酿酒过程中应防止酒液被细菌、霉菌等微生物污染。

（4）制酒设备所用材料应保证其纯度，使其重金属含量达到标准要求。

（5）优化制酒工艺，使酒品中的甲醇、杂醇油、醛类、N-二甲基亚硝胺、二氧化硫、重金属等有毒物质的含量不超过限量标准。

（6）不得使用工业酒精或医用酒精来生产酒精饮料，制酒所加的添加剂必须符合相关卫生要求，不得滥用中药。

二、 非酒精饮料的营养与卫生

（一） 非酒精饮料的营养

1. 矿泉水

矿泉水是指水中含有一定数量矿物质的水。矿泉水含有对人体有益的微量元素如硅、锶、氟、铜、硒等，且这些微量元素多以离子状态存在，更易渗入细胞被人体吸收，因此矿泉水除可提供水分外，还可给人体提供丰富的矿物质。饮用矿泉水比饮用纯净水更有益于健康。

2. 碳酸饮料

碳酸饮料是在经过纯化的饮用水中压入二氧化碳，并添加甜味剂和香精香料的饮料。碳酸饮料除糖外，其他营养成分含量很少，故营养价值很低。碳酸饮料中含有咖啡因、色素、香精、甜味剂和磷酸，长期大量饮用会有副作用，如大量磷酸摄入会影响人体对钙的吸收，不利于人体骨骼的健康发育等。

3. 咖啡饮料

咖啡含有蛋白质、脂肪、无机盐、粗纤维及多种维生素。此外还含有咖啡因、生物碱等对人体有一定益处的成分。其中备受关注的是咖啡因，咖啡因可以兴奋人的神经中枢，有提神的作用，但长期饮用也会产生一定的依赖性。故饮用咖啡应适量。

4. 茶饮料

茶饮料是以茶叶的汁水提取液或其浓缩液、速溶茶粉为原料，经加工、调配等工序制成的饮料。茶饮料中矿物质和维生素含量丰富，同时也含有茶多酚、咖啡因等非营养成分。茶多酚具有抗氧化、降胆固醇等作用。适量地摄取茶饮料有利于身体健康。

5. 果汁饮料

果汁饮料是用成熟适度的新鲜或冷藏水果为原料，经机械加工所得的果汁或混合果汁类制品，或加入糖液、酸味剂等配料所得的制品。果汁饮料由于含有一定量的果汁，水果中的部分矿物质和维生素被保留下来，而且由于含有丰富的有机酸，可帮助胃肠消化吸收。除纯果汁外，其他果汁饮料为了保持新鲜的口感和诱人的色泽，还会加入果胶、山梨酸钾、稳定剂、食用色素和食用香精等不利于健康的添加剂。

6. 蔬菜汁饮料

蔬菜汁饮料是指一种或多种蔬菜榨汁或打浆后，加入盐或糖等配料，经脱气、均质及杀菌后制得的产品，主要有蔬菜汁饮料和混合蔬菜汁饮料。蔬菜汁饮料含有纤维素、维生素和矿物质，而热量却低于果汁，是一种营养丰富的保健饮料。

7. 含乳饮料

含乳饮料是以动物鲜乳或其乳制品为原料，经加工制得的产品，可分为配制型含乳饮料和发酵型含乳饮料两种。配制型含乳饮料是以鲜乳或乳粉为原料，加入水、糖、酸味剂等调制而成的。发酵型含乳饮料是以鲜乳或乳粉为原料，经嗜热链球菌或乳酸杆菌等发酵制得乳液，再加入水、糖等调制而成的活性或非活性产品。含乳饮料乳成分一般只占5%左右，其营养价值低于乳及乳制品。

8. 植物蛋白饮料

植物蛋白饮料是利用蛋白质含量较高的植物种子和各种核果类为主要原料，经加工制成的乳状饮料。这类饮料含植物蛋白一般不低于0.5%，且含有丰富的矿物质。例如豆乳不仅富含蛋白质，而且含有维生素 B_1、维生素 B_2、烟酸、维生素 E，以及卵磷脂、异黄酮、钙、磷、铁等营养成分。杏仁蛋白饮料除含有蛋白质外，还具有润肺的作用；核桃蛋白饮料则因含有磷脂而具有健脑作用。

9. 特殊用途饮料

俗称"功能饮料"，是通过调整饮料中天然营养素的成分和比例，以适应某些特殊人群营养需要的饮料，主要包括运动饮料、能量饮料等。运动饮料主要分为电解质运动饮料、低聚糖运动饮料和氨基酸运动饮料。能量饮料与运动饮料有一定差别。能量饮料的侧重点在于迅速补充能量，典型产品含有牛磺酸、葡萄糖和其他具有一定功能的草本植物，也添加矿物质和维生素。

10. 固体饮料

以糖（或不加糖）、果汁（或不加果汁）、植物提取物为原料，加工制成的水分含量低于2.5%的呈粉末状、颗粒状或块状的固体饮料。固体饮料一般用水冲溶后饮用。常见固体饮料有速溶咖啡等。

（二）非酒精饮料的卫生

1. 非酒精饮料的主要卫生问题

（1）原料（如果蔬）中农药残留、重金属超标。

（2）被细菌、霉菌等微生物污染。

（3）使用色素、香精、甜味剂等食品添加剂不规范。

（4）饮料包装容器和材料不符合卫生要求。

2. 非酒精饮料的卫生管理

（1）生产加工非酒精饮料不得使用发霉、腐烂或农药残留、重金属超标的原料。生产用水应符合 GB 5749—2006《生活饮用水卫生标准》。

（2）非酒精饮料生产过程中所用的工具、容器、机械、管道、包装用品、车辆等应符合相应的卫生标准和要求，并应做到消毒，经常保持清洁，以防被细菌等微生物污染。

（3）非酒精饮料生产中使用添加剂应符合 GB 2760—2011《食品添加剂使用卫生标准》。

（4）非酒精饮料的包装容器和材料应符合相应的卫生标准和规定。

【技能实训】

调查目前市面上常见饮料的种类及品牌。

【知识拓展】

1. 酒是否应禁止饮用？哪些人不宜饮酒？烹饪中如何运用酒来烹制菜肴？
2. 常饮碳酸饮料对人体有什么危害？

【练习题】

1. 请简述酒的种类及每种酒的营养特点。
2. 请简述常见的饮料种类及每种饮料的营养特点。
3. 请简述非酒精饮料存在的主要卫生问题。

模块四　各类人群的营养与膳食

能力目标

1. 能用24h回顾法、记账法、称重法进行膳食调查和评价，并能对膳食提出合理改进意见。

2. 能运用计算法和食物交换份法编制食谱，并能为不同生理状态的人群安排合理的膳食。

知识目标

1. 了解人体营养状况的评价方法；了解24h回顾法、记账法、称重法进行膳食调查的方法。

2. 理解不同年龄人群的生理特点、营养需要以及膳食安排。

3. 掌握合理营养、平衡膳食的基本要求；掌握营养食谱的编制方法。

【篇首阅读】

平衡膳食、合理营养是维持人体健康的核心。合理营养要求膳食能供给机体所需的全部营养素，不发生缺乏或过量的情况。平衡膳食则主要从膳食的方面保证营养素的需要，它不仅要考虑食物中营养素的种类和数量，还要考虑食物合理的加工烹饪方法。食谱编制就是按照不同人群的生理特点和营养需要，计算总热量，并参照人们饮食习惯选择适当的食物种类，设计一天、一周或一个月的食谱，使人们达到平衡膳食、合理营养的目的。在给各类人群安排膳食时，我们应根据各类人群的不同生理特点和营养需要来设计不同的食谱，以满足不同人群的需要。

项目一 | 平衡膳食　🔍

任务一　合理营养与平衡膳食

【引入】

每顿 6 菜一汤，咋还是营养不良？

上小学 4 年级的乐乐看上去比同班同学矮一截，显得特别瘦弱。妈妈将乐乐带到医院进行了检查。"您孩子的身高、体重确实低于平均值，具体分析看来是营养不良。"妈妈听到医生的判断大为不解："乐乐每天吃的都是六菜一汤啊，怎么还会营养不良呢？"医生表示，乐乐虽然吃的菜式多，但是食物搭配不合理，由此导致出现了营养不良。

【知识介绍】

一、合理营养

（一）合理营养的概念

1. 营养

营养是指人体摄取、消化、吸收、利用食物中的营养物质以满足机体生理需要的生物学过程。

2. 合理营养

合理营养是指从食物中摄取的热能和各种营养素与身体对热能和营养素的需要达到平衡，既不缺乏，也不过多。

3. 营养失衡

营养失去平衡可产生营养不良，营养不良是指营养素缺乏或过剩所造成的机体健康异常或疾病状态。

（1）营养缺乏病　由于营养素摄入不足所导致的疾病。目前世界上流行的四大营养缺乏病是：蛋白质 - 能量营养不良、缺铁性贫血、碘缺乏病、维生素 A 缺乏病。

（2）营养过剩性疾病　由于营养素摄入过多所产生的疾病。如高热量、高脂肪、高蛋白、特别是动物脂肪摄入过多，可以引起营养过剩性疾病，如肥胖症、高脂血、冠心病、糖尿病等。

（二）合理营养的基本要求

1. 摄入的热能要满足人体的需要

食物提供的热能 = 身体需要的热能

2. 摄入的六大营养素要满足人体的需要

食物提供的蛋白质、脂类等六大营养素的数量应能维持人体健康和促进生长发育，即从食物中摄入的六大营养素数量应符合中国居民膳食营养素参考摄入量的要求。各种营养素的参考摄入量见本书的附录：中国居民膳食营养素参考摄入量表（DRIs）。

3. 六大营养素的比例要适当

合理营养要求六大营养素之间要保持适当的比例，因为各营养素之间存在或促进或协同或拮抗的作用，某种营养素过多或过少都会对其他营养素的吸收和利用产生影响。合理营养要求三大产能营养素供热占总热能的百分比分别为（成人）：蛋白质10%～15%、脂肪20%～30%、碳水化合物55%～65%。

4. 多种食物搭配合理

由于没有一种食物能供给人体所需要的全部营养素，所以我们在安排膳食时要尽量食用多样化的食物，以全面满足身体对各种营养素的需求。另外，还可以通过合理搭配食物来使食物所含营养素取长补短，提高食物的利用价值。

5. 合理的膳食制度

合理用膳是指要合理安排一日的餐次及每餐的食物量。对于普通成人来说，一日可安排三餐，三餐应定时定量，不吃早餐和暴饮暴食都是不合理的进食方式。若按每日三餐的热能分配，以早餐占25%～30%、午餐占35%～45%、晚餐占30%～35%较为合理，当然还可以根据各地的生活和作息时间而作适当的修改。

6. 适当的烹饪方法

合理的烹调方法不仅可使食物味美可口，还能促进消化吸收，甚至可起到消毒杀菌的作用，但在烹调过程中应注意尽量减少营养素的损失。例如，淘米时过度搓洗，高温油炸食品，蔬菜切碎后长时间用水浸泡或熬煮等都会导致营养素的流失。

（三）人体营养状况的评价

营养状况评价是全面了解个体营养状况的基本方法，其目的是了解人体营养状况和存在的问题，为有计划地改善和提高膳食质量提供科学依据。

1. 人体体格测量

人体体格测量常用指标有身高、体重、皮褶厚度及上臂围等。利用人体测量结果同人体正常值作比较，进行营养状况评价，可以较好地反映其营养状况。

（1）身高、体重　身高是评价生长发育和营养状况的基本指标之一，尤其对儿童有重要意义。身高一般用身高计、身高坐高计，或利用墙壁或软尺进行测量。体重是反映机体营养状况的综合指标之一。被测者最好清晨空腹，排空膀胱，仅穿内衣，立于体重计的中央，读数并记录。身高、体重测出后，可进行评价：

①KAUP 指数：

$$KAUP\ 指数 = \{体重\ (kg)\ /\ [身高\ (cm)]^2\} \times 10^4$$

此指数适用于学龄前儿童。KAUP 指数 < 10 为消耗性疾病；10 ~ 13 营养不良；13 ~ 15 消瘦；15 ~ 19 正常；19 ~ 22 良好；> 22 肥胖。

②ROHRER 指数：

$$ROHRER\ 指数 = \{体重\ (kg)\ /\ [身高\ (cm)]^3\} \times 10^7$$

适用于学龄期儿童。ROHRER 指数 < 92 为过度消瘦；92 ~ 109 消瘦；109 ~ 139 中等；140 ~ 156 肥胖；> 156 过度肥胖。

③体质指数（BMI）：

$$BMI = 体重\ (kg)\ /\ [身高\ (m)]^2$$

评价 18 岁以上群体营养状况的常用指标。BMI < 18.5 是体重过低，18.5 ~ 23.9 为体重正常，24.0 ~ 27.9 为超重，≥28 为肥胖。

（2）皮褶厚度　皮褶厚度是指人体一定部位连同皮肤和皮下脂肪在内的皮肤皱褶的厚度。测量皮褶厚度是通过皮下脂肪组织来反映身体脂肪含量，以代替人体脂肪的测量。皮褶厚度通常用特定的皮褶计连续测量 3 次，取平均值，用 mm 表示。测量部位为三头肌、肩胛下、脐旁。

（3）上臂围　上臂围是上臂中点的围长，包括皮下脂肪和上臂肌肉。测量时被测者左上臂自然下垂，用软尺测量上臂外侧肩峰至鹰嘴连线中点的围长。测量值相当于正常值的 80% ~ 90% 为轻度营养不良，60% ~ 80% 为中度营养不良，< 60% 为重度营养不良。

（4）腰围　腰围是临床上估计患者腹部脂肪过多的最简单的和实用的指标。男性腰围≥85cm、女性≥80cm 患肥胖相关疾病的危险性增加。

2. 人体营养水平的生化检验

借助生化检验的方法来测定人体内各种营养素水平，这对于早期发现营养不良的亚临床表现和轻度营养过多症有特殊意义。人体营养状况常用生化指标及参考数值见表 4 – 1。

表 4 – 1　　　　　　人体营养状况评价常用生化指标及参考数值

监测项目	指标及参考值
蛋白质	血清总蛋白：64.0 ~ 83.0g/L；清蛋白：35 ~ 55g/L；球蛋白：20 ~ 30g/L
	血红蛋白：男 130g/L，女 120g/L；视黄醇结合蛋白：26 ~ 76g/L
血脂	血清甘油三酯：0.22 ~ 1.20mmol/L；血清胆固醇：2.9 ~ 6.0mmol/L
维生素 A	血清维生素 A：成人 300 ~ 900μg/L，儿童 300 ~ 700μg/L
	血清 β – 胡萝卜素：> 800μg/L
	负荷试验：空腹口服维生素 B_1 5mg 后测 4h 尿中排出量
维生素 B_1	正常 200 ~ 400μg，不足 100 ~ 200μg，缺乏 < 100μg
	红细胞转羟乙醛酶活力（TPP 效应）：< 15% 正常，15.1% ~ 25% 不足，> 25% 缺乏

续表

监测项目	指标及参考值
维生素 B_2	负荷试验：空腹口服维生素 B_2 5mg 后测 4h 尿中排出量 正常 800 ~ 1300μg，不足 400 ~ 799μg，缺乏 <400μg 红细胞谷胱甘肽还原酶活性系数（AC）：正常 <1.2，不足 1.2 ~ 1.4，缺乏 >1.4
维生素 B_3	负荷试验：空腹口服维生素 B_3 50mg 后测 4h 尿中 N^+ – 甲基烟酰胺排出量 正常 3 ~ 4mg，不足 2 ~ 3mg，缺乏 <2mg
维生素 C	血浆维生素 C 含量：正常 4 ~ 8mg/L，不足 <4mg/L 负荷试验：空腹口服维生素 C 500mg 后测 4h 尿中排出量 正常 5 ~ 13mg，不足 <5mg
钙	血清钙：2.25 ~ 2.75mmol/L（90 ~ 110mg/L，其中游离钙 45 ~ 55mg/L）
铁	血清铁：14.3 ~ 26.9μmol/L（800 ~ 1500μg/L）
锌	血清锌：（109.5 ±9.2）μmol/L〔（7160 ±600）μg/L〕
其他	尿糖（—），尿蛋白（—），尿肌酐：0.7 ~ 1.5g/24h 尿

（资料来源：杨月欣. 公共营养师（二级）. 北京：中国劳动社会保障出版社，2013：81.）

3. 营养不足或缺乏的临床体征检查

临床体征检查的目的是根据症状和体征判定营养不足症和缺乏症。临床体征检查的检查项目、症状、体征与营养素的关系见表4-2。

表4-2　　　　　　　　营养缺乏症临床表现与营养素的关系

部位	体征症状	缺乏营养素
全身	消瘦、发育不良	热能、蛋白质、维生素、锌
	贫血	蛋白质、铁、叶酸、维生素 B_{12}、维生素 B_6、维生素 C
皮肤	毛囊角化症	维生素 A
	皮炎、红斑	烟酸，其他
	溢脂性皮炎	维生素 B_2
	出血	维生素 C、维生素 K
口腔	舌炎、舌猩红、舌肉红、地图舌	烟酸、维生素 B_2、维生素 B_{12}
	舌水肿（牙咬痕可见）	维生素 B_2、烟酸
	口内炎	烟酸、维生素 B_2、维生素 B_{12}
	牙龈炎、出血	维生素 C

续表

部位	体征症状	缺乏营养素
眼	角膜干燥、夜盲	维生素 A
	角膜、边缘充血	维生素 B_2
	睑缘炎	维生素 B_2、维生素 A
	失明	维生素 B_2、维生素 A
唇	口唇炎、口角炎、口角裂	维生素 B_2、烟酸
骨	鸡胸、串珠胸、O 形腿、X 形腿、骨软化症	维生素 D、维生素 C
神经	多发性神经炎、球后神经炎	维生素 B_1
	精神病	维生素 B_1、烟酸
	中枢神经系统失调	维生素 B_{12}、维生素 B_6
循环	水肿	维生素 B_1、蛋白质
	右心肥大、舒张压下降	维生素 B_1
其他	甲状腺肿	碘
	肥胖、高脂血、动脉粥样硬化、糖尿病	多种营养失调

（资料来源：杨月欣. 公共营养师（二级）. 北京：中国劳动社会保障出版社，2013：86.）

二、 平衡膳食

（一） 平衡膳食的概念

平衡膳食也称为合理膳食，是指膳食所提供的能量及营养素在数量上能满足不同生理条件、不同劳动条件下用膳者的要求，并且膳食中各种营养素之间比例适宜。合理营养是通过合理膳食来实现的。

（二） 平衡膳食的基本要求

（1）摄入的热能要平衡　即膳食中提供的能量应满足人体的需要。

（2）保证三大产能营养素的合理比例　三大产能营养素的合理比例为：蛋白质占 10%～15%、脂肪占 20%～30%、碳水化合物占 55%～65%。

（3）膳食中应该有多样化的食物　膳食中应选择多种多样的食物，每餐既要有主食，又要有副食；主食中既要有米面，又要有薯类、玉米等粗粮；副食中既要有肉、鱼、蛋、乳等动物性食物，又要有蔬菜、水果、豆类等植物性食物。

（4）膳食中各种食物的比例要合适。

（5）合理的烹调加工方法，减少营养素的损失。

（6）食物应感官性状良好，多样化，并能满足饱腹感。

（7）合理的膳食制度和良好的进食环境。

（三）膳食调查

膳食调查是营养调查的基本组成部分，其目的是要了解在一定时期内调查对象通过膳食所摄取的热能和各种营养素的数量及质量，并对照供给量标准来评价正常营养需要能得到满足的程度；同时了解烹调方法、膳食调配和伙食单位的卫生情况。膳食调查通常采用记账法、称重法、24h 回顾法等。

1. 食物摄入量调查

（1）24h 回顾法　24h 回顾法是通过问答方式来回顾性地了解调查对象过去24h 的膳食摄入状况，对其食物摄入量进行计算和评价的方法。24h 回顾法调查的内容有：

①食物名称：调查对象在过去 24h 内进食的所有食物的名称，可以是主食，如米饭、大米粥、馒头、面条等；可以是菜品，如宫保鸡丁、冬笋炒肉等；也可以是水果、小吃等名称。

②原料名称：指前述的"食物名称"中所列食物的各种原料的名称。例如，馒头的原料是面粉，冬笋炒肉的原料是冬笋和猪肉。

③原料编码：指食物成分表中各种原料的编码，每种食物原料对应唯一的编码。

④原料质量：是指各种食物原料的实际摄入量（g）。

⑤进餐时间：分为早、中、晚餐以及上午小吃、下午小吃和晚上小吃。

⑥进餐地点：在家、单位/学校、饭馆/摊点等。

针对以上调查内容，可设计出如下调查表，见表 4-3。

表 4-3　　　　　　　　　　　24h 膳食回顾调查表

序号：　　　　　　　　　　　　　　　　　　　调查日期：

姓名：		性别：		住址：		电话：	
餐次	食品名称	原料名称	原料编码	原料重量	备注	进餐地点	
早							
中							
晚							

进餐地点选择：1. 在家　2. 单位/学校　3. 饭馆/摊点　4. 亲戚/朋友家　5. 幼儿园　6. 节日/庆典

（资料来源：杨月欣. 公共营养师（三级）. 北京：中国劳动社会保障出版社，2011：8.）

（2）记账法　记账法适用于有详细伙食账目的集体单位，也可用于家庭。

它是根据集体单位在一定期限内的各种食物消耗总量和就餐者的人次数，计算出平均每人每日的食物消耗量，再根据食物成分表计算每人每日的能量和营养素的摄入量。记账法调查的内容有：

①食物消耗量调查：要调查的内容有开始前食物结存量、每天购入各种食物量、每天各种食物废弃量、结束后的剩余量等。注意市品、可食部、小杂粮、零食的记录。食物消耗量统计需逐日分类统计，具体写出食物名称，见表4-4。

表4-4　　　　　　　　　　　食物消耗量记录表　　　　　　　　　单位：

食物名称		大米	面粉	猪肉	虾	鱼类	玉米	萝卜	…
结存数量									
购入数量	××月××日								
	××月××日								
剩余数量									
废弃数量									
实际总消耗量									
备注									

（资料来源：杨月欣. 公共营养师（三级）. 北京：中国劳动社会保障出版社，2011：22.）

②用餐人数记录：

I. 如果调查对象个体间差异不大，如儿童膳食调查，因食物供给量不分性别、劳动强度，进餐人数登记表设计时可以简化，见表4-5。

表4-5　　　　　　　　　　　某小学用餐人数登记表

年龄		6岁~			7岁~			8岁~			9岁~		
餐次		早	中	晚	早	中	晚	早	中	晚	早	中	晚
时间	××月××日												
	…												
	××月××日												
用餐总人数													
总人日数													
折合成年男子系数													
折合成年男子总人日数													

（资料来源：杨月欣. 公共营养师（三级）. 北京：中国劳动社会保障出版社，2007：22.）

II. 如果调查对象个体差异大，在年龄、劳动强度方面有较大差异，则进餐人数登记表使用表4-6。

表4－6　　　　　　　　　　　　调查期间总人日数登记表

年龄	体力活动水平	男			女			平均每日总人日数
		早	中	晚	早	中	晚	
成人	轻							
	中							
	重							
60岁～	轻							
	中							
	重							

（资料来源：杨月欣. 公共营养师（三级）. 北京：中国劳动社会保障出版社，2007：23.）

　　③人日数计算：一个人24h为一个人日，对于每日少于或多于三餐者也为一个人日。个人人日数计算公式为：个人人日数＝早餐餐次总数×早餐餐次比＋午餐餐次总数×午餐餐次比＋晚餐餐次总数×晚餐餐次比；全家总人日数＝所有在家用餐个人的人日数之和

　　（3）称重法：称重法是指对被调查单位（如食堂或家庭）或个人在调查期间所消耗的食物全部分别称重，并计算每人每日营养素的摄入量的方法。称重法调查的内容有：

　　①食物消耗量调查：食物消耗量调查要调查的内容包括：食物结存量、每天购入各种食物量、每天各种食物废弃量、结束后的剩余总量等，见表4－7。

表4－7　　　　　　　　　　　　家庭食物量登记表　　　　　　　　单位：g

食物编码							
食物名称	大米		标准面		猪肉		…
结存数量							
日期	购进量或自产量	废弃量	购进量或自产量	废弃量	购进量或自产量	废弃量	…
14日							
15日							
16日							
总量							
剩余总量							
实际消耗量							

（资料来源：杨月欣. 公共营养师（三级）. 北京：中国劳动社会保障出版社，2007：28.）

②用餐人数记录：通常采用连续 3d 调查。记录每个家庭成员的用餐人次和餐次比。家庭成员每人每日用餐登记表见表 4 - 8。

表 4 - 8　　　　　　　　　家庭成员每人每日用餐登记表

姓名									
年龄/岁									
性别									
劳动强度									
生理状况									
时间	早	中	晚	早	中	晚	早	中	晚
14 日									
15 日									
16 日									
用餐人次总数									
餐次比									
折合人日数									
总人日数									

注：劳动强度：1. 极轻体力劳动　2. 轻体力劳动　3. 中等体力劳动　4. 重体力劳动　5. 极重体力劳动
6. 其他

生理状况：0. 正常　1. 孕妇　2. 乳母；

用餐状况：在家用餐填 1，未在家用餐 0，未用餐填—。

（资料来源：杨月欣. 公共营养师（三级）. 北京：中国劳动社会保障出版社，2007：29.）

2. 膳食评价

下面以董女士在 6 月 24 日中午到 25 日中午摄入的食物为例，介绍膳食评价的方法。

（1）整理 24h 膳食回顾调查的结果　见表 4 - 9。

表 4 - 9　　　　　　董女士 6 月 24 日中午到 25 日中午进餐情况

董女士　女　47 岁　身高：158cm　体重：78kg　劳动强度：轻体力劳动

饮食时间	食物名称	原料名称	原料质量
早餐（25 日）	鸡蛋灌饼 1 个	小麦粉	75g
	牛乳 1 袋	鸡蛋	60g
	桃子 1 个	豆油	5g
		牛乳	250mL
		桃	175g

续表

饮食时间	食物名称	原料名称	原料质量
中餐（25日）	米饭1碗	稻米	100g
	油菜炒瘦肉1份	油菜	100g
	栗子15颗	猪瘦肉	15g
	西瓜两大片	栗子	75g
		豆油	15g
		西瓜	625g
晚餐（24日）	米饭1碗	稻米	100g
	油菜瘦肉1份	油菜	200g
	芹菜瘦肉1份	猪瘦肉	90g
	哈密瓜两片	芹菜	160g
		哈密瓜	250g
		豆油	20g

（资料来源：杨月欣．公共营养师（三级）．北京：中国劳动社会保障出版社，2007：36.）

（2）膳食结构评价

①将调查对象摄入的食物按9类进行分类，并统计每类食物的实际摄入量。

食物归类时应注意，有些食物要进行折算才能相加。例如计算乳类摄入量时，应按蛋白质含量将乳粉折算成鲜乳后再相加；各种豆制品也同样需要折算成大豆的量后才能相加。

②将调查对象各类食物的实际摄入量与《平衡膳食宝塔》推荐摄入量进行比较。

表4－10　　《平衡膳食宝塔》建议不同能量膳食的各类食物参考摄入量　　单位：g/d

能量水平	1600kcal	1800kcal	2000kcal	2200kcal	2400kcal	2600kcal	2800kcal
谷类	225	250	300	300	350	400	450
肉类	50	50	50	75	75	75	75
水产品	50	50	75	75	75	100	100
蛋类	25	25	25	50	50	50	50
乳类	300	300	300	300	300	300	300
大豆类	30	30	40	40	40	50	50
蔬菜	300	300	350	400	450	500	500
水果	200	200	300	300	400	400	500
烹调油	20	25	25	25	30	30	30
食盐	6	6	6	6	6	6	6

注：建议量均为食物可食部分的生重量。

（资料来源：中国营养学会．中国居民膳食指南．拉萨：西藏人民出版社，2008：176.）

表 4-11 董女士 24h 各类食物摄入量与《平衡膳食宝塔》推荐摄入量对比　单位：g

食物类别	谷类	肉类	水产品	蛋类	乳类	大豆类	蔬菜	水果	油脂
实际摄入量	275	105	0	60	250	0	460	1125	40
宝塔推荐量 （按 2000kcal 能量水平）	300	50	75	25	300	40	350	300	25

董女士摄入的各类食物与《中国居民平衡膳食宝塔》中的数据比较，可看出其进餐的食物中，蔬菜、水果、肉类、蛋类的摄入量均达到了要求，但油脂摄入量过多（超过推荐摄入量 25g），谷类摄入量适中，鱼虾和大豆类食物的摄入量缺乏。

（3）膳食营养素评价

①根据《食物成分表》中各种食物的能量和营养素含量，计算每人每日膳食中能量和各种营养素的摄入量。计算时可采用统计分析表格，见表 4-12。

表 4-12　　　　　　　　　　　能量和营养素统计分析表格

类别	原料名称	质量/g	能量/kJ	蛋白质/g	脂肪/g	碳水化合物/g	维生素A/μgRAE	胡萝卜素/μg	硫胺素/mg	核黄素/mg	烟酸/mg	维生素C/mg	钙/mg	铁/mg	锌/mg	硒/μg
谷类	大米															
	小计															
薯类																
	小计															
肉类																
	小计															
鱼虾																
	小计															
蛋类																
	小计															
乳类																
	小计															
豆类																
	小计															
蔬菜																
	小计															

续表

类别	原料名称	质量/g	能量/kJ	蛋白质/g	脂肪/g	碳水化合物/g	维生素A/μgRAE	胡萝卜素/μg	硫胺素/mg	核黄素/mg	烟酸/mg	维生素C/mg	钙/mg	铁/mg	锌/mg	硒/μg
水果																
	小计															
油脂																

（资料来源：杨月欣．公共营养师（三级）．北京：中国劳动社会保障出版社，2007：45.）

②评价调查对象各种营养素的摄入量是否达到标准。

将上述计算出的调查对象24h摄入各种营养素的数量与中国居民膳食营养素参考摄入量（DRIS）进行比较，评价个体或群体是否达到了标准要求（见表4-13）。

表4-13　　　　　董女士的营养素摄入量与推荐摄入量比较表

营养素	摄入量	推荐摄入量（RNI或AI）	占推荐摄入量%
能量/kJ	9172	8786	104
蛋白质/g	72.9	65	112
脂肪/g	65.1（%）	20%～30%	范围内
维生素A/μgRE	1105	700	158
硫胺素/mg	1.39	1.3	107
核黄素/mg	1.38	1.2	115
烟酸/mg	16	13	123
维生素C/mg	176	100	176
钙/mg	767	800	96
铁/mg	21	20	105
锌/mg	13	11.5	113
硒/μg	36.6	50	72

（资料来源：杨月欣．公共营养师（三级）．北京：中国劳动社会保障出版社，2007：47.）

董女士摄入的营养素中除硒没有达到推荐摄入量（RNI）的要求外，其他营养素均达到或超过标准。

③评价蛋白质、脂肪的食物来源分配是否合理。一般建议膳食中优质蛋白摄入量占蛋白质总摄入量的1/3～1/2为宜，并且每天应摄入适量豆类蛋白质。董女士的蛋白质来源分配如表4-14所示。可见，董女士摄入优质蛋白质（包括豆类蛋白质和动物性蛋白质）所占比例为49%（29%＋8%＋12%＋0%＝49%），优质蛋白质摄入充足，但缺乏豆类蛋白质。

表 4 – 14　　　　　　　董女士的蛋白质食物来源分配状况　　　　　　　单位：%

食物类别	谷类	肉禽、鱼虾	蛋类	豆类	蔬菜、水果	油脂
提供蛋白质比例	23	29	8	0	5	0

对于脂肪，一般认为动物性脂肪占 1/3，植物性脂肪占 2/3 为宜。董女士的脂肪来源分配为：动物性脂肪 23%；植物性脂肪 70%；油脂摄入量为 40g，大于推荐量（25g）。可见，董女士油脂摄入量过多。

（4）膳食能量评价

①计算每种食物的能量。根据"表 4 – 12 能量和营养素统计分析表格"中列出的每种食物所含蛋白质、脂肪和碳水化合物的数量，计算出每种食物所供能量。最后将所有食物的计算结果分别填入"表 4 – 12 能量和营养素统计分析表格"中。

②计算全天摄入总能量。将所有食物的能量相加，即为调查对象全天摄入总能量。董女士 6 月 24 日中午到 25 日中午全天摄入总能量为 9172kJ。年龄、体型、气候和劳动强度均影响能量需要。摄入量应占供给量标准的 90% 以上。低于标准 80% 为供给不足，低于 60% 则认为是缺乏。

③计算一日三餐能量分配。一日三餐供能比例为 3：4：3 为宜，根据"能量和营养素统计分析表格"计算出董女士三餐供能比例为早餐：中餐：晚餐 = 27：36：37，晚餐供能偏多，早餐供能偏少。

④计算三大产能营养素能量分配。营养学家建议，三大产能营养素的供能比例应为：蛋白质占 10% ~ 15%；脂肪占 20% ~ 30%；碳水化合物占 55% ~ 65%。董女士 6 月 24 日中午到 25 日中午摄入的三大产能营养素的供能比例分别为 14%、27% 和 59%，三大产能营养素能量分配较合理。

⑤计算能量食物来源分配。按食物类别如谷类、豆类等，分别计算该类食物产生热能占总热能的百分比（见表 4 – 15）。

表 4 – 15　　　　　　　　　　董女士能量食物来源分配

食物种类	摄入量/kJ	占总摄入量比例/%
谷类	3975	43.34
豆类	0	0
薯类	0	0
其他植物性食物	2182	23.79
动物性食物	1511	16.47
纯热能食物	1504	16.40

（资料来源：杨月欣. 公共营养师（三级）. 北京：中国劳动社会保障出版社，2007：50.）

【技能实训】

请记录你最近一周或一个月内摄入的主要食品的种类、数量，并计算每日食物摄入的平均值，然后根据食物成分表，估算出每日从食物中摄入的总能量和主要营养素的量。

【知识拓展】

1. 请从营养学角度对"洋快餐"进行分析和评价，它们对人体健康有何利弊？

2. 近几年我国居民的膳食结构发生了哪些变化？这些变化对居民健康有怎样的影响？

【练习题】

1. 请简述合理营养、营养失衡、平衡膳食的含义，并谈谈合理营养和平衡膳食的基本要求。

2. 请简述用记账法、称重法和24h回顾法进行膳食调查的方法和步骤。

3. 请简述膳食评价的方法和步骤。

任务二　营养食谱的编制

【引入】

日本家庭主妇为家人编制食谱

目前世界各国都很重视营养知识的普及和推广，以促使居民形成良好的饮食习惯。例如在日本每153人中就有1名营养师，其中许多营养师是家庭主妇。日本的家庭主妇们会根据家人身体状况和饮食爱好为家人量身制定各种营养食谱，使家人能够吃得营养、健康。

【知识介绍】

一、食谱概述

（一）食谱的概念

将每日各餐的主、副食的种类、数量、烹调方法、用餐时间排列成表，称为食谱。例如表4-16为6~9岁小学生的一日食谱。

表 4－16　　　　　　　　　　　　6～9 岁小学生一日食谱举例

餐次	菜肴（原料名称、数量）
早餐	面包（面粉100g），牛乳250g，苹果80g
午餐	米饭（大米125g），红烧鸡块海带（鸡肉80g、海带30g、鲜香菇10g），素炒笋片（莴笋75g），番茄鸡蛋汤（番茄20g、鸡蛋10g）
晚餐	馒头（面粉80g），小米粥（小米25g），肉丝炒蒜苗（瘦肉丝35g、蒜苗75g），芹菜炒豆干（豆腐干45g、芹菜45g）
全日烹调用油	17g

（二）食谱编制的目的

（1）编制食谱是公共营养师进行个人、家庭和社区营养指导工作的重要工作内容。

（2）对正常人来说，它是保证其合理营养的具体措施。

（3）对营养性疾病患者来说是一项基本的治疗措施。

（4）对食堂管理来说食谱是食堂工作人员进行食物采购、合理加工和烹调配餐的依据，可提高食堂人员的工作效率、保证食堂的工作质量。

（三）食谱的种类

①按就餐时间分：早餐食谱、午餐食谱、晚餐食谱、课间加餐食谱等。

②按食谱适用时间分：餐食谱、日食谱、周食谱、月食谱。

③按就餐人群年龄分：婴幼儿食谱、儿童食谱、青少年食谱、中年人食谱、老年人食谱等。

④按就餐人群职业分：脑力劳动者食谱、体力劳动者食谱。

⑤按就餐人群工作环境划分：高低压环境人群食谱、高低温环境人群食谱、噪声环境人群食谱、接触有毒有害物质人群食谱、放射性环境人群食谱等。

⑥按就餐人群的身体状况分：糖尿病患者食谱、高血压患者食谱、肥胖病人食谱等。

⑦按进餐对象的覆盖范围分：个人食谱、家庭食谱、单位食谱（食堂）。

（四）食谱编制的理论依据

1. 中国居民膳食营养素参考摄入量（DRIs）

它是营养配餐中能量和主要营养素需要量的确定依据。一般以能量需要量作为基础和切入点，初步制定出食谱后，还需要以各种营养素的 RNI 为参考评价食谱是否合理，然后对食谱进行适当的调整。一般来说，在编制营养食谱时，要求所有的营养素完全达到 RNI 或 AI（适宜摄入量）的要求是不太现实的，如果与 RNI 相差不超过 10%，说明编制的食谱是相对合适的，否则需要进行调整。

2. 中国居民膳食指南和平衡膳食宝塔

营养食谱的制定需要根据膳食指南考虑食物种类、数量的合理搭配。

3. 食物成分表

通过食物成分表，我们在编制食谱时才能将营养素的需要量转换为食物的需要量，从而确定食物的品种和数量。

二、 食谱编制的原则

（一） 保证营养平衡

1. 满足人体对热能的需求

膳食供给的热能 = 人体需要的热能

2. 满足人体对六大营养素的需求

六大营养素中，蛋白质、脂类、碳水化合物可以产生能量，称为产能营养素；矿物质、维生素和水不产生能量，则为非产能营养素。

（1） 满足人体对三大产能营养素的需求　要使膳食提供的三大产能营养素满足身体需要，膳食必须同时满足以下两个要求。

①三大产能营养素数量充足：当膳食能满足人体对能量的需求，且三大产能营养素之间供能比例适当，则可认为膳食提供的三大产能营养素的数量是充足的。三大产能营养素供能比例应分别为：蛋白质占 10% ~ 15%，脂肪占 20% ~ 30%，碳水化合物占 55% ~ 65%。

②三大产能营养素食物来源分配合理：

Ⅰ. 蛋白质：一般建议膳食中优质蛋白摄入量占蛋白质总摄入量的 1/3 ~ 1/2 为宜，同时每天应摄入适量豆类蛋白质。

Ⅱ. 脂类：脂肪由甘油和脂肪酸组成，不同食物来源的脂肪，其脂肪酸组成不同。为保证膳食能提供足够的不饱和脂肪酸，一般建议膳食中动物性脂肪占 1/3，植物性脂肪占 2/3 为宜。

Ⅲ. 碳水化合物：一般建议单糖和双糖应限制摄入，低聚糖应适量摄入，而多糖中的淀粉、纤维素等应充足摄入但不过量。

（2） 满足人体对非产能营养素的需求　每种食物几乎都同时含有六大营养素。由于人体需要的矿物质、维生素的数量很少，且它们普遍存在于各种食物中，因此只要保证食物充足，种类多样，人体摄入的矿物质、维生素基本可以满足身体的需要。而水通过"身体缺水就会口渴，口渴就会喝水"的机制一般也能得到满足。故在编制食谱时，需要计算的主要是蛋白质、脂肪和碳水化合物。

3. 食物要多样， 搭配要合理

（1） 每餐应主副食搭配　即每餐既要有主食，又要有副食。

（2） 主食注意粗细搭配　每餐的主食可选择多种谷类食物，主食中最好既有细粮（大米、面粉），又有粗粮（薯类、玉米、小米、高粱、荞麦、燕麦等）。

（3）副食注意荤素搭配　每餐的副食尽可能选择多种食物，做到既有荤（肉、鱼、蛋、奶），又有素（蔬菜、水果、菌藻）。

（二）合理的饮食制度

饮食制度是指把全天的食物按一定的数量、质量、次数、时间进行合理分配的一种制度。制定合理饮食制度的原则：

1. 适当安排两餐的间隔时间

两次进餐间隔时间不能太长，也不能过短。太长会产生高度饥饿感觉，甚至有血糖降低的现象；进餐间隔时间太短则影响食欲。各种不同的食物在胃中停留时间不一致，通常混合食物为 4～5h，所以两餐的间隔时间也应在 4～5h。两餐的间隔时间决定了每天的进餐次数，如按间隔 4～5h 安排，每天 4 餐较为恰当。但考虑到大多数人一般的工作和生活制度，仍以每天 3 餐较为合适。

2. 适当安排各餐的用餐时间

用餐时间应该和生活工作制度相配合。通常早餐可在上午 7 时前后，午餐约为中午 12 时，晚餐可在下午 6 时左右。对于生活工作制度比较特殊的人如夜班工作者则可适当调整。

3. 适当安排各餐的食物量

为了适应人体的生理状况和工作需要，全天各餐食物分配的比例最好是午餐最多，早餐和晚餐较少。一般来说，早餐占全天总能量的 25%～30%，午餐占 40%，晚餐占 30%～35%（即 3:4:3 比例）较适宜。特殊情况下，可根据具体情况进行合理安排。

（三）选择合适的食物烹调方法

食物经过烹饪加工，一方面可以杀灭食物中可能存在的微生物和寄生虫，并使食物更加容易被消化吸收，另一方面食物中的营养素可能遭到破坏损失。因此应权衡烹调加工对食品营养价值的影响，并结合个人的饮食习惯，选择合适的烹调方式。

（四）照顾饮食习惯，注意饭菜的口味

在制定食谱的过程中，在不违反营养学原则的前提下，应尽量照顾就餐人员的饮食习惯。同时注意烹调方法，使饭菜不但要有营养，还要美味可口。

（五）联系市场供应的实际

一般来说，植物性食物的种植和市场供应受季节等因素的影响比较明显，动物性食物的市场供应受养殖、运输等多种因素的影响。营养配餐过程中食物的选择必须联系市场的供应实际，选择市场上方便购买并且价格适宜的食物。

（六） 兼顾经济条件

既要使食谱符合营养要求，又要符合进餐者在经济上的承受能力，这样食谱才有意义。

三、 食谱编制方法

（一） 计算法

下面以为一个从事中等体力活动的中年男子设计一日食谱为例，介绍计算法编制食谱的步骤和方法。

1. 确定用餐对象全日能量需要量

根据用餐对象的年龄、性别、劳动强度和生理状态，通过查阅《中国居民膳食营养素参考摄入量表（DRIs）》确定其一日能量需要量。查表知该男子全日所需总能量为2700kcal。

2. 计算蛋白质、 脂肪、 碳水化合物三大产能营养素一日供给量

（1）首先确定三大产能营养素的供能比例 三大产能营养素的供能比例应为：蛋白质10% ~15%、脂肪20% ~30%、碳水化合物55% ~65%；现设定蛋白质、脂肪、碳水化合物的供能比例分别为15%、25%、60%。

（2）然后计算三大产能营养素每日应提供的能量 计算公式：

某产能营养素每日提供的能量 = 全日所需总能量 × 该产能营养素供能比

该男子每日蛋白质应供能：2700kcal×15%=405kcal

每日脂肪应供能：2700kcal×25%=675kcal

每日碳水化合物应供能：2700kcal×60%=1620kcal

（3）最后计算三大产能营养素每日的供给量 计算公式：

某产能营养素每日供给量 = 该产能营养素每日供能 ÷ 生理热价

蛋白质、脂肪、碳水化合物的生理热价分别为4kcal/g、9kcal/g、4kcal/g。

该男子每日蛋白质应供给量：405kcal÷4kcal/g=101g

每日脂肪应供给量：675kcal÷9kcal/g=75g

每日碳水化合物应供给量：1620kcal÷4kcal/g=405g

3. 计算三大产能营养素三餐分配量

一般来说，早餐占全天总能量25% ~30%，午餐占40%，晚餐占30% ~35%为宜；现设定早、中、晚三餐的供能比例分别为30%、40%、30%。三大产能营养素的三餐分配量的计算如下（将计算结果列成表，如表4–17所示）：

早餐、晚餐（各占30%）：

蛋白质：101g×30%≈30g

脂肪：75g×30%≈22g

碳水化合物：405g×30%≈122g

午餐（占40%）：

蛋白质：101g×40%≈40g

脂肪：75g×40%≈30g

碳水化合物：405g×40%≈162g

表4－17　　　　　　　　中年男子营养素三餐分配量　　　　　　　单位：g

	早餐	午餐	晚餐
蛋白质	30	40	30
脂肪	22	30	22
碳水化合物	122	162	122

4. 主食、副食种类的确定

一般主食、副食的种类是根据饮食习惯和个人饮食爱好来确定的，可任意选择食物的种类。

（1）早餐食物种类的确定　早餐食物种类大致为：牛乳、豆浆、稀饭、小米粥、馒头、包子（蒸）、面包、炒粉、肠粉、小菜（青菜、榨菜、煮黄豆）、鸡蛋（煮、煎）、面条（炒、煮）、粉条（煮、炒）等。

早餐选择原则：品种多样、干湿结合、荤素结合。

现为该中年男子选择早餐食物种类为：小米粥、馒头、牛乳。

（2）午餐、晚餐食物种类的确定

午餐、晚餐主食种类：主要有米饭、面食、玉米、薯类等。
午餐、晚餐主食选择原则：种类多样、粗细粮结合。

午餐、晚餐副食种类：主要有肉、鱼、蛋、豆制品、蔬菜等。
午餐、晚餐副食选择原则：品种多样、荤素结合、各餐避免重复。

现为该中年男子选择午餐食物种类为：米饭、猪肉（里脊）、豆腐干、菜心、辣椒；选择晚餐食物种类为：米饭、馒头、草鱼、生菜。

5. 主食、副食数量的确定

（1）主食数量的确定

①早餐主食数量的确定：该男子早餐主食为小米粥和馒头，现设定小米粥提供20%的碳水化合物，馒头提供80%的碳水化合物。查食物成分表知小米粥、馒头的碳水化合物含量分别为8.4%、48.3%。

故该男子所需小米粥质量为：$122g \times 20\% \div 8.4\% = 290g$

所需馒头质量为：$122g \times 80\% \div 48.3\% = 202g$

②午餐主食数量的确定：该男子午餐已选择米饭为主食，查食物成分表可知米饭的碳水化合物含量为25.6%。

故该男子午餐所需米饭量为：$162g \times 100\% \div 25.6\% = 633g$

③晚餐主食数量的确定：该成年男子晚餐已选择米饭和馒头为主食，现设定两种主食分别提供50%的碳水化合物。查食物成分表可知米饭、馒头的碳水化合物含量分别为25.6%、48.3%。

故该男子晚餐所需米饭量为：$122g \times 50\% \div 25.6\% = 238g$

所需馒头量为：$122g \times 50\% \div 48.3\% = 126g$

（2）副食数量的确定

①早餐副食的供应量：先计算早餐主食提供蛋白质数量：查表可知小米、馒头的蛋白质含量分别为 1.4% 和 7.8%。早餐主食蛋白质 = 小米粥蛋白质 + 馒头蛋白质 = $290g\times1.4\%+202g\times7.8\%=20g$。

再计算早餐副食应提供的蛋白质数量：上述计算已知早餐的蛋白质需要量为 30g。早餐副食蛋白质 = 早餐总蛋白质 − 早餐主食蛋白质 = $30g-20g=10g$。

最后计算早餐副食的供应量：查食物成分表可知牛乳的蛋白质含量为 3.0%。牛乳供应量 = 牛乳应供给的蛋白质 ÷ 牛乳蛋白质含量 = $10g\div3.0\%=$ 333g（1mL 牛乳约为 1g 重量）。

②午餐副食的供应量：

Ⅰ. 动物性食物供应量的计算：先计算午餐主食可提供的蛋白质数量：该男子午餐以米饭为主食，查食物成分表可知米饭的蛋白质含量为 2.5%。午餐主食蛋白质 = 米饭蛋白质 = $633g\times2.5\%\approx16g$。

再计算副食应提供的蛋白质数量：上述计算已知午餐的蛋白质需要量为 40g。午餐副食蛋白质 = 午餐总蛋白质 − 午餐主食蛋白质 = $40g-16g=24g$。

然后设定午餐各种副食的蛋白质供给比例：该男子午餐已选定副食为猪肉（里脊）、豆腐干、青菜，其中果蔬类由于蛋白质含量很低，计算过程中它们所含蛋白质忽略不计，即副食蛋白质只用猪肉（里脊）和豆腐干来计算。现设定蛋白质供给比例为：猪肉（里脊）提供 2/3 的副食蛋白质，豆腐干提供 1/3 的副食蛋白质。

最后计算午餐各种副食的供应量：查食物成分表可知猪肉（里脊）、豆腐干的蛋白质含量分别为 20.2%、16.2%。

故午餐所需猪肉量为：$24g\times2/3\div20.2\%=79g$；

所需豆腐干量为：$24g\times1/3\div16.2\%=49g$。

Ⅱ. 植物性食物供应量的计算：《中国居民膳食指南》建议成人每日需摄入蔬菜 $300\sim500g$，其中一半应为绿色蔬菜。该男子前面已选定蔬菜为菜心、辣椒，现设定菜心 150g，辣椒 50g，两者共 200g。

③晚餐副食的供应量：

Ⅰ. 动物性食物供应量的计算：先计算晚餐主食可提供的蛋白质数量：馒头、米饭的蛋白质含量分别为 7.8%、2.5%。晚餐主食蛋白质 = 馒头蛋白质 + 米饭蛋白质 = $126g\times7.8\%+238g\times2.5\%=15.8g\approx16g$。

再计算晚餐副食应提供的蛋白质数量：晚餐副食蛋白质 = 晚餐总蛋白质 − 晚餐主食蛋白质 = $30g-16g=14g$。

然后设定晚餐各种副食的蛋白质供给比例：该男子晚餐副食已选定为草鱼和生菜，其中生菜所含蛋白质忽略不计，故副食蛋白质全部由草鱼提供（草鱼蛋白质供给比为 100%）。

最后计算晚餐各种副食的供应量：查食物成分表可知草鱼的蛋白质含量为

16.6%。故所需草鱼数量为：$16g \times 100\% \div 16.6\% \approx 84g$。

Ⅱ. 植物性食物供应量的计算：该男子晚餐蔬菜已选定为生菜，现为该男子选择生菜200g。

6. 确定一日烹调用油量

（1）方法一：烹调用油量＝一日脂肪需要量－所有食物所含脂肪之和。

（2）方法二：《中国居民膳食指南》建议成年人烹饪用油量不超过25g/d。

7. 初步确定一日食谱

初步确定该中年男子一日食谱如表4－18所示。

表4－18　　　　　　　　中年男子一日食谱举例

餐次	食谱（食物的种类及数量）
早餐	小米粥（小米粥290g），馒头（馒头202g），牛乳333mL
午餐	米饭（米饭633g），椒丝炒豆腐干（辣椒50g，豆腐干49g），菜心炒肉片（菜心150g，猪肉片79g）
晚餐	米饭（米饭238g），馒头（馒头126g），清蒸草鱼（草鱼84g），油淋生菜（生菜200g）
一日用油	25g

（二）食物交换份法

食品交换份法是将常用食品按所含营养素的特点进行归类或分类，一般将常用食品分为6~7个食品类别，每类食品的每一个交换单位均有其各自近似的营养成分及热能标准。然后将每类食物中的食物种类和食物重量排列成表——食品交换份表，供交换使用。最后根据不同能量需要，计算出各类食品的交换份数和实际食物的重量。

1. 食物交换份的概念

我们将能产生90kcal能量的食物重量规定为1交换份。同为1交换份，同类食物所含的蛋白质、脂肪、碳水化合物数量接近。

2. 各类食品1交换份的重量（表4－19至表4－24）

表4－19　　　　　　　　谷类食物1交换份的重量　　　　　　　　单位：g

食品	重量	食品	重量	食品	重量
饼干、蛋糕	20	燕麦片、莜麦面	25	烧饼、烙饼、馒头	35
江米条、麻花、桃酥	20	荞麦面、苦荞面	25	面包、花卷、窝头	35
大米、糙米、糯米	25	各种挂面、龙须面	25	生面条、魔芋生面条	35
高粱米、小米、薏米	25	通心粉	25	马铃薯、红薯、白薯	100
面粉、米粉、玉米面	25	干粉条、干莲子	25	湿粉皮	150
混合面	25	油条、油饼、苏打饼干	25	鲜玉米（中个带棒心）	200

表 4-20　　　　　　　　　　　　　肉鱼蛋类 1 交换份的重量　　　　　　　　单位：g

食品	重量	食品	重量	食品	重量
熟火腿、香肠	20	兔肉	100	鸡蛋清	150
半肥半瘦猪肉	25	蟹肉、水浸鱿鱼	100	带鱼、草鱼、鲤鱼	80
熟叉烧肉（无糖）、午餐肉	35	鸡蛋粉	15	甲鱼、比目鱼	80
酱牛肉、熟酱鸭、大肉肠	35	鸡蛋（1 个大带壳）	60	大黄鱼、鳝鱼、鲫鱼	100
瘦猪、牛、羊肉、带骨排骨	50	鸭蛋（1 个大带壳）	60	对虾、青虾、鲜贝	100
鸡肉、鸭肉、鹅肉	50	鹌鹑蛋（6 个带壳）	60	水浸海参	350

表 4-21　　　　　　　　　　　乳及乳制品 1 交换份的重量　　　　　　　　单位：g

食品	重量	食品	重量	食品	重量	食品	重量	食品	重量	食品	重量
全脂乳粉	20	脱脂乳粉	25	乳酪	25	羊乳	160	牛乳	160	酸乳	130

表 4-22　　　　　　　　　　　豆及豆制品 1 交换份的重量　　　　　　　　单位：g

食品	重量	食品	重量	食品	重量
腐竹	20	豆腐干，豆腐丝	50	绿豆、红豆、芸豆 干豇豆、干豌豆、干蚕豆	25
大豆	25	北豆腐	100		
大豆粉	25	南豆腐（嫩豆腐）	150	豆浆（黄豆与水重量比为 1∶8）	250

表 4-23　　　　　　　　　　　　　蔬菜 1 交换份的重量　　　　　　　　单位：g

食品	重量	食品	重量	食品	重量
大白菜、圆白菜、菠菜	500	芥蓝菜、瓢儿菜	500	洋葱、蒜苗	250
油菜、芹菜、油菜苔	500	雍菜、苋菜	500	胡萝卜	200
韭菜、茴香、圆蒿	500	绿豆芽、鲜蘑、水浸海带	500	藕、山药、荸荠	150
莴笋、西葫芦	500	白萝卜、青椒、茭白	400	百合、芋头	100
番茄、冬瓜、苦瓜	500	倭瓜、南瓜、菜花	350	毛豆	70
黄瓜、茄子、丝瓜	500	鲜豇豆、扁豆	250	鲜豌豆	70

表 4-24　　　　　　　　　　　　　水果 1 交换份的重量　　　　　　　　单位：g

食品	重量	食品	重量	食品	重量
柿子、香蕉、鲜荔枝	150	李子	200	葡萄（带皮）	200
梨、桃、苹果（带皮）	200	杏（带皮）	200	草莓	300
橘子、橙子、柚子（带皮）	200	猕猴桃（带皮）	200	西瓜	500

（资料来源：刘爱月．食品营养与卫生．第 2 版．大连：大连理工大学出版社，2009：156～157.）

3. 食物交换份法制订编制食谱的步骤和方法

下面以为一个 36 岁的女性（重体力劳动）设计一日食谱为例，介绍食物交换份法编制食谱的步骤和方法。

（1）查出一日所需总能量　查阅《中国居民膳食营养素参考摄入量表（DRIs）》知该女子一日能量需要量为 2400kcal。

（2）计算一日所需食物交换份数

$$2400kcal \div 90kcal/1 \text{ 交换份} \approx 27 \text{ 交换份}$$

（3）给不同类别的食物分配相应的份数（表 4 - 25）。

表 4 - 25　　　　　　　不同热能所需的各组食品交换份数

热能（kcal）	交换份	谷薯组	肉蛋乳豆组	蔬果组	供热组
1600	18	12	2	2	2
1800	20.5	14	2.5	2	2
2000	22.5	15	2.5	2	3
2200	25	17	3	2	3
2400	27	19	3	2	3
2600	29.5	20	4	2	3.5
2800	32	22	4.5	2	3.5
3000	34	24	4.5	2	3.5

（4）安排各餐每类食物的份数

一餐中某食物份数 = 该类食物一日总份数 × 该餐能量供应比例

①早餐（早餐能量供应比例为 30%）

谷薯类：19 份 ×30% =5.7 份　　肉蛋乳豆类：3 份 ×30% =0.9 份

蔬果类：2 份 ×30% =0.6 份　　油脂类：3 份 ×30% =0.9 份

②午餐（午餐能量供应比例为 40%）

谷薯类：19 份 ×40% =7.6 份　　肉蛋乳豆类：3 份 ×40%　=1.2 份

蔬果类：2 份 ×40% =0.8 份　　油脂类：3 份 ×40% =1.2 份

③晚餐（晚餐能量供应比例为 30%）

谷薯类：19 份 ×30% =5.7 份　　肉蛋乳豆类：3 份 ×30% =0.9 份

蔬果类：2 份 ×30% =0.6 份　　油脂类：3 份 ×30% =0.9 份

（5）选择食物的种类，并为每种食物确定重量（表 4 - 26）

表 4 – 26　　　　　　　　　　一日三餐食物的种类及数量

	每餐各类食物的份数	每餐食物的种类及重量
早餐	谷薯类 5.7 份	面粉 5.7 份（面粉 5.7 份 ×25g/份 = 142g）
	肉蛋乳豆类 0.9 份	牛乳 0.9 份（鲜牛乳 0.9 份 ×160g/份 = 144mL）
	蔬果类 0.6 份	柑橘 0.6 份（柑橘 0.6 份 ×200g/份 = 120g）
	油脂类 0.9 份	猪油 0.9 份（猪油 0.9 份 ×10g/份 = 9g）
午餐	谷薯类 7.6 份	大米 7.6 份（大米 190g）
	肉蛋乳豆类 1.2 份	猪肉 0.6 份（猪肉 30g），鸡肉 0.6 份（鸡肉 30g）
	蔬果类 0.8 份	大白菜 0.4 份（大白菜 200g），西瓜 0.4 份（西瓜 200g）
	油脂类 1.2 份	花生油 1.2 份（花生油 12g）
晚餐	谷薯类 5.7 份	面粉 3 份（面粉 75g），小米 2.7 份（小米 67.5g）
	肉蛋乳豆类 0.9 份	腐竹 0.9 份（腐竹 18g）
	蔬果类 0.6 份	芹菜 0.6 份（芹菜 300g）
	油脂类 0.9 份	花生油 0.9 份（9g）

（6）选择食物的烹饪方法，最终确定一日食谱（表 4 – 27）。

表 4 – 27　　　　　　　　　　该女子的一日食谱

餐次	每餐食物的种类及数量	一日三餐的食谱
早餐 8 份	面粉 142g	烙饼（面粉 142g，猪油 9g）
	猪油 9g	
	鲜牛乳 144mL	牛乳（鲜牛乳 144mL）
	柑橘 120g	柑橘（柑橘 120g）
午餐 11 份	大米 190g	米饭（大米 190g）
	猪肉 30g，鸡肉 30g	白菜炒肉丁（瘦肉丁 30g，鸡肉丁 30g，大白菜 200g，花生油 12g，酱油、味精、盐适量）
	大白菜 200g	
	花生油 12g	
	西瓜 200g	西瓜 200g
晚餐 8 份	面粉 75g，小米 67.5g	花卷（面粉 75g），小米粥（小米 67.5g）
	腐竹 18g	
	芹菜 300g	芹菜炒腐竹（芹菜 300g，腐竹 18g，花生油 9g，味精、盐适量）
	花生油 9g	

（7）利用同类互换方法更新食谱　利用同类互换方法，即粮换粮、豆换豆、肉换肉，可将食谱进行更新。例如，可在上述已编制出的食谱基础上，为该女子

更新食谱如表 4 - 28 所示。

表 4 - 28　　　　　　　　　　　利用同类互换更新食谱

餐次	原食谱	利用同类互换更新后的食谱
早餐 8 份	烙饼（面粉 142g，猪油 9g） 牛乳（鲜牛乳 144mL） 柑橘（柑橘 120g）	水煮面条（面粉 142g，花生油 9g） 牛乳（鲜牛乳 144mL） 苹果（苹果 120g）
午餐 11 份	米饭（大米 190g） 白菜炒肉丁（瘦肉丁 30g，鸡肉丁 30g，大白菜 200g，花生油 12g，酱油、味精、盐适量） 西瓜 200g	发糕（面粉 140g，玉米面 50g） 韭菜炒鸡蛋（鸡蛋 72g，韭菜 200g，大豆油 12g，味精、盐适量） 柚子 80g
晚餐 8 份	花卷（面粉 75g） 小米粥（小米 67.5g） 芹菜炒腐竹（芹菜 300g，腐竹 18g，花生油 9g，味精、盐适量）	米饭（大米 142.5g） 鲫鱼汤（鲫鱼 72g），红烧茄子（茄子 300g，花生油 9g，味精、盐适量）

四、 食谱的评价和调整

（一） 食谱评价

根据初步编制的食谱中各种食物及其用量，通过查阅食物成分表，计算该食谱所提供的各种营养素的量，并与食用者的营养推荐摄入量标准进行比较，相差在 10% 上下，可认为合乎要求，否则要增减或更换食品的种类或数量，直至基本符合要求。每天能量、蛋白质、脂肪和碳水化合物的摄入量出入不应该很大，其他营养素以一周为单位进行评价即可。

（二） 食谱调整

根据营养平衡原理，膳食提供的能量与营养素应达到《中国居民膳食营养素参考摄入量（DRIs）》标准，能量及三大产能营养素允许的浮动范围在参考摄入量标准规定的 10% 以内，其他营养素允许的浮动范围在参考摄入量标准规定的 ±10% 以内。将初步编制的食谱进行营养评价后，将能量和营养素的实际摄入量与推荐摄入量进行比较，然后根据比较结果对食谱进行适当的调整，以保证大部分营养素满足摄入量要求。

（三） 食谱评价和调整举例

下面以一个大二女生的一日食谱（见表 4 - 29）为例，介绍食谱评价和调整的方法。

表 4 – 29　　　　　　　　　　　　　　大二女生一日食谱

餐次	食谱	原料及质量
早餐	馒头	面粉 116g
	煮鸡蛋	鸡蛋一个 55g
	牛乳	牛乳 217g，白糖 5g
	清拌海带黄瓜丝	水发海带 40g，黄瓜 40g，橄榄油 5g
	苹果	苹果 150g
午餐	二米饭	大米 72g，小米 75g
	蒜薹肉丝	猪瘦肉 32g，蒜薹 50g，烹调油 5g
	鲫鱼炖豆腐	鲫鱼 40g，豆腐 72g，烹调油 4g
	马铃薯烧茄子	马铃薯 60g，茄子 60g，烹调油 5g
	鲜菇小白菜汤	平菇 15g，小白菜 15g，烹调油 2g
	梨	梨 100g
晚餐	白米粥	大米 54g
	玉米饼	玉米面 60g
	炒鱿鱼	鱿鱼 50g，尖椒 30g，蒜苗 30g，烹调油 6g
	炒三丝	鸡肉 45g，胡萝卜 80g，青椒 60g，烹调油 6g

1. 食谱评价

（1）按类别将食物归类排序，并统计每种食物的数量，见表 4 – 30。

（2）查食物成分表，计算出每种食物所含营养素的量，将计算结果填入表 4 – 30。

（3）将所有食物中的各种营养素分别累计相加，计算结果也填入表 4 – 30。

表 4 – 30　　　　　　　　　女大学生一日三餐食谱及营养分析

餐次	食谱	原料及质量/g	能量/kcal	蛋白质/g	脂肪/g	碳水化合物/g	维生素 A/μg	维生素 B$_1$/mg	维生素 B$_2$/mg	维生素 C/mg	钙/mg	铁/mg	锌/mg
早餐	馒头	面粉 116	400	13	1.7	83.2	—	0.32	0.09	—	36	4.1	1.9
	煮鸡蛋	鸡蛋 55	86	7	6.1	0.7	107	0.07	0.18	—	24	1.3	0.56
	牛乳	牛乳 217	118	6.5	6.9	7.4	52	0.07	0.3	2	226	0.7	0.91
		白糖 5	20	—	—	4.9	—	—	—	—	—	—	—
	清拌海带黄瓜丝	水发海带 40	6	0.5	—	0.6	—	0.01	0.06	—	18	0.4	0.06
		黄瓜 40	6	0.3	0.1	1	36	0.01	0.02	4	10	0.2	0.07
		橄榄油 5	45	—	5	—	—	—	—	—	—	—	—
	苹果	苹果 150	74	0.3	0.3	18.5	4	0.09	0.03	6	6	0.9	0.29

续表

餐次	食谱	原料及质量/g	能量/kcal	蛋白质/g	脂肪/g	碳水化合物/g	维生素A/μg	维生素B₁/mg	维生素B₂/mg	维生素C/mg	钙/mg	铁/mg	锌/mg
午餐	二米饭	大米72	276	5.5	0.4	55.3	—	0.12	0.06	—	8	0.8	1.04
		小米75	269	6.6	2.3	55.1	13	0.25	0.08	—	31	3.8	1.4
	蒜薹肉丝	猪瘦肉32	46	6.5	2	0.5	14	0.17	0.03	—	2	1	0.96
		蒜薹50	19	1.1	0.2	3.1	24	0.05	0.04	18	14	0.7	0.23
		烹调油5	45	—	5	—	—	—	—	—	—	—	—
	鲫鱼炖豆腐	鲫鱼40	43	6.8	1.1	1.5	7	0.02	0.04	—	32	0.5	0.68
		豆腐72	58	5.8	2.7	2.7	—	0.03	0.02	—	118	1.4	0.8
		烹调油4	36	—	4	—	—	—	—	—	—	—	—
	马铃薯烧茄子	马铃薯60	46	1.2	0.1	9.9	3	0.05	0.02	16	5	0.5	0.22
		茄子60	13	0.7	0.1	2.2	5	0.01	0.02	3	14	0.3	0.14
		烹调油5	45	—	5	—	—	—	—	—	—	—	—
	鲜菇小白菜汤	平菇15	3	0.3	0.1	0.4	—	0.01	0.02	1	1	0.2	0.09
		小白菜15	2	0.2	0.1	0.2	42	0.01	0.01	5	14	0.3	0.07
		烹调油2	18	—	2	—	—	—	—	—	—	—	—
	梨	梨100	30	0.4	—	7.3	—	0.01	0.04	1	11	—	—
晚餐	白米粥	大米54	207	4.2	0.3	41.4	—	0.09	0.04	—	6	0.6	0.58
	玉米饼	玉米面60	201	5.2	2.3	40	10	0.13	0.08	—	8	1.4	1.02
	炒鱿鱼	鱿鱼50	41	8.5	0	0	8	—	0.02	—	22	0.3	0.68
		尖椒30	7	0.4	0.1	1.1	17	0.01	0.01	19	5	0.2	0.07
		蒜苗30	11	0.6	0.1	1.9	14	0.03	0.02	11	9	0.4	0.14
		烹调油6	54	—	6	—	—	—	—	—	—	—	—
	炒三丝	鸡肉45	56	9.4	2	—	29	0.04	0.04	—	4	0.9	0.48
		胡萝卜80	29	0.8	0.2	6.2	550	0.03	0.02	10	25	0.8	0.18
		青椒60	14	0.8	0.2	2.2	34	0.02	0.02	37	9	0.4	0.13
		烹调油6	54	—	6	—	—	—	—	—	—	—	—
		供给量	2378	92.6	62.5	347.3	970	1.65	1.31	133	658	22.1	12.7
		推荐量	2300	86.3	63.9	345	700	1.3	1.2	100	800	20	11.5
		占需要量比例	1.03	1.07	0.98	1.01	1.39	1.27	1.09	1.33	0.82	1.10	1.10

（资料来源：吴肖淮等．饮食营养与卫生．北京：科学出版社，2012：103～104．）

2. 食谱调整

从表4-30中的分析结果可以看出，该食谱能量、蛋白质、脂肪和碳水化合物的供给量基本满足需求，维生素A、维生素B_1和维生素C的实际供给量超出标准较多，而钙供给量不足，故应对食谱加以调整。可减少维生素A、维生素B_1和维生素C食物的供给量，增加含钙丰富的食物。将午餐中的50g蒜薹用50g芹菜代替，将晚餐中的80g胡萝卜用量改为40g，60g青椒改为80g油菜，45g鸡肉改为35g。调整后的食谱见表4-31。

表4-31 调整后的食谱

餐次	食谱	原料及质量
早餐	馒头	面粉116g
	煮鸡蛋	鸡蛋一个55g
	牛乳	牛乳217g，白糖5g
	清拌海带黄瓜丝	水发海带40g，黄瓜40g，橄榄油5g
	苹果	苹果150g
午餐	二米饭	大米72g，小米75g
	芹菜肉丝	猪瘦肉32g，芹菜50g，烹调油5g
	鲫鱼炖豆腐	鲫鱼40g，豆腐72g，烹调油4g
	马铃薯烧茄子	马铃薯60g，茄子60g，烹调油5g
	鲜菇小白菜汤	平菇15g，小白菜15g，烹调油2g
	梨	梨100g
晚餐	白米粥	大米54g
	玉米饼	玉米面60g
	炒鱿鱼	鱿鱼50g，尖椒30g，蒜苗30g，烹调油6g
	炒三丝	鸡肉35g，胡萝卜40g，油菜80g，烹调油6g

（资料来源：吴肖淮等．饮食营养与卫生．北京：科学出版社，2012：105．）

调整后食谱的营养成分核算见表4-32。

表4-32 调整后食谱的营养成分核算

	能量 /kcal	蛋白质/g	脂肪 /g	碳水化合物/g	维生素A /μg	维生素B_1 /mg	维生素B_2 /mg	维生素C /mg	钙 /mg	铁 /mg	锌 /mg
供给量	2353	90.2	62.0	342	718	1.37	1.31	136	810	23.3	12.2
推荐量	2300	86.3	63.9	345	700	1.3	1.2	100	800	20	11.5
占需要量比例	1.02	1.04	0.97	0.99	1.03	1.05	1.09	1.36	1.01	1.16	1.06

（资料来源：吴肖淮等．饮食营养与卫生．北京：科学出版社，2012：105．）

【技能实训】

1. 运用计算法为自己制订一日食谱。

2. 某公司职业经理，女，38 岁。请分别运用计算法和食物交换份法为其设计一日食谱。

【知识拓展】

下面是某男大学生的一日膳食，请分析评价其膳食。

（1）早餐：鲜牛乳一杯（150g），馒头一个（小麦标准粉100g）；

（2）中餐：米饭（粳米200g），猪肉炒芹菜（猪腿肉50g，芹菜250g，酱油10g，花生油6g，盐2g）；

（3）晚餐：米饭（粳米，标一200g），菠菜豆腐汤（菠菜50g，豆腐50g，河虾5g，花生油3g，盐2g），鱼片（草鱼150g，蒜头5g，酱油3g，标准粉3g，糖2g）。

【练习题】

1. 请简述营养食谱的概念和种类。

2. 请简述营养食谱编制的目的、原则和理论依据。

3. 请简述计算法、食物交换份法编制食谱的方法和步骤。

项目二　健康人群的营养与膳食

任务一　一般人群的营养与膳食

【引入】

《中国居民膳食指南》

中国营养学会于1997年、2007年、2011年先后发布了3次《中国居民膳食指南》。《中国居民膳食指南》（2011年版）（以下简称为《指南》）为最新版，由一般人群膳食指南、特定人群膳食指南和平衡膳食宝塔三部分组成。该《指南》以最新的科学证据为基础，对居民实践平衡膳食，获取合理营养提供了切实可行的建议和指导。

【知识介绍】

一、一般人群的膳食指南

一般人群膳食指南共有 10 条建议，适合于 6~60 岁的正常人群。

（一）食物多样，谷类为主，粗细搭配

1. 食物多样化

营养学家提倡一天应食用以下五大类食物：①谷类及薯类；②动物性食物包括肉、禽、蛋、乳等；③豆类及坚果类；④蔬菜、水果及菌藻类；⑤纯热能食物，包括动植物油、淀粉、食用糖和酒类。

2. 以谷类为主食

碳水化合物提供能量更安全，且更经济，所以人体应以含碳水化合物较多的谷类为主食。营养学家建议成人每天应摄入谷类食物 250~400g。

3. 粗细搭配

这有两层意思：一是要适当吃一些粗粮（除大米、白面以外的其他谷类食物）；二是应该多吃一些加工精度低的大米、面粉，例如糙米、全麦粉。

（二）多吃蔬菜、水果和薯类

蔬菜、水果中含有丰富的维生素、矿物质和膳食纤维，有利于保持心血管的健康，另外，蔬菜、水果还含有种类繁多的非营养素物质，学术界称其为植物化学物质。研究证实，这些植物化学物质，如番茄红素、大蒜素、玉米黄酮等，具有显著的抑制自由基、增强机体免疫力等功效。营养学家建议成年人每天应吃蔬菜 300~500g，水果 200~400g。近 10 年来，人们食用薯类较少，故专家建议成人每周吃 5 次薯类，每次 50~100g。

（三）每天吃乳类、大豆或其制品

乳类营养成分齐全，组成比例适宜，容易消化吸收。乳类除含丰富的优质蛋白质和维生素外，含钙量较高，且利用率也很高，是膳食钙质的极好来源。各年龄人群适当多饮乳有利于骨健康，建议每人每天平均饮乳 300mL。大豆含丰富的优质蛋白质、必需脂肪酸、多种维生素和膳食纤维，且含有磷脂、低聚糖，以及异黄酮、植物固醇等多种植物化学物质。应适当多吃大豆及其制品，建议每人每天摄入 30~50g 大豆或相当量的豆制品。

（四）常吃适量的鱼、禽、蛋和瘦肉

鱼、禽、蛋和瘦肉均属于动物性食物，是人类优质蛋白、脂类、脂溶性维生素、B 族维生素和矿物质的良好来源。瘦畜肉含铁量高且利用率好；禽类营养价值与畜肉相近，但其脂肪含量一般较畜肉低，且脂肪中不饱和脂肪酸含量较高；鱼类脂肪含量一般较低，且含有较多的多不饱和脂肪酸；蛋类富含优质蛋白质，各种营养成分比较齐全，是很好的蛋白质来源。建议成人每日摄入量：畜禽肉类

50~75g，鱼虾类 50~100g，蛋类 25~50g。

（五）减少烹调用油，吃清淡少盐膳食

脂肪是人体能量的重要来源之一，并可提供必需脂肪酸，有利于脂溶性维生素的吸收，但是脂肪摄入过多是引起肥胖、高血脂等多种慢性疾病的危险因素之一。目前中国居民炒菜放的油都普遍偏多，所以建议每人每天烹饪用油不超过25g 或 30g；研究发现膳食盐的摄入量过高与高血压的患病率密切相关。调查显示我国城乡居民每天食盐平均摄入量为 12g，远远高于膳食指南推荐的 6g。为此，建议我国居民应养成吃清淡少盐膳食的习惯。

（六）食不过量，天天运动，保持健康体重

1. 食不过量

人体摄入食物过多，一是会加重胃肠等消化器官的负担，二是过量的食物会导致营养过剩，使患肥胖症、脂肪肝、心血管疾病等"富贵病"的概率增加。因此，餐餐不饱，饭饱八分，是应该养成的良好的饮食习惯。

2. 天天运动

运动不仅有助于保持健康体重，降低营养相关的慢性疾病的风险，还有助于调节心理平衡，有效缓解抑郁和焦虑的症状，改善睡眠。一般来说，运动可以分为两部分，一是包括工作、出行和家务等日常生活中消耗较多体力的活动，二是体育锻炼活动，如快走、慢跑、游泳、打球、器械练习等。建议成年人每天进行累计相当于步行 6000 步以上的身体活动，如果身体条件允许，最好进行 30min 中等强度的运动。

3. 保持健康体重

体重过高或过低都对身体不利。

（七）三餐分配要合理，零食要适当

1. 合理分配三餐的时间和食物量

一般来说，应按下列规律安排一日三餐。

早餐：6：30~8：30　　用餐时间 15~20min　占全天总能量的 25%~30%
午餐：11：30~13：30　用餐时间 30min 左右　占全天总能量的 30%~40%
晚餐：18：00~20：00　用餐时间 30min 左右　占全天总能量的 30%~40%

2. 应天天吃早餐并保证营养充足

早餐在三餐中具有特殊意义，早晨空腹血糖水平是非常低的，而血糖是大脑能直接利用的惟一能量。如果不吃早餐或早餐吃得不合理，势必影响大脑的能量供应并进而影响大脑的思考能力，所以早餐一定要有粮谷类食物和富含蛋白质的食物。如果时间允许，也有食欲的话，早餐最好再搭配一些蔬菜和水果。

3. 午餐要吃好

午餐提供热能约占全天热能的 40%，故午餐的碳水化合物要足够。碳水化

合物主要来自于谷类，宜选择淀粉含量高的谷类如米、面等，避免含蔗糖较多的食物。午餐主食应达到100g以上；午餐还应提供高质量的蛋白质，最好多选择脂肪含量少的高蛋白食物如豆制品和鱼类等；午餐中维生素、纤维素也不可缺少，维生素和纤维素的主要来源是蔬菜和水果。人体一天应摄入蔬菜300～500g，水果200～400g，午餐减半即可。

4. 晚餐要早吃少吃

晚餐应早吃，这可大大降低尿路结石病的发病率，晚餐时间最好安排在晚上6点左右，尽量不要超过晚上8点；晚餐要少吃，具体吃多少依每个人的身体状况和个人的需要而定；晚餐还应偏素，以富含碳水化合物的食物为主，尤其应多摄入一些新鲜蔬菜，尽量避免摄入过多的蛋白质和脂肪。

5. 合理选择零食

零食是指非正餐时间所吃的各种食物，可提供一定的能量和营养素，但不如正餐全面、均衡，故吃零食量不宜多；在两餐之间吃零食较为合适，并应选择营养价值高的水果、坚果、酸乳作为零食，含糖和脂肪较多的食品不宜选作零食。

（八）每天足量饮水，合理选择饮料

饮水应少量多次，要主动，不要感到口渴时再喝水。饮水最好选择白开水。

饮料多种多样，需要合理选择，如乳饮料和纯果汁饮料含有一定量的营养素和有益膳食成分，适量饮用可以作为膳食的补充。有些饮料添加了一定的矿物质和维生素，适合热天户外活动和运动后饮用。有些饮料只含糖和香精香料，营养价值不高。

（九）饮酒应限量

酒精饮料可以提供能量，但营养素含量很少。少量饮酒可促进血液循环，但大量饮酒可造成肠道黏膜损伤及肝脏损伤，容易引起胃肠疾病和肝脏疾病，故饮酒时应限量。同时应注意，高血压、高脂血、冠心病、糖尿病等疾病患者及孕妇不能饮酒。

（十）吃新鲜卫生的食物

新鲜食物是指存放时间短的食物。食物如果放置时间过长，可引起变质，甚至可能产生对人体有毒有害的物质；也可能污染致病微生物，并为其提供了足够的生长繁殖时间。因此，当发现食物腐败变质时就应坚决丢弃，以免发生食物中毒。

二、中国居民膳食宝塔

（一）中国居民膳食宝塔的概念

"膳食宝塔"就是以直观的宝塔形式告诉居民每日应吃食物的种类及相应的数量，它是膳食指南的量化和形象化的表达。

（二） 膳食宝塔的说明

说明一：平衡膳食宝塔共分五层。

宝塔的各层表示我们每天应吃的主要食物种类。宝塔各层位置和面积不同，这在一定程度上反映出各类食物在膳食中的地位和应占的比重，如图4－1所示。

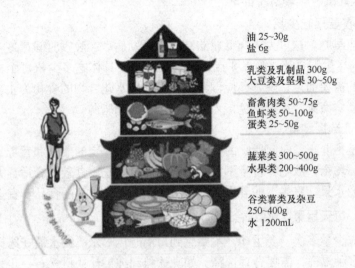

油 25~30g
盐 6g

乳类及乳制品 300g
大豆类及坚果 30~50g

畜禽肉类 50~75g
鱼虾类 50~100g
蛋类 25~50g

蔬菜类 300~500g
水果类 200~400g

谷类薯类及杂豆
250~400g
水 1200mL

图4－1　中国居民膳食宝塔

说明二：宝塔没有建议食糖的摄入量。

因为我国居民现在平均吃食糖的量还不多，少吃些或适当多吃些可能对健康的影响不大。但多吃糖有增加龋齿的危险，尤其是儿童、青少年不应吃太多的糖和含糖食品。

说明三：宝塔建议的各类食物的摄入量一般是指食物的生重。

各类食物的组成是根据全国营养调查中居民膳食的实际情况计算的，所以每一类食物的重量不是指某一种具体食物的重量。

（1）谷类　谷类是大米、面粉、玉米粉、高粱等的总和。它们是膳食中能量的主要来源，在农村也往往是膳食中蛋白质的主要来源。加工的谷类食品如面包、烙饼、切面等应折合成相当的面粉量来计算。

（2）蔬菜和水果　蔬菜和水果因为它们有许多共性而经常放在一起，但蔬菜和水果终究是两类食物，各有优势，不能完全相互替代。尤其是儿童，不可只吃水果不吃蔬菜。一般说来，红、绿、黄色较深的蔬菜和深黄水果含营养素比较丰富，故应多选用深色果蔬。

（3）肉鱼蛋　肉、鱼、蛋归为一类，主要提供动物性蛋白质以及一些重要的矿物质和维生素。但它们彼此间也有明显区别。肉类包含畜肉、禽肉及内脏；鱼、虾及其他水产品含脂肪很低，有条件可以多吃一些；蛋类含胆固醇相当高，一般每天不超过一个为好。

（4）乳类和豆类食物　宝塔建议的 300g 乳类按蛋白质和钙的含量来折合约相当于鲜乳 600mL 或乳粉 84g；豆类及豆制品包括许多品种，宝塔建议的 50g 是个平均值，根据其提供的蛋白质可折合为大豆 40g 或豆腐干 80g。

说明四：宝塔建议的每人每日各类食物适宜摄入量范围适用于一般健康成人，应用时要根据个人年龄、性别、身高、体重、劳动强度、季节等情况适当调整。

说明五：平衡膳食宝塔建议的各类食物摄入量是一个平均值和比例，日常生活无需每天都样样照着"膳食宝塔"推荐量吃。

说明六：人们吃多种多样的食物不仅是为了获得均衡的营养，也是为了使饮食更加丰富多彩以满足人们的口味享受。

（三）膳食宝塔的应用

利用膳食宝塔可以很便捷地编制一日食谱。下面以为一个 48 岁从事轻体力活动的女子编制一日食谱为例，介绍利用膳食宝塔编制食谱的步骤和方法。

1. 确定用餐对象的能量水平

查阅《中国居民膳食营养素参考摄入量表（DRIs）》知该 48 岁的女子一日能量需要量为 1800kcal。

2. 根据能量水平确定一日食物需要量

膳食宝塔对不同能量水平分别给出了 10 类食物的建议摄入量，应用时要根据自身的能量需要进行选择（见表 4 – 10）。建议摄入量均为食物可食部分的生重量。该 48 岁女子一日食物需要量如表 4 – 33 所示。

表 4 – 33　　　　　　　　　　某女子一日食物需要量　　　　　　　　　单位：g

能量水平	谷类	肉类	水产品	蛋类	乳类	大豆类	蔬菜	水果	烹调油	食盐
1800kcal	250	50	50	25	300	30	300	200	25	6

3. 将一日食物量分配到三餐中

一日中早、中、晚三餐营养素分配比例一般为 30%、40%、30%，因此食物分配的基本原理是将每类食物按 3:4:3 的比例分配到一日三餐中，该女子各种食物的三餐分配情况见表 4 – 34。在分配食物的时候，除了要考虑营养均衡外，也要考虑实用性、方便性及人们的饮食习惯等因素，因此该女子一日食物量也可以如表 4 – 35 所示进行分配。

表 4 – 34　　　　　　　　　某女子一日三餐食物的分配量　　　　　　　　单位：g

能量水平	1800kcal	早餐	午餐	晚餐
谷类	250	75	100	75
肉类	50	15	20	15
水产品	50	15	20	15

续表

能量水平	1800kcal	早餐	午餐	晚餐
蛋类	25	7.5	10	7.5
乳类	300	90	120	90
大豆类	30	9	12	9
蔬菜	300	90	120	90
水果	200	60	80	60
烹调油	25	7.5	10	7.5
食盐	6	1.8	2.4	1.8

表4-35　　　　　　　　　某女子一日三餐食物的分配量　　　　　　　　单位：g

能量水平	1800kcal	早餐	午餐	晚餐
谷类	250	75	100	75
肉类	50	—	50	—
水产品	50	—	—	50
蛋类	25	25	—	—
乳类	300	300	—	—
大豆类	30	—	30	—
蔬菜	300	—	150	150
水果	200	—	—	200
烹调油	25	—	10	15
食盐	6	—	3	3

4. 确定食物的种类、数量及烹饪方法，由此制订出每餐的食谱

该女子如果以表4-35方式进行一日食物分配，则可编制出如下食谱（见表4-36）。

表4-36　　　　　　　从事轻体力劳动的48岁女子一日食谱举例

餐次	食物种类及重量	具体食物名称及相应重量	该餐食谱
早餐	谷类75g 蛋类25g 乳类300mL	面粉75g 生鸡蛋25g 牛乳300mL	面包（面粉75g） 煎鸡蛋（生鸡蛋25g） 牛乳一盒（250mL）

续表

餐次	食物种类 及重量	具体食物名称 及相应重量	该餐食谱
午餐	谷类 100g 肉类 50g 大豆类 30g 蔬菜类 150g 烹饪油 10g 食盐 3g	大米 100g 猪排骨 85g 北豆腐 87g 萝卜 105g 大白菜 57.5g	米饭（大米 100g） 萝卜炖排骨（萝卜 105g，猪排 85g，油 4g，盐 2g） 白菜烩豆腐（大白菜 57.5g，北豆腐 87g，油 6g，盐 1g）
晚餐	谷类 75g 水产品 50g 蔬菜类 150g 水果类 200g 烹饪油 15g 食盐 3g	大米 75g 带鱼 65g 油菜 180g 西瓜 360g	米饭（大米 75g） 红烧带鱼（带鱼 65g，油 10g，盐 2g） 蒜蓉油菜（油菜 180g，油 5g，盐 1g） 西瓜 360g

【技能实训】

1. 请作出中国居民膳食宝塔图，并标出每层对应的主要食物种类及数量。

2. 利用膳食宝塔为自己设计一日食谱。

【知识拓展】

1. 中国传统的饮食习惯中，哪些符合膳食指南的要求，哪些又违反了膳食指南的要求？

2. 针对人们目前的生活方式和膳食结构，一般人群膳食指南中哪些建议值得关注？

【练习题】

1. 论述中国居民膳食指南的主要内容。

2. 请简述营养素的流失和营养素破坏的差别。

3. 请简述红色、黄色、绿色和黑色食物各有什么营养特点。

4. 请简述膳食宝塔中水和身体活动的意义，并简述利用膳食宝塔设计食谱的方法和步骤。

任务二　特殊人群的营养与膳食

子任务 1　孕妇和乳母的营养与膳食

【引入】

孕妇、乳母应注意合理营养

妇女妊娠期胎儿的生长和产后哺乳期乳汁的分泌，均为需要加强营养的特殊生理过程。在此过程中，妊娠期妇女和哺乳期妇女一方面要提供满足胎儿生长发育和乳汁分泌所需要的各种营养素，另一方面要满足自身的营养素需求。

【知识介绍】

一、孕妇的营养与膳食

（一）孕妇的生理特点

妊娠是一个复杂的生理过程，足月妊娠为 280d，从怀孕到 12 周为孕早期，13~27 周为孕中期，28 周到出生为孕晚期。孕期妇女生理状态和代谢有较大的改变。

1. 内分泌和代谢的改变

许多孕期的生理变化受内分泌系统的影响所致，随着妊娠时间的增加，胎盘增大，母体内的雌激素、孕激素及胎盘激素等内分泌激素的含量也相应地升高。妊娠期间在相关激素的影响下，孕妇的基础代谢率升高，因此需要更多的能量。另外，妊娠期母体的合成代谢也增强，一方面是因为要合成一个重量约 3kg 的胎儿，另一方面是母体自身进一步发育和体重增加，这使得孕妇必须摄入更多的营养物质来支持。

2. 消化功能的改变

受孕酮（一种孕激素）分泌增加的影响，孕妇胃排空及食物在肠道停留的时间延长，胃肠蠕动减慢，易出现饱胀感及便秘；孕期激素的变化还可引起消化液和消化酶分泌减少，导致孕妇易出现消化不良；在妊娠早期约有 50% 以上的孕妇有恶心、呕吐等反应，这主要是胃内容物反流入食管下部而引起恶心、呕吐所致。另外，母体对某些营养素如钙、铁、维生素 B_{12} 及叶酸等的肠道吸收量增加。

3. 肾功能的改变

妊娠期间，孕妇需要清除胎儿和自身代谢所产生的废物，因此肾脏负担增加。同时母体的肾功能也发生着显著变化，表现为肾血流量及肾小球滤过率增加，但肾小管的再吸收能力又不能相应提高，结果可导致有些孕妇尿中出现葡萄糖、氨基酸等。

4. 血容量及血液成分的改变

从孕 6 周开始，孕期妇女的血容量随妊娠时间的增加而逐渐增加，同时血浆中的红细胞和血红蛋白的含量也增加，但由于血浆的增加幅度比红细胞、血红蛋白的增加幅度大，因此血中血红蛋白浓度下降，可出现生理性贫血。

5. 体重增长

健康孕妇若不限制饮食，其体重增长范围一般为 10~12.5kg。不同孕妇在孕期适宜增加体重有两种计算方法。

（1）根据孕前体质指数（BMI）推荐孕期体重增长的适宜范围　一般而言，孕前消瘦者孕期增重相应较正常体重妇女稍高，超重和肥胖妇女孕期增重相应低（见表 4 – 37）。

表 4 – 37　　　　　　　　按孕前 BMI 推荐孕期体重增长的适宜范围

孕前体重/身高类别	BMI/（kg/m²）	推荐体重增长范围/kg
低	<19.8	12.5~18.0
正常	19.8~26.0	11.5~16.0
超重	26.0~29.0	7.0~11.5
肥胖	>29.0	6.0~6.8

（2）根据孕前体重、受孕年龄、是否哺乳或是否双胎推荐孕期增重　①孕前体重超过标准体重20%的女性，孕期体重增加以 7~8kg 为宜，孕后 20 周，每周体重增加不得超过 0.3kg。②孕前体重正常的女性，孕期增重的适宜值为12.5kg，孕后 20 周，每周增加体重约为 0.4kg。③青春期怀孕或孕前体重低于标准体重10%的女性，孕期体重增加的目标值为 14~15kg，孕后 20 周，每周增加体重约为 0.5kg。④双胞胎妊娠女性，孕期体重增加目标为 18kg，孕后 20 周，每周增加体重约为 0.65kg。

6. 水贮留增加

正常妊娠母体内钠贮留导致体液增加，整个妊娠过程中，母体体液增加6.5~7kg。

（二）孕妇的营养需要

孕妇营养的好坏，不仅影响本身的健康，而且与胎儿的生长发育和智力发育密切相关。

1. 能量

孕妇对能量的需要量比平时要大，除了母体自身需要能量外，胎儿的生长发育，胎盘和母体组织的增长以及母体产后泌乳的脂肪储备都需要能量。中国营养学会推荐孕中期每日摄入能量在非孕基础上增加1.26MJ（200kcal）。孕期能量摄入并非越多越好，一般可根据定期测量体重的增加正常与否来判断能量摄入是否过多。

2. 蛋白质

孕妇对蛋白质需求量增加，用以满足母体自身和胎儿生长发育需要。机体对蛋白质的需求，随孕期进展而增加，孕中、晚期膳食蛋白质增加值分别为15g/d、30g/d，其中动物类和豆类等优质蛋白应超过1/2以上。

3. 脂肪

孕妇和胎儿都需要储存脂肪，不仅因为脂肪是膳食能量的重要来源，而且孕妇需要储备脂肪以供产后泌乳，推荐孕妇膳食脂肪供能比为25%～30%。膳食中的磷脂及长链多不饱和脂肪酸如花生四烯酸（ARA）、二十二碳六烯酸（DHA）等对胎儿早期脑和视网膜的发育有重要的作用，故孕妇应增加此类多不饱和脂肪酸以及必需脂肪酸的摄入比例。

4. 碳水化合物

对胎儿来说，葡萄糖几乎是其唯一的能量来源，因此消耗孕妇的葡萄糖较多。如果碳水化合物摄入不足，孕妇为节省葡萄糖以满足胎儿的需要，母体不得不动用体内贮存的脂肪供能，而脂肪氧化不完全时会产生酮体，酮体过多会导致人体发生酮症酸中毒。故孕早期必须保证每日摄入不低于150g的碳水化合物，每日碳水化合物释放的能量应占总能量的60%，以摄入淀粉类食物为主。

5. 矿物质

我国妇女孕期较易缺钙、铁、锌、碘等矿物质。

（1）钙　孕期钙的吸收率增加，以保障胎儿获得充足的钙，满足胎儿骨骼牙齿生长发育的需要；除胎儿需要外，母体也需要储存部分钙以备哺乳期使用；孕期补钙还可以降低母体高血压、妊高症和先兆子痫的危险。如果钙供给不足，会加速母体骨钙溶出，使孕妇缺钙而出现小腿抽筋现象。中国DRIs建议孕妇钙的RNI为孕早期800mg/d，孕中期1000mg/d，孕晚期1000mg/d。钙的最好来源是乳和乳制品。

（2）铁　整个孕期铁的需要量都增加，6个月后尤其明显，特别是最后3个月需要量最大。孕妇贫血较常见，孕早期的铁缺乏与早产和低出生体重有关。中国DRIs建议孕妇铁的RNI为孕早期20mg/d、孕中期24mg/d、孕晚期29mg/d，UL值（可耐受最高摄入量）42mg/d。铁的良好来源是动物肝脏、动物血、瘦肉等。

（3）锌　孕妇锌摄入充足可促进胎儿生长发育和预防先天性畸形，锌对孕早期胎儿器官的形成极为重要。中国DRIs建议孕妇锌的RNI为9.5mg/d，UL值为40mg/d。素食、大量吸烟、多次妊娠者尤其应注意补充锌。

（4）碘　孕妇对碘的需要量增加，孕妇碘缺乏可引起流产、死胎、胎儿先天性畸形，也会导致胎儿引发克汀病。中国DRIs建议孕妇碘的RNI为230μg/d，

UL 值为 600μg/d。建议孕妇每周进食一次富碘的海产品。

6. 维生素

孕妇对各种维生素的需要量增加。

（1）维生素 A 孕妇对维生素 A 的需要量增加，以满足胎儿生长发育、胎儿肝脏贮存及母亲泌乳的需要。但摄入过量又可引起中毒，并有导致胎儿先天性畸形的可能。孕中、晚期维生素 A 的 RNI 为 770μgRAE/d，UL 值为 3000μgRAE/d。

（2）维生素 D 孕期维生素 D 缺乏会导致出生后婴幼儿和母体钙代谢紊乱，包括新生儿低钙血症、手足抽搐、婴儿牙釉质发育不良以及母亲骨质软化症。孕期维生素 D 的 RNI 为 10μg/d，UL 值为 50μg/d。

（3）维生素 E 由于维生素 E 对细胞膜，尤其是对红细胞膜上长链多不饱和脂肪酸稳定性有保护作用，因此孕期补充维生素 E 可预防新生儿溶血。孕期维生素 E 的 AI 为 14mgα－TE/d。

（4）维生素 K 维生素 K 在体内参与凝血过程。产前补充维生素 K 或新生儿补充维生素 K 均可以有效地预防维生素 K 缺乏性出血症。成人维生素 K 的 AI 为 80μg/d。维生素 K 广泛存在于动植物性食物中，其中绿叶蔬菜含量丰富。

（5）维生素 B_1 孕妇如果缺乏 B_1，常会出现膝腰反射迟钝，胃肠蠕动减慢、消化不良等症状，所以应提倡孕妇多用粗粮、杂粮。我国孕期维生素 B_1 的 RNI 值是孕早期 1.2mg/d、孕中期 1.4mg/d、孕晚期 1.5mg/d。

（6）维生素 C 维生素 C 对胎儿的生长发育、造血系统的健全、机体的抵抗力都有促进作用。孕妇在妊娠期间膳食中如缺少维生素 C，可能造成流产或早产，胎儿出生后也容易患贫血和坏血病。我国孕期维生素 C 的 RNI 值是孕早期 100mg/d、孕中期 115mg/d、孕晚期 115mg/d。

（7）叶酸 孕期叶酸的需要量增加。孕妇叶酸如摄入量不足，会产生婴儿出生时体重过轻、胎盘早剥和神经管畸形等不良后果。孕期叶酸 RNI 为 600μg/d。叶酸来源于肝脏、豆类和深色绿叶蔬菜。建议最迟应从孕前 3 个月开始补充叶酸 400μg/d，并持续整个孕期。

（三）孕妇的膳食安排

1. 孕早期（1~3月）妇女的膳食指导

（1）膳食指南 在一般人群 10 条膳食指南基础上，孕早期妇女膳食指南还应补充以下内容。

①膳食清淡适口：清淡适口的膳食能促进食欲、易于消化、减轻早孕反应，使孕妇尽可能多地摄取食物，满足其营养需要，可根据孕妇喜好适宜安排。

②少食多餐：早孕反应较重的孕妇不必像常人那样规律进餐，更不可强制进食，应采用少食多餐的办法，想吃就吃，保证进食量。为减轻孕吐，可进食面包干、馒头、饼干、鸡蛋等，可口服少量 B 族维生素以减缓早孕反应，随症状减轻逐步过渡到平衡膳食。

③保证摄入足量富含碳水化合物的食物：孕早期应尽量多摄入富含碳水化合物的谷类和水果，每天至少摄入 150g 碳水化合物（约合谷类 200g），避免因饥饿产生较多酮体。

④多摄入富含叶酸的食物并适当补充叶酸：叶酸的良好来源为动物肝肾、鸡蛋、豆类、绿叶蔬菜、水果等。叶酸补充剂易被机体吸收利用，故受孕后每日应补充叶酸 400μg/d。

⑤戒烟、禁酒：孕妇吸烟或被动吸烟一年就可对胎儿造成危害，如发育迟缓、智力低下等，因此孕妇应戒烟、禁酒，并远离吸烟环境。

（2）膳食结构　孕早期所需营养与孕前没有太大差别，可按照中国居民膳食宝塔推荐的摄入量进行摄食。值得注意的是早孕反应对营养素摄入的影响。

2. 孕中期（4~6月）妇女的膳食指导

（1）膳食指南　在一般人群 10 条膳食指南基础上，孕中期妇女膳食指南还应补充以下内容。

①适当增加鱼、禽、蛋、瘦肉、海产品的摄入量：其中鱼类可提供多不饱和脂肪酸（如 DHA），蛋类是卵磷脂、维生素 A 和维生素 B_2 的良好来源。建议孕中期孕妇每日增加 50~100g 的鱼、禽、蛋、瘦肉的摄入量。鱼类可作为动物性食物的首选。

②适当增加乳类的摄入量：乳和乳制品富含优质蛋白质和钙。

③常吃含铁丰富的食物：为预防孕妇缺铁性贫血及满足胎儿铁储备的需要，建议摄入含铁丰富的食物，同时注意多摄入富含维生素 C 的蔬菜和水果，以促进铁的吸收和利用。

④做适量的身体活动，维持体重的适宜增长：由于孕期对微量营养元素的需要量增加大于能量需要量的增加，增加食物摄入量来满足微量营养素需要的方式有可能引起体重过多增长，增加患上妊娠糖尿病和生出巨大儿的风险，因此应适时监测自身的体重。适量的身体活动最好是 1~2h 的户外活动，如散步、做体操等，有利于维持适宜体重和自然分娩。

⑤禁烟禁酒，少吃刺激性食物：尽量避免饮用浓茶、咖啡，辛辣刺激性食物尽量少吃。

（2）膳食结构

①每日摄入谷类，包括米、面及各种杂粮 400~500g。②每日蔬菜 400~500g，其中绿叶蔬菜 300g，水果 200~400g。③每日瘦肉、禽、鱼、蛋 150~200g，可交替选用，其中每日 1 个鸡蛋，每周最好能摄入 2~3 次鱼类（其中每周进食 1 次海产品）。④每日大豆制品 50~100g；每日饮乳至少 250mL，同时补充钙剂 300mg，或喝 500mL 的牛乳，以满足钙的需要；适当进食坚果类食品，如核桃、花生等。⑤经常摄入动物肝脏和动物血（注意食品卫生），以补充维生素 A 和铁，每周 1~2 次，每次 50~100g。

3. 孕后期（7~9月）妇女的膳食指导

（1）膳食指南　孕后期妇女膳食指南与孕中期大体相同，但孕后期还要注意以下事项。

①少食多餐：妊娠后期由于子宫明显增大，子宫压迫胃肠，使孕妇即使肚子饿每顿饭也吃不了多少，但马上又会感觉饿，故每天要吃四到五餐，间食也要作为正餐吸取营养。

②常食有利通便的食物，预防和治疗便秘：孕后期妇女胃肠受压迫，消化功能减弱，易出现便秘。孕妇应适当多摄入水分含量高或膳食纤维含量丰富的食物有助于排便。另外，孕妇要养成定时排便的习惯，多喝开水，同时加强户外活动。

③有水肿的孕妇要控制食盐摄入量：妊娠后期由于体重增加，血液量也增加。但腹部增大，血管受压迫，血液循环受阻碍，加上激素和代谢的变化而易出现浮肿，因此必须防止盐分摄入过多导致水分需求量的增加。饮料中的碳酸氢钠含钠，因此不能大量饮用。

（2）膳食结构

①每日摄入谷类，包括米、面及各种杂粮仍为 400~500g。②每日蔬菜400~500g，其中绿叶蔬菜300g，水果200~400g。③每日瘦肉、禽、鱼、蛋增至200~250g，可交替选用，其中每日 1 个鸡蛋，每周最好能摄入 2~3 次鱼类。④每日大豆制品 50~100g；有条件者，牛乳或豆浆增至450~500mL；适当进食坚果类食品，如核桃、杏仁、花生、松子等。⑤每周食用 2 次动物肝脏或动物血，也可按世界卫生组织（WHO）的建议，每日分 3 次口服补充300mg 硫酸亚铁。

（四）孕妇食谱举例

孕妇食谱举例见表4-38。

表4-38　　　　　　　　　　孕期食谱举例

餐次＼孕期	早期		中期		晚期	
	食物名称	重量	食物名称	重量	食物名称	重量
早餐	馒头	面粉 100g	馒头	面粉 50g	滑生鱼片面	挂面 100g
			稀饭	大米 50g		菜心 50g
	猪骨粥	大米 25g 猪骨 50g	煮鸡蛋	1 个		生鱼片 50g
			酱瓜	10g	荷包蛋	鸡蛋 1 个
午餐	米饭	大米 100g	米饭	大米 100g	米饭	大米 150g
	清蒸鲫鱼	鲫鱼 50g	红烧带鱼	带鱼 100g	肉丝炒青椒	瘦猪肉 50g 青椒 100g
	荷兰豆炒腰花	荷兰豆 150g 猪腰 40g	炒蚕豆	鲜蚕豆 100g	鱼头紫菜汤	大鱼头 75g 紫菜 10g

续表

孕期\餐次	早期		中期		晚期	
	食物名称	重量	食物名称	重量	食物名称	重量
午点	柑橘	100g	芝麻糊	米粉25g 芝麻25g	柑橘	100g
晚餐	米饭	大米100g	米饭	大米100g	米饭	大米100g
	牛肉炒菜心	菜心100g 牛肉30g	油豆腐烧肉	油豆腐50g 猪肉50g	牛肉炒白菜	白菜150g 牛肉50g
	枸杞咸蛋汤	枸杞叶150g 咸鸭蛋80g	炒青菜	青菜100g	莲藕眉豆 猪骨汤	莲藕100g 眉豆20g 猪骨75g
晚点	牛乳	250g	苹果	100g	牛乳	乳粉30g
					煮鸡蛋	1个
					豆沙包	面粉50g 红小豆10g 白糖10g
烹调用油	25g		25g		25g	

（资料来源：吴肖淮等．饮食营养与卫生．北京：科学出版社，2012：120－121．）

二、乳母的营养与膳食

（一）乳母的生理特点

在正常的情况下，新生儿在出生8h后应该开始得到母乳的喂哺，即进入哺乳期。因此，一个产妇从孕妇进而变为乳母的过渡时间是短的。产后一个月特称产褥期（坐月子）。在哺乳期内生理上的改变主要表现如下。

①血中激素水平急剧降低：胎盘生乳素在1d之内，雌激素、孕激素在1周之内降到妊娠之前正常水平。

②基础代谢率增高：一般基础代谢率比未哺乳妇女高20%，以保证自身机体的恢复和哺乳的顺利完成。为保证分泌优质的乳汁，母体对能量和各种营养素的需求量均相应增加。

③母体的子宫及其附件将逐渐恢复至孕前状态，而乳房则进一步加强它的活动：哺乳有利于产后妇女性器官和机体有关部分更快地恢复。在怀孕期间，

母体在正常条件下可储备约 6kg 的体脂，在哺乳过程中可以逐步消耗，故一部分母亲在哺乳一年后可恢复至孕前的体重，甚至有些还可因哺乳而使体重比原来减少。

④乳腺分泌乳汁：分娩后，母体垂体分泌的催产素持续升高，不断刺激乳汁分泌。此外，婴儿对乳头的吮吸刺激和婴儿的存在与活动对母亲的刺激等，都能引起母亲的催乳反应，由于乳汁的分泌，乳母消耗的热能及各种营养素较多，必须及时给予补充。

（二）乳母营养状况对乳汁分泌的影响

1. 乳母营养状况对泌乳量的影响

正常营养状况的乳母前 6 个月每日泌乳量为 750 ~ 800mL；乳母营养不良将会影响到乳汁的分泌量和泌乳期的长短，营养较差的乳母前 6 个月每日泌乳量为 500 ~ 700mL，后 6 个月为 400 ~ 600mL。乳母营养不良，能量摄入不足时，泌乳量可减少 40% ~ 50%，甚至每天只能分泌 100 ~ 200mL。

2. 乳母营养状况对乳汁成分的影响

乳汁的成分因母体分娩后时间的长短、母体健康和营养状况的不同而有所差异。一般在分娩后的初期，乳汁较少较淡，以后随着婴儿的生长，乳汁的分泌量渐增，其营养成分也渐浓。婴儿到了 6 个月左右，乳汁的产生就赶不上婴儿的需要，必须给婴儿添加额外的食物。乳母营养不良对乳汁中营养素含量影响很大，特别是严重营养不良时，会显著降低矿物质、维生素等微量营养素的含量。

（三）乳母的营养需要

1. 能量

乳母对能量的需要量增加，一是泌乳期乳母基础代谢率升高 10% ~ 20%，二是乳汁含有能量以及泌乳本身要消耗能量。乳母能量 RNI 为在非孕妇女的基础上增加 500kcal/d，例如轻体力活动的乳母应摄入能量 2300kcal/d。蛋白质、脂肪、碳水化合物的供能比分别为 13% ~ 15%、20% ~ 30%、55% ~ 60%。可根据泌乳量和乳母体重来判断乳母的能量摄入是否充足，泌乳量应能满足婴儿需要，而乳母应逐渐恢复孕前体重。

2. 蛋白质

乳母的蛋白质营养状况对乳汁分泌的影响很大。为促进泌乳，乳母应摄入足量、优质的蛋白质。当乳母缺乏蛋白质时，可影响乳汁内的蛋白质含量。而当乳母膳食蛋白质质量低时，则不仅影响泌乳量，还影响乳汁蛋白质的质量。我国推荐，乳母蛋白质摄入量增加 25g/d，其中优质蛋白占 1/3 ~ 1/2。

3. 矿物质

（1）钙　为保证乳汁钙含量稳定及母体钙平衡，乳母应增加钙的摄入量，乳母膳食钙的 AI 为 1200mg/d。

（2）铁 乳母膳食铁的 AI 为 25mg/d，UL 为 50mg/d。

4. 维生素

（1）维生素 A 维生素 A 可通过乳腺进入乳汁，故乳母膳食维生素 A 的摄入量影响乳汁的维生素 A 含量。乳母维生素 A 的 RNI 为 1200μgRE（4000IU）/d。

（2）维生素 D 乳母膳食维生素 D 的 RNI 为 10μg（400IU）/d。建议多晒太阳，必要时可补充维生素 D 制剂。

（3）B 族维生素 乳母膳食维生素 B_1 的 RNI 为 1.8mg/d，应多食瘦猪肉、粗粮和豆类等富含维生素 B_1 的食物。维生素 B_2 的 RNI 为 1.7mg/d，多食肝脏、乳、蛋以及蘑菇、紫菜等食物可改善维生素 B_2 的营养状况。

（4）维生素 C 乳母膳食维生素 C 的 RNI 为 130mg/d，UL 值为 1000mg/d。应经常吃新鲜蔬菜与水果，特别是鲜枣与柑橘类。

（四）乳母的膳食安排

1. 膳食指南

《中国居民膳食指南》中，关于乳母的膳食指南特别增加以下 5 条内容。

（1）增加鱼、禽、蛋、瘦肉及海产品摄入 动物性食品提供优质蛋白质，也应该摄入含铁丰富的食物预防贫血，多吃海产品对婴儿的生长发育有益。

（2）适当增加乳类、多喝汤水 增加乳类以满足钙的需要，可适当多摄入可连骨带壳食用的小鱼虾、豆类、芝麻酱等含钙高的食物。此外乳母应多饮汤水，以增加乳汁的分泌。

（3）产褥期食物多样，不过量 产褥期的膳食应为多样化的平衡膳食，无需特别禁忌，以利于乳母健康，保证乳汁的质量。

（4）忌烟酒，避免饮用浓茶、喝咖啡 乳母吸烟或被动吸烟、饮酒等都会对婴儿健康有害。浓茶、咖啡也可能通过乳汁影响婴儿的健康。

（5）科学活动和锻炼，保持健康体重 乳母除注意合理膳食外，还应适当运动及做产后健身操，可促使产妇机体复原，保持健康体重。

2. 膳食结构

（1）主食应粗细粮搭配，每日 300～500g，其中杂粮不少于 1/5。

（2）蔬菜每天要保证供应 500g 以上，其中绿叶蔬菜应占 2/3。每日进食水果 200～400g。

（3）每日应增加总量 100～150g 的鱼、禽、蛋、瘦肉等，其提供的优质蛋白质应超过总蛋白质的 1/3 以上。

（4）每日饮乳约 500mL。豆类 60g 或相当量豆制品。

（五） 乳母的食谱举例 （见表 4 –39）

表 4 –39　　　　　　　　　　乳母一日食谱举例

餐次	食物名称	重量或体积	餐次	食物名称	重量或体积
早餐	牛乳	250mL	午点	酸乳	200mL
	莲蓉包	面粉 80g		饼干	30g
	鸡蛋	50g	晚餐	米饭	165g
	香蕉	50g		无花果鲫鱼汤	鱼肉 30g
午餐	米饭	165g		冬菇炖鸡	鸡肉 100g
	参枣炖鸡汤	鸡肉 30g		菠菜	200g
	马铃薯焖排骨	排骨 110g，马铃薯 50g	晚点	面条	60g
	油菜	150g		紫菜虾米	适量
	柑橘	150g		番茄	50g
全日烹调用油		25 ~ 30g			

【技能实训】

1. 某孕妇，27 岁，体重 66kg，孕晚期，办公室文员，请为其制定一日食谱。

2. 某乳母，30 岁，体重 50kg，从事中等体力活动，请为其制定一日食谱。

【知识拓展】

1. 请说说怀孕期间的注意事项。

2. 母乳喂养有什么优点？

【练习题】

1. 请简述孕妇的生理特点和营养需要，孕妇的营养状况对胎儿的影响。

2. 请简述乳母的生理特点和营养需要，乳母营养状况对乳汁分泌及母体健康状况的影响。

子任务 2　婴幼儿的营养与膳食

【引入】

婴幼儿科学喂养的重要性

婴幼儿期良好的营养，是一生体格和智力发育的基础，也是预防成年慢性疾病（如动脉粥样硬化、冠心病等）的保证。由于婴幼儿期的生长极为迅速，对营养素的需要极高，而各器官的发育尚未成熟，对食物的消化吸收能力有限，因此，如何科学喂养确保婴幼儿的生长发育就显得极为重要。

【知识介绍】

一、婴儿的营养与膳食

（一）婴儿的生理特点

1. 体格发育特点

婴儿期是指从出生到满 1 周岁前。新生儿出生时体重平均为 3.3kg，范围为 2.5～4.0kg，足月新生儿平均身长为 50cm。婴儿期是人类生长发育的第一高峰期，12 月龄时婴儿体重将达到或超过出生时的 3 倍，身高为出生时的 1.5 倍，达 75cm。

2. 脑和智力发育特点

人的智力发育是一个过程，年龄越小，神经系统发育速度越快。出生时脑重量约为 370g，出生后到 6 月龄时脑的重量增加 1 倍。3 岁前是脑细胞数量的增长期，3 岁后脑细胞数量不再增加，主要是脑细胞的重量和体积以及形态结构的变化。因此，在 3 岁前的婴幼儿期，脑细胞处于快速分化的增殖期，合理的营养对智力发育很重要。

3. 消化系统特点

新生儿唾液腺发育不完善，唾液分泌量少，故口腔黏膜干燥，容易损伤和出血；婴儿胃容量小，胃液分泌量比成人少，胃液中胃酸和胃蛋白酶的含量均不及成人，故每日饮食次数要比成人多，且由于其消化功能弱，故应食用流质、易消化的食物。婴儿胃呈水平位，在喂奶后易导致溢奶或呕吐。

（二）婴儿的营养需要

1. 能量

婴儿除了基础代谢、体力活动和食物特殊动力作用需要能量外，其生长发育也需要能量，人体每增加 1g 新组织，需消耗 20kJ 能量。0～12 个月的婴儿的能量需要量平均为 95kcal/（kg·d），非母乳喂养时应增加 20%。

2. 蛋白质

婴儿生长迅速，与成人相比，需要更多的优质蛋白质。除成人的八种必需氨基酸外，婴儿还需要组氨酸、半胱氨酸、酪氨酸以及牛磺酸。由于婴儿的肾脏和消化器官尚未完全发育，过高的蛋白质摄入也会对婴儿产生不利影响。关于蛋白质的需要量，母乳喂养的婴儿，每日需要蛋白质 2.0g/kg；牛乳喂养的婴儿，每日需要蛋白质 3.5g/kg；大豆或谷类喂养者，每日需要蛋白质 4.0g/kg。

3. 脂肪

母乳脂肪约占乳汁总能量的 47%，其中含有的必需脂肪酸以及 DHA、AA 等对婴儿神经、智力发育有促进作用。每 100kcal 婴儿食物应含脂肪 3.8 ~ 6g，占能量比例为 45% ~ 54%。0 ~ 6 月龄脂肪占总能量的 45% ~ 50%。6 个月后虽然添加一些辅助食品，但仍以乳制品类食品为主，脂肪占总能量比例为 35% ~ 40%。

4. 碳水化合物

碳水化合物提供的能量占总能量的 30% ~ 60%。母乳喂养的婴儿平均每日摄入量约为 12g/kg，主要为乳糖，供能比例约为 37%。人工喂养的婴儿略高（40% ~ 50%）。4 个月以下的婴儿消化淀粉的能力尚未成熟，但乳糖酶的活性比成人高，能够消化乳糖、蔗糖和葡萄糖。

5. 矿物质

婴儿容易缺乏的矿物质主要有钙、铁、锌、碘。

（1）钙　人乳每天约提供 300mg 钙，且吸收率高，前 6 月龄的全母乳喂养的婴儿并无明显缺钙。尽管牛乳中钙量是母乳的 2 ~ 3 倍，但钙磷比例不适合婴儿需要，且吸收率相对较低。婴儿钙的 AI 值 0 ~ 0.5 岁为 200mg/d，0.5 ~ 1 岁为 250mg/d。

（2）铁　足月新生儿在 6 个月后容易出现缺铁性贫血。母乳中铁含量少，牛乳中铁含量低于母乳，吸收率也更低。故婴儿在 6 月龄后需从膳食中补充铁，可选择强化铁的配方乳、米粉、肝泥等。

（3）锌　母乳喂养的婴儿在前几个月内可以利用体内储存的锌而不会缺乏，但在 6 月龄后需要从膳食中补充。肝泥、蛋黄、婴儿配方食品是较好的锌来源。0 ~ 0.5 岁的 AI 为 2.0mg/d。

（4）碘　如孕妇和乳母碘摄入不足，则新生儿及婴儿较容易出现碘缺乏病。婴儿期碘缺乏会引起以智力低下、体格发育迟缓为主要特征的损害。婴儿期碘的 RNI 为 50μg/d。

6. 维生素

母乳中的维生素尤其是水溶性维生素含量受乳母的膳食和营养状态的影响，膳食均衡的乳母，其乳汁中的维生素一般能够满足婴儿的需要。

（1）维生素 A　维生素 A 摄入不足会影响体重增长，出现上皮组织角化等缺乏症状。母乳中含有较丰富的维生素 A，用母乳喂养的婴儿一般不需额外补充。用鱼肝油补充维生素 A 时应适量，过量补充会导致中毒。

（2）维生素 D　人乳中的维生素 D 含量较低，母乳喂养儿从出生 2 周到 1 岁半之间应添加维生素 D。婴儿每天维生素 D 的 RNI 为 10μg/d。富含维生素 D 的食物较少。给婴儿适量补充鱼肝油及晒太阳，可预防佝偻病。

（3）维生素 K　新生儿肠道内正常菌群尚未建立，易发生维生素 K 缺乏性出血症。新生儿尤其是早产儿出生初期应注射补充维生素 K。出生一个月后，一般不容易出现维生素 K 缺乏。长期使用抗生素时，则应注意补充维生素 K。

（4）维生素 C　母乳喂养的婴儿可从乳汁获得足量的维生素 C。牛乳中维生素 C

的含量仅为母乳的1/4，在煮沸过程中又有所损失，因此，纯牛乳喂养儿应及时补充富含维生素C的果汁、菜汁或维生素C制剂等。婴儿维生素C的AI为40mg/d。

7. 水

由于婴儿不能主动摄入水，也不能对口渴等需要进行表达，因此对婴儿水的补充特别重要。婴儿对水的需要量也较成人高。水的需要量与代谢率高低、饮食、机体的状况等有关。蛋白质及盐摄入增多，水的摄入也要相应增多。例如，牛乳中蛋白质和矿物质的含量都较多，所以用牛乳喂养婴儿也要喂些水。

（三）婴儿的喂养指南

1.0~6月龄婴儿喂养指南

（1）纯母乳喂养　母乳是6个月龄之内婴儿最理想的天然食物。应按需喂乳，每天可喂乳6~8次以上，最少坚持纯母乳喂养至6个月，从6个月龄开始添加辅食的同时，应继续给予母乳喂养（最好能持续至2岁）。

（2）产后尽早开乳，初乳营养最好　初乳对婴儿十分珍贵，对婴儿防御感染和免疫系统建立十分重要，产后30min即可哺乳。

（3）尽早抱婴儿到户外活动或适当补充维生素D　母乳中维生素D的含量较低，应尽早抱婴儿到户外活动，日光照射促进皮肤合成维生素D；也可适当补充维生素D制剂。

（4）给新生儿和1~6月龄婴儿及时补充维生素K　母乳维生素K含量低，为了预防与维生素K缺乏相关的出血性疾病，应在医生指导下补充维生素K。

（5）不能用纯母乳喂养时，宜首选婴儿配方食品喂养　建议首选0~6个月婴儿配方乳粉喂养，不宜直接用普通液态乳、成人乳粉、蛋白粉等喂养婴儿。

（6）定期检测生长发育状况　身长和体重等生长发育指标反映了婴儿的营养状况，可以帮助父母更好地了解婴儿的生长发育情况，也可以提醒父母婴儿的喂养方法是否正确。但需注意的是孩子生长有其个体特点，生长速度有快有慢，只要在正常范围内就不必担心。

2.6~12月龄婴儿喂养指南

（1）乳类优先，继续母乳喂养　建议每天首先保证600~800mL的乳量，母乳仍是首选，如母乳不足可使用婴儿配方乳，以保证婴儿正常体格和智力发育。

（2）及时合理添加辅食　从6月龄起需逐渐给婴儿补充一些非乳类食品，如果汁、菜汁等液体食物，米粉、果泥等泥糊状食物以及软饭、烂面，切成小块的水果、蔬菜等食物。

（3）尝试多种多样的食物，膳食中要求少糖、无盐、不加调味品　婴儿6月龄时，每餐可逐渐尝试搭配谷类、蔬菜、动物性食品，每天食用水果。制作辅食时不加调味品。

（4）逐渐让婴儿自己进食，养成良好的进食行为　建议用小勺给婴儿喂食物，7~8月龄的婴儿应允许自己用手握或抓食，10~12月龄鼓励婴儿自己用勺进食。

（5）定期检测生长发育状况　6～12月龄婴儿仍需每个月进行定期的测量。

（6）注意饮食卫生　膳食制作和进餐环境要卫生，餐具要彻底清洗消毒，杜绝病从口入的情况。辅食应根据需要新鲜制作，剩下的食物不宜存放、要弃掉。

（四）婴儿辅食添加的指导

婴儿辅助食品又称断乳食品，主要是给婴儿补充母乳以外的食品。

1. 辅助食品添加的重要性

（1）满足婴儿的营养需求　营养良好的乳母能够满足0～6个月龄以内婴儿的全面营养需要。而对6个月龄以上的婴儿，由于乳汁质量下降以及婴儿对营养需要量增加，母乳仅能满足需要量的80%，此时应及时添加辅食。

（2）学习吃食物，为断乳做好准备　断乳是一个较长的过程，一般应从婴儿6月龄起，使婴儿逐步认识并适应母乳以外的食物，并进行咀嚼和吞咽的训练。

（3）适应婴儿消化系统以及心理发育的需要　6个月以后的婴儿消化系统逐步成熟，随着乳牙的萌出，用软的固体食物喂养婴儿，有利于乳牙的萌出和训练婴儿的咀嚼功能。在喂养工具上，从用奶瓶逐步改变为用小茶匙、小杯、小碗，以利于婴儿的心理成熟。

（4）培养良好的饮食习惯　在母乳喂养的基础上正确地添加辅食，其儿童期和成年后挑食、偏食的毛病较少，这对于儿童正确饮食行为的培养是极其必要的。

2. 添加辅助食品的时间

通常情况下，婴儿在6月龄后应逐步添加辅助食品，但因婴儿个体差异，开始添加辅食并没有一个严格的时间规定。一般有下列情形时可以开始添加辅食：①婴儿体重增长已达到出生时的2倍；②婴儿在吃完250mL乳后不到4h又饿了；③婴儿可以坐起来；④婴儿在24h内能吃完1000mL或以上的乳；⑤婴儿月龄达6个月。

3. 添加辅助食品的原则

应根据婴儿的实际需要和消化系统的成熟程度，遵照循序渐进的原则添加辅食。

（1）由单纯到混合　1种辅食应经过5～7d的适应期，再添加另一种食物，适应后再由一种食物到多种食物混合食用。第一种添加的辅食是米粉类，因为大米蛋白质很少引起过敏。每种新的食物可能尝试多次才会被婴儿接受，如出现消化不良应暂停该种辅食，待恢复正常后，再从开始量或更小量喂起。

（2）由稀到稠　即从流质开始到半流质再到固体。

（3）量由少到多，质地由细到粗　开始的食物量可能仅1勺，逐渐增多，使婴儿有一个适应过程。食物的质地开始时可先制成汁或泥，以利吞咽；当乳牙萌出后，选择的食物可以适当粗一些和硬一点，如试食碎菜以训练婴儿的咀嚼能力。

（4）不能强迫进食　当婴儿不愿意吃某种食品时，可以改变方式。例如，可以在婴儿口渴的时候给新的饮料，在饥饿的时候给新的食品等。

（5）天气炎热和婴儿患病时，应暂缓添加新品种。

（6）因人而异，单独制作　婴儿的辅食要单独制作，应少用盐或不用盐。添加的食物应注意食品安全和卫生。婴儿的食物最好现吃现做，不要喂剩下的食物。

4. 添加辅助食品的顺序、 种类和方法

（1）母乳喂养是 6 个月内婴儿喂养的基础。母乳喂养儿应在出生 2 周后补充维生素 D 和增加户外活动以预防佝偻病。

（2）6 个月起可添加含铁配方米粉或铁强化谷类食物，还可添加菜泥，如青菜、马铃薯等，植物油也应及时添加。要坚持多次用小勺喂，训练婴儿咀嚼吞咽能力。初喂这类食品时应在哺乳后立即喂，从 1 ~ 2 勺开始，渐加至 3 ~ 4 勺，每日 2 次，逐渐可代替 1 ~ 2 次哺乳。

（3）7 ~ 9 月龄时婴儿乳牙已萌出，应及时添加饼干、面包、馒头片等固体食物以促进牙齿生长，并训练咀嚼能力，同时训练学习使用杯及碗，逐渐减少哺乳次数。每日乳类总量不超过 800mL。由于消化功能进一步成熟，可添加烂粥、烂面、碎菜、肉末、鱼泥、肝泥、全蛋等食品，使食谱丰富多彩、菜肴形式多样，增加小儿食欲。该时期是婴儿咀嚼和进食学习灵敏时期，应逐渐过渡到三餐谷类和 2 ~ 3 次哺乳。

（4）10 ~ 12 月龄时因婴儿消化功能进一步完善，可在上述食谱基础上添加瘦肉，剁成碎末加入粥或面条内同煮，以利消化吸收。另外，为与肾溶质负荷相适应，至少 1 周岁前应该尽量避免含盐量或调味品多的家庭膳食。

由此可见，添加辅食的顺序应为首先添加谷类食物（如婴儿营养米粉），其次添加蔬菜汁（蔬菜泥）水果汁（水果泥）、动物性食物（如蛋羹、鱼、禽、畜肉泥/肉松等）。建议动物性食物添加的顺序为蛋黄泥、鱼泥（剔净骨和刺）、全蛋（如蒸蛋羹）、肉末。婴儿辅食添加的顺序、种类和方法见表 4 - 40。

表 4 - 40　　　　　　　　　婴儿辅食添加的顺序、种类和方法

月龄	餐数		添加的辅食品种	进食技能
	主餐	辅食		
6 ~ 7	6 次乳	1 ~ 2 次	粉糊、麦粉糊、烂粥等淀粉类；蛋黄、无刺鱼泥、动物血、肝泥、大豆蛋白粉、豆腐花、嫩豆腐、全脂牛乳等高蛋白食品；菜汁、果汁、叶菜泥、水果泥；鱼肝油	用小勺喂；训练吞咽功能

续表

| 月龄 | 餐数 | | 添加的辅食品种 | 进食技能 |
	主餐	辅食		
7 ~ 9	4 次乳	1 餐饭 1 次水果	稠粥、烂饭、饼干、面条、面包、馒头等；无刺鱼、全蛋、肝泥、动物血、碎肉末、较大婴儿乳粉或全脂牛乳、黄豆制品；蔬菜泥、水果泥；鱼肝油	学用杯和碗；训练咀嚼功能
10 ~ 12	3 餐饭	2 ~ 3 次乳 1 次水果	稠粥、烂饭、饼干、面条、面包、馒头等；无刺鱼、全蛋、肝、动物血、碎肉末、较大婴儿乳粉或全脂牛乳、黄豆制品、碎菜、鱼肝油	抓食；断奶瓶；自己用勺

二、 幼儿的营养与膳食

（一） 幼儿的生理特点

1 周岁到满 3 周岁之前为幼儿期。

1. 体格发育特点

幼儿的生长发育速度虽然比不上婴儿，但比成人还是要快得多。如体重每年可增加 2kg，身高第二年增加 11 ~ 13cm，第三年增加 8 ~ 9cm。

2. 脑和神经系统发育特点

人类脑组织生长发育的关键时期是自孕中期开始且持续到出生后的第二年甚至第三年。一周岁时人脑重达 900 ~ 1000g，接近成人的 2/3。3 周岁时大脑神经细胞大体上完成分化，但脑细胞体积继续增大。

3. 消化系统发育特点

幼儿牙齿已发育，2 岁时共出 18 ~ 20 颗牙，全部 20 颗乳牙长齐不应迟于2.5 岁。由于幼儿的牙齿数目有限，而且还处于生长过程，故咀嚼功能尚未发育完善。幼儿胃的生理容量随年龄增长，但胃肠道消化酶的分泌及胃肠蠕动能力远不如成人。因此，这个时期的幼儿需要供给营养丰富且易消化的食物，不可过早地让其进食一般膳食。

（二） 幼儿的营养需要

1. 能量

幼儿在基础代谢、体力活动、食物的特殊动力作用及生长发育等方面需要能量。1 ~ 2 岁、2 ~ 3 岁能量需要量：男孩分别为 900kcal 和 1100kcal；女孩分别为800kcal 和 1000kcal。蛋白质、脂肪、碳水化合物供能比分别为 12% ~ 15%、30% ~ 35%、50% ~ 55%。

2. 蛋白质

幼儿摄入的蛋白质不仅用于补充日常代谢的丢失，而且用于满足不断增加新组织的需要，故其对蛋白质的需要量相对比成人多，而且蛋白质质量要求也比成人高，优质蛋白质应超过 1/2。1 ~ 3 岁幼儿蛋白质 RNI 为 25g/d。

3. 脂肪

幼儿膳食脂肪中必需脂肪酸占总能量的1%才能保证正常生长，必需脂肪酸中，植物油富含亚油酸，较少出现缺乏，而含α-亚麻酸的油仅限于大豆油、低芥酸菜籽油、紫苏籽油等，应注意补充。

4. 矿物质

（1）钙　在幼儿骨骼和牙齿发育的关键时期，钙缺乏所导致的损伤是不可逆转的。1~3岁幼儿钙的RNI为600mg/d。最理想的钙来源是乳及乳制品，酸乳更有利于钙的吸收。豆类及制品，尤其是大豆、黑豆含钙也较丰富。

（2）铁　我国膳食铁主要以植物性铁为主，吸收率低，幼儿期缺铁性贫血成为常见和多发病。1~3岁幼儿铁的RNI为9mg/d。膳食中铁的良好来源是动物肝脏和血，尤其是禽类的肝脏和血中的含量更高。

5. 维生素

（1）维生素A　维生素A与机体的生长、骨骼发育、生殖、视觉及抗感染有关。当缺失维生素A时，会使幼儿的生长发育发生障碍，生理功能也会受到影响。1~3岁幼儿维生素A的RNI为310μgRAE/d。由于维生素A可在肝内蓄积，过量时可出现中毒，不可盲目给小儿服用。

（2）维生素D　幼儿特别容易发生维生素D缺乏，维生素D缺乏可引起佝偻病。幼儿维生素D的RNI为10μg/d，维生素D主要存在于海水鱼、肝脏、蛋黄等动物性食品，幼儿可适量补充鱼肝油及增加户外活动。但应注意过多摄入维生素D也会对人体有害。

6. 水

幼儿活泼好动，出汗较多，而且肾功能还不完善，易缺水。幼儿缺水时，会使食欲受到抑制，因此，应特别注意补水。1~3岁幼儿补水量为1.3L/d。

（三）幼儿的膳食安排

1. 膳食指南

（1）继续给婴儿喂养母乳或其他乳制品，同时逐步过渡到给其食用丰富多样的食物。可继续母乳喂养至2岁，或每日给婴儿喂下不少于350mL的幼儿配方乳，不宜直接喂普通液态乳、成人乳粉或大豆蛋白粉。根据幼儿的情况适时添加细、软、碎、烂的膳食，逐渐向食物多样过渡。

（2）选择并给其食用营养丰富、易消化的食物　应依据营养全面、易消化的原则选择幼儿食物，充分满足其能量的需要，增加优质蛋白和铁的摄入。

（3）采用适宜的烹调方式，单独加工制作膳食　幼儿的食物应单独制作，质地应细、软、碎、烂，易于幼儿咀嚼、吞咽和消化；蔬菜应切碎煮烂、瘦肉宜制成肉糜或肉末；食物烹调时宜采用清蒸、焖煮，不宜添加过多调味品，避免食用刺激性强和油腻的食物。

（4）在良好的环境下规律进餐，重视良好饮食习惯的培养　幼儿的胃容量相对较小，加上幼儿活泼好动，容易导致饥饿，故幼儿每天进餐的次数要相应增加，可按三餐两点制，一般安排早、中、晚三餐，午点和晚点两点。在1~2岁每天可进餐5~6次，2~3岁时可进餐4~5次，每餐间隔3~3.5h。合理安排零食，以免降低正餐的食欲。饮食安排要逐渐做到定时、适量，进餐应有规律，进餐场所和环境要安静愉悦，鼓励儿童自主进食。

（5）鼓励幼儿多做户外游戏与活动，合理安排零食，避免过瘦或肥胖　每日安排1~2h的户外活动，既可让其接受日光照射，又可锻炼培养体能、智能。零食应以水果、乳制品等营养丰富的食物为主，给予零食的数量和时机以不影响幼儿的主餐食欲为宜。

（6）每天足量饮水，少喝含糖高的饮料　除了体内代谢生成的水和膳食食物（特别是乳、汤类）中的水，有600~1000mL的水需要通过直接饮水来满足。幼儿的最好饮料是白开水。

（7）定期检测生长发育状况　1~3岁的幼儿应每2~3个月测量一次生长发育指标。

（8）确保饮食卫生，严格消毒餐具　幼儿抵抗力差，容易感染疾病，因此对饮食卫生应特别注意。应选择清洁卫生、未变质的食物材料作为食物原料，不吃不洁食物，少吃生冷食物；瓜果应洗净才吃，动物性食品应煮熟煮透。家长应培养幼儿良好的卫生习惯，同时也要注意自身的卫生。

2. 膳食结构

幼儿膳食应包括种类齐全的食物。

对于1~2岁的幼儿，需要米面等粮谷类食物100~125g，蔬菜和水果各150g，蛋、鱼虾类、瘦畜禽肉等100g，豆类20g，鲜牛乳不低于350mL或全脂乳粉40~50g，植物油20g。

对于2~3岁的幼儿，粮谷类食物125~150g，新鲜绿色、红黄色蔬菜和水果各150~200g，蛋、鱼虾类、瘦畜禽肉等100g，植物油20~25g。

对于1~3岁的幼儿，每月选用猪肝75g，或鸡肝50g，或羊肝25g，做成肝泥，分次食用。可适当多选用鱼虾类食物，尤其是海鱼类。注意使膳食多样化，从而发挥各类食物营养成分的互补作用，达到均衡营养的目的。

（四）幼儿一日食谱举例（见表4-41）

表4-41　　　　　　　　幼儿一日食谱举例

餐次	年龄	1~2岁		2~3岁	
		食物名称	食物原料及重量（或体积）	食物名称	食物原料及重量（或体积）
早餐		牛乳	200mL	牛乳	200mL
		小馒头	面粉20g	肉包	面粉30g
		蛋黄	鸡蛋蛋黄1个	鸡蛋	30g

续表

年龄 餐次	1~2 岁		2~3 岁	
	食物名称	食物原料及重量（或体积）	食物名称	食物原料及重量（或体积）
加餐	苹果	100g	苹果	100g
	牛乳	150mL	牛乳	150mL
午餐	软米饭	大米 40g	软米饭	大米 50g
	番茄猪肝泥汤	猪肝 10g 番茄 50g	红烧马铃薯牛肉	牛肉末 30g 马铃薯 30g
	蒸草鱼	去刺鱼肉 30g	紫菜虾米碎菜汤	碎菜 50g，虾米少许
	碎菜	碎油菜叶 30g		
午点	蛋糕	鸡蛋 15g，面粉 25g	冲麦片	麦片 30g
	橘子	50g	香蕉	100g
晚餐	软米饭	大米 40g	软米饭	大米 50g
	鸡蛋瘦肉丸汤	碎瘦肉 20g，鸡蛋 15g	嫩竹笋炒肉末	笋 30g，瘦肉末 20g
	豆腐	嫩豆腐 50g	鱼丸烧豆腐	鲢鱼肉 20g，嫩豆腐 50g
	碎胡萝卜末	胡萝卜 50g	菠菜粉丝蛋汤	碎菠菜叶 50g， 粉丝 10g，鸡蛋 20g
晚点	牛乳	200mL	牛乳	200mL
全日烹调油	20g		20g	

【技能实训】

1. 调查市面上有哪些婴儿辅助食品，谈谈这些辅食的营养特点。

2. 某幼儿，两岁，男，体重 12kg，请为其制定一日食谱。

【知识拓展】

1. 谈谈用牛乳喂养婴儿的利弊。

2. 如何给幼儿制作辅食？

【练习题】

1. 请简述婴儿的生理特点和营养需要。

2. 请简述给婴儿添加辅助食品的重要性，并谈谈添加辅食的时间、原则和方法。

3. 请简述幼儿的生理特点、营养需要和膳食安排。

子任务 3　学龄前儿童、学龄儿童及青少年的营养与膳食

【引入】

不合理饮食导致青少年体质下降

北京市卫生局发布《北京市 2010 年度卫生与人群健康状况报告》。报告指出，青少年视力不良和肥胖等主要健康问题有加重趋势，严重影响到了青少年的身心健康。更有专家表示，孩子们的身体素质已经到了"危难时刻"，其中最直接的因素是不合理饮食。

【知识介绍】

一、学龄前儿童的营养与膳食

满 3 周岁后到入小学前（6～7 岁）称为学龄前期。

（一）学龄前儿童的生理特点

1. 体格发育特点

与婴儿期相比，学龄前儿童体格发育速度相对减慢，每年体重增长约 2kg，身高平均每年增长 5～7cm。

2. 脑和神经系统发育特点

学龄前儿童的脑组织进一步发育，达到成人脑重的 86%～90%。3 岁以后随着神经髓鞘化的完成，神经冲动传导的速度加快，从而改变了婴幼儿期各种刺激引起的易于泛化、疲劳而易进入睡眠的状态。

3. 消化系统发育特点

3 岁时，20 颗乳牙已经出齐。3 岁小儿胃容量 400～600mL，5 岁儿童胃容量 700～850mL。3～6 岁儿童咀嚼能力尚有限，仅达到成人的 40%，消化能力仍低于成人，因此要注意烹调方法，专门给其制作质地柔软、营养含量丰富的食物。

（二）学龄前儿童的营养需要

1. 能量

3～6 岁学龄前儿童能量供给范围是 1200～1400kcal/d，其中男孩稍高于女孩。蛋白质、脂肪、碳水化合物供热比分别为 14%～15%、30%～35% 和 50%～60%。

2. 蛋白质

学龄前儿童蛋白质 RNI 为 30g/d，其中优质蛋白质应占 50% 以上。

3. 矿物质

（1）钙　4～6 岁钙的 RNI 为 800mg/d，每日乳类的摄入量应不低于 300mL，

也不宜超过 600mL。

（2）铁 缺铁性贫血是儿童期最常见的疾病。学龄前儿童铁的 RNI 为 10mg/d，UI 为 30mg/d。

（3）碘 4~6 岁儿童碘的 RNI 为 90μg/d。

4. 维生素

（1）维生素 A 4~6 岁学龄前儿童维生素 A 的 RNI 值为 360μgRAE/d，UL 值为 900μgRAE/d。可考虑每周摄入 1 次动物肝脏，每天摄入一定量蛋黄、牛乳。

（2）维生素 C 4~6 岁学龄前儿童维生素 C 的 RNI 值为 50mg/d。

（三）学龄前儿童的膳食安排

1. 膳食指南

（1）食物多样，谷类为主 谷类食物是人体能量的主要来源，学龄前儿童也应该以谷类食物为主，并注意粗细粮的搭配。

（2）多吃新鲜蔬菜和水果 蔬菜和水果不能相互替代，还要注意蔬菜水果的品种、颜色和口味的变化，以引起儿童的兴趣。

（3）经常吃适量的鱼、禽、蛋、瘦肉 动物性食物是优质蛋白质、脂溶性维生素和矿物质的良好来源，建议常吃。

（4）每天饮乳，常吃大豆及其制品 乳类是营养价值很高的天然食品，大豆是我国的传统食品，含丰富的优质蛋白，建议常吃。

（5）膳食清淡少盐，正确选择零食，少喝含糖量高的饮料 学龄前儿童食用的食物应尽可能保持原汁原味，有利于保护儿童较敏感的消化系统，预防偏食和挑食。零食是学龄前儿童的饮食的重要内容，应予以科学认识和合理选择，含糖饮料不宜过多饮用。

（6）食量与体力活动要平衡，保证正常体重增长 儿童需保持食量与能量消耗之间的平衡，维持正常体重增长。

（7）不挑食、不偏食，培养良好饮食习惯 学龄前儿童有一定的独立性活动，兴趣增加，易出现饮食不规律，所以要特别注意培养良好的饮食习惯。

（8）吃清洁卫生、未变质的食物 注意儿童的进餐卫生，包括进餐环境、餐具和供餐者的健康。幼儿园集体用餐提倡分餐制。不吃污染变质不卫生的食物。

2. 膳食结构

每日膳食应由适宜数量的谷薯类、乳类及豆类、鱼肉蛋类、蔬菜和水果类等食物组成。谷类已取代乳类成为主食，每日需 200~250g；蔬菜 200~250g，水果适量；鱼、禽、瘦肉 50~75g，鸡蛋 1 个；豆类 25g，牛乳 250~400mL；植物油 15~25g。建议每周进食 1 次猪肝及猪血 20~50g，每周进食 1 次富含碘、锌的海产品。在摄入各类食物适宜数量的前提下，同类食物可交换选用，做到食物多样化，营养全面平衡。

（四）学龄前儿童一日食谱举例（见表4-42）

表4-42　　　　　　　　　　学龄前儿童一日食谱举例

餐次	3～4岁 食物名称	重量/体积	4～5岁 食物名称	重量/体积	6～7岁 食物名称	重量/体积
早餐	牛乳	200mL	豆浆	200mL	蚝豉咸猪骨粥	大米15g 瘦肉20g
	鸡蛋	30g	肉包	面粉50g 香菇肉末20g	花卷	面粉40g
	小馒头	面粉40g				
午餐	米饭	50g	米饭	60g	米饭	70g
	粉葛红小豆扁豆脊骨汤	粉葛20g 豆类10g	蚬肉紫菜汤	蚬肉15g 紫菜5g	香葱猪肝粥	猪肝20g
	蒸草鱼	鱼肉40g	冬菇焖鸡	鸡肉50g 香菇10g	红焖排骨	排骨20g
	碎菜心	80g	生菜	80g	菠菜	100g
午点	蛋糕	30g	牛乳	200mL	苹果汁	200mL
	水果	橙50g	水果	香蕉50g	面包	40g
晚餐	米饭	50g	米饭	60g	米饭	70g
	冬瓜虾皮汤	冬瓜20g 虾皮10g	番茄鸡蛋汤	番茄50g 鸡蛋30g	绿豆海带汤	海带20g 绿豆10g
	豉油鸡	鸡肉35g	西兰花炒肉片	西兰花50g 肉片40g	香菇炒虾仁	虾仁55g
	炒小白菜	50g			炒菜心	100g
晚点	牛乳	200mL	酸乳	150mL	牛乳	200mL
	饼干	30g	蛋糕	30g	南瓜饼	面粉30g
烹调油	植物油	20g	植物油	20g	植物油	20g

二、学龄儿童的营养与膳食

学龄儿童是指年龄为7～12岁的儿童，一般都是在小学就读的小学生。

（一）学龄儿童的生理特点

1. 体格发育特点

学龄儿童生长发育迅速，每年可增加体重2.0～2.5kg，身高可增加4.0～

7.5cm，但器官组织远不如成人成熟。

2. 脑和神经系统发育特点

在小学阶段，人的神经系统发育基本完成，分析综合能力明显增强，智力发育较学龄前有明显进步。

3. 消化系统发育特点

儿童的消化能力随着年龄的增长逐渐增强，12岁孩子的消化能力比6岁时大得多。但与成人相比，学龄儿童的胃容量仍较小，消化食物的能力也较弱。

（二）学龄儿童的营养需要

1. 热能

儿童时期生长发育旺盛，活泼好动，需要的热能较高。

2. 蛋白质

儿童正值生长发育期，肌肉发育较快，需要蛋白质最多，对各种氨基酸的需要量按单位体重计算较成人高。一般来说蛋白质供给量应占总热量的12%～14%，即7～9岁40g/d，9～10岁45g/d，10～11岁50g/d。

3. 矿物质

（1）钙　我国建议儿童钙的供给量7～11岁为1000mg/d，11～12岁为1200mg/d，钙磷比例为1:1。

（2）铁　我国建议儿童铁的供给量7～11岁为13mg/d，补充铁吸收利用率高的动物性食品如动物血、肝等。

（3）锌　我国规定锌的供给量7～11岁为7.0mg/d。食品中以动物肝脏、牡蛎、肉、鱼中含锌较多，植物中以花生和玉米含锌量多。

（4）碘　儿童缺碘造成生长迟缓、智力低下，我国供给量标准7～12岁为120μg/d，可通过食用碘盐、海带、紫菜等补充。

4. 维生素

维生素A的RNI值7～11岁为500μgRAE/d；维生素D的RNI值7～11岁为10μg/d；维生素C的RNI值7～11岁为65mg/d，维生素B_1的RNI值7～11岁为1.0mg/d；维生素B_2的RNI值7～11岁为1.0mg/d。应尽量多选肝、肾、蛋黄、发酵豆制品以及绿叶蔬菜。

（三）学龄儿童的膳食安排

1. 膳食指南

学龄儿童膳食在一般人群膳食指南的基础上要补充以下几点。

（1）保证吃好早餐　孩子一日三餐应吃饱、吃好，男孩子的食量应不低于父亲，女孩子不低于母亲。尤应把早餐吃好，早餐食量宜相当于全日量的1/3。早餐不仅要有数量，还要有质量，除要有淀粉类食物外，还应提供优质蛋白质及饱腹感强的脂肪。

（2）少吃零食，饮用清淡饮料，控制食糖摄入　应让孩子饮用清淡而充足的饮料，控制含糖饮料和糖果的摄入，养成少吃零食的习惯。吃过多的糖果和甜食易引起龋齿。

（3）重视户外活动　家长应督促孩子积极参加体育锻炼及户外活动。小学生每日户外活动时间不得少于 1h，要积极参加做操、打球、游泳、划船、爬山等运动。

2. 膳食结构

谷类和薯类食物 300～400g/d；蔬菜类 200～300g/d，水果 100～150g/d；瘦肉、禽、鱼、蛋 150～200g/d，其中最好每天有一个鸡蛋；鲜乳 250～400mL/d 或乳粉 30～45g/d，黄豆 25g/d；植物油 15～25g。

（四）学龄儿童食谱举例（见表 4－43）

表 4－43　　　　　　　　　学龄儿童一日食谱举例

年龄 餐次	6～9 岁		10～12 岁	
	食物名称	重量（或体积）	食物名称	重量（或体积）
早餐	面包	面粉 100g	豆沙包	面粉 80g，红小豆 50g，白糖 10g
			拌香椿	香椿 35g
	牛乳	牛乳 250g	牛乳	250g
	苹果	80g	苹果	80g
午餐	米饭	大米 125g	米饭	大米 160g
	红烧鸡块海带	鸡肉 80g，海带 30g 鲜香菇 10g	肉炒柿椒	柿椒 75g，瘦肉 90g
	素炒笋片	莴笋 75g	素炒芹菜	芹菜 100g
	番茄鸡蛋汤	番茄 20g，鸡蛋 10g		
晚餐	馒头	面粉 80g	米饭	大米 125g
	小米粥	小米 25g	番茄炒蛋	番茄 150g，鸡蛋 1 个
	肉丝炒蒜苗	蒜苗 75g，瘦猪肉丝 35g	芫荽紫菜豆腐汤	紫菜 10g，豆腐 25g，芫荽少许
	芹菜炒豆干	芹菜 45g 豆腐干 45g		
烹调用油	17g		19g	

三、 青少年的营养与膳食

青少年是指年龄在 13～18 岁的人群，这个年龄段的人群正处于少年期或青春期。

（一）青少年的生理特点

青春期是人生第二个快速成长阶段，这一时期的青少年会经历一段快速成长的过程。身高、体重的突增是其重要特征，身高每年增加 5 ~ 7cm，体重年增长 4 ~ 5kg。此期生殖系统迅速发育，第二性征逐渐明显，各个器官逐渐发育成熟，对能量和营养素的需求均超过成年人。

（二）青少年的营养需要

从青春期生长突增开始后，男生和女生的营养需要出现较大的差异。

1. 能量

生长发育中的青少年能量处于正平衡状态，对能量的需要量与生长速度成正比，能量 RNI 范围为 2200 ~ 2900kcal。相同年龄女性的能量需要量少于男性。蛋白质、脂肪、碳水化合物的供能比例分别为 12% ~ 14%、25% ~ 30% 和 55% ~ 65%。

2. 蛋白质

青少年膳食蛋白质的 RNI 为 70 ~ 85g/d。生长发育的机体对必需氨基酸的要求较高，因此，供给的优质蛋白应占 1/2 以上。

3. 矿物质

（1）钙　青春期是生长突增高峰期，为了满足突增高峰期骨骼迅速生长发育的需要，12 ~ 18 岁青少年钙的 AI 为 1000mg/d。

（2）铁　铁缺乏除引起贫血外，也降低学习能力和机体免疫力。青春期铁的 RNI 值男性为 20mg/d，女性为 25mg/d。

（3）锌　青春期锌的 RNI 值男性为 20mg/d，女性为 25mg/d。

（4）碘　碘缺乏在青春期表现为甲状腺机能亢进，尤其是青春期甲状腺肿发病率较高。青春期膳食碘的 RNI 为 120 ~ 150μg/d。

4. 维生素

（1）维生素 A　青少年维生素 A 的 RNI 为 700 ~ 800μgRE。合理摄入动物肝脏及深绿色或红黄色的蔬菜和水果。

（2）B 族维生素　B 族维生素需要量随年龄增长而增加，尤其对于男孩来说，能量代谢的增长和肌肉组织的发展需要大量的 B 族维生素。青春期膳食维生素 B_1、维生素 B_2 的 RNI 均为 1.2 ~ 1.5mg/d。

（3）维生素 C　青春期膳食维生素 C 的 RNI 为 90 ~ 100mg/d，应保证各年龄段青少年新鲜水果的供应。

（三）青少年的膳食安排

1. 膳食指南

（1）三餐定时定量，保证吃好早餐，避免盲目节食。

（2）吃富含铁和维生素 C 的食物　为预防贫血，青少年应注意饮食多样化，经常吃含铁丰富的食物，并且每天摄入富含维生素 C 的食物以促进铁的吸收。

（3）每天进行充足的户外活动　户外活动能够增强体质，保持健康体重；对某些慢性病也有预防作用。另外应鼓励青少年参与家务劳动。

（4）不抽烟、不饮酒　抽烟饮酒对青少年的危害远远超过成年人。

2. 膳食结构

青少年能量需要量大，每天需要 400～500g 谷类，除米面外适当选择杂粮和豆类；每天蔬菜 300～400g，其中绿叶蔬菜类占 1/2 以上，水果 150～250g/d；每日膳食中鱼、禽、肉类 100～150g，鸡蛋 1 个；牛乳不少于 300mL，豆类及豆制品 40～60g；植物油 15～25g。

（四）青少年食谱举例（见表 4-44）

表 4-44　　青少年一日食谱举例

餐次	食物名称	重量/体积	餐次	食物名称	重量/体积
早餐	豆浆	250mL	午点	柑橘	150g
	猪瘦肉肠粉	肠粉100g，瘦肉30g，生菜30g		牛乳	200mL
中餐	米饭	150g	晚餐	米饭	150g
	虾汤	虾30g		炒三丝	胡萝卜100g，肉丝50g，云耳20g
	五柳蒸鱼	鱼肉50g		西洋菜	100g
	油麦菜	200g		无花果炖瘦肉汤	瘦肉30g
			晚点	煮面条	番茄30g，鸡蛋30g，面饼50g
烹调用油					25g

【技能实训】

1. 某学龄儿童，9 岁，女，身高 145cm，体重 25kg，请为其制订一日食谱。
2. 某少年，17 岁，男，身高 170cm，体重 55kg，请为其制订一日食谱。

【知识拓展】

谈谈儿童和青少年控制适宜体重的重要性以及如何科学地进行体育锻炼。

【练习题】

1. 请简述学龄前儿童、学龄儿童及青少年的生理特点和营养需要。
2. 请简述学龄前儿童、学龄儿童及青少年的膳食安排。

子任务4　老年人的营养与膳食

【引入】

人体衰老的机制

　　衰老是一种随着年龄增长而发生的不可逆的退化现象。关于衰老的学说很多，如"自由基学说""免疫学说""生物钟学说"等。其中"自由基学说"广为大家所熟悉，该学说认为，人体内存在氧自由基，它可与体内许多物质发生氧化作用。体内不饱和脂肪酸在氧自由基作用下被氧化生成过氧化脂质，进而形成脂褐素在细胞中堆积而挤占细胞空间，细胞的功能因此受到严重影响。年龄越大，细胞中脂褐素越多，细胞受影响就越大，由此加速了人体衰老。

【知识介绍】

一、老年人的生理特点

　　老年人是指年龄在60岁以上的人群。

1. 代谢功能降低

　　与中年人相比，老年人的基础代谢降低15%～20%。合成代谢降低，分解代谢增高，合成代谢与分解代谢失去平衡，引起细胞功能下降，这使老年人对营养素的消化、吸收、利用和排泄都受到了不同程度的影响。

2. 器官功能下降

　　老年人因牙齿脱落以及消化液、消化酶及胃酸分泌减少，食欲减退，对食物的消化吸收能力降低。胃肠蠕动能力减弱，易导致腹胀、便秘。老年人肝细胞数减少，肝脏解毒和合成蛋白质的功能均有所下降。脑、肾等器官以及味觉、嗅觉、触觉等感觉器官均随年龄增长而有不同程度的功能下降。

3. 身体成分改变

　　随年龄增长，体内脂肪组织逐渐增加，并且脂肪由肢体逐渐转向躯干。机体细胞数量减少，突出表现为肌肉组织的重量减少而出现肌肉萎缩。身体水分减少，使身体组织失去弹性，张力减退和功能下降。骨组织矿物质和骨基质均减少，骨密度和骨强度下降易出现骨质疏松症。

二、老年人的营养需要

1. 能量

老年人对能量的需要量减少，见表4-45。

表 4 - 45　　　　　　　　　　　　老年人能量需要量　　　　　　　　　　单位：kcal/d

人群	能量					
	身体活动水平（轻）		身体活动水平（中）		身体活动水平（重）	
	男	女	男	女	男	女
65 岁 ~	2050	1700	2350	1950	—	—
80 岁 ~	1900	1500	2200	1750	—	—

2. 蛋白质

老年人需要供给质优、量足的蛋白质以满足机体的需要。但是若摄入过多蛋白质又会增加消化系统和肝肾的负担。老年人蛋白质 RNI 为男性 65g/d，女性 55g/d。

3. 脂类

老年人过多摄入脂肪会引发动脉硬化等疾病。脂肪供能比为 20% ~ 25% 为宜，每日食物中的胆固醇含量不宜多于 300mg。老年人脂肪摄入应以植物油为主，限制猪油、牛油、羊油、奶油等动物性脂肪的摄入。鱼类含有多种脂类，能够满足老年人的脂肪需要。

4. 碳水化合物

碳水化合物是膳食能量的主要来源，占膳食总能量的 55% ~ 65%，老年人的脂肪摄入量减少，碳水化合物的量就应适当增多，多选择粗杂粮。蔬菜、水果和粗粮等是富含膳食纤维的食物，可防止老年人易出现的便秘。

5. 矿物质

（1）钙　老年人对钙的吸收和利用能力下降，同时骨钙流失又增加，这使老年人出现钙的负平衡，以致骨质疏松症较常见。老年人钙的 RNI 为 1000mg/d，应以食物钙为主。

（2）铁　老年人对铁的吸收和利用能力下降，易出现缺铁性贫血。老年人铁的摄入量应充足，其 RNI 为 12mg/d。

（3）钠　老年人的食盐摄入量应限制在 5g/d 以下。

6. 维生素

老年人由于进食量减少，消化功能减退，对维生素的利用率下降，易出现维生素 A、维生素 D、叶酸及维生素 B_{12} 等缺乏。许多老年性慢性疾病与维生素摄入量不足有关。

（1）B 族维生素　老年人较易出现维生素 B_1、维生素 B_2 缺乏。另外，维生素 B_6、维生素 B_{12}、叶酸的利用率也降低，它们的不足可引起高同型半胱氨酸血症，这是引发动脉粥样硬化的危险因素。

（2）维生素 C　老年人血浆及白细胞中维生素 C 的含量随年龄增加而减少，应摄入充足，其 RNI 为 100mg/d，最高不超过 1g。

（3）维生素 A　我国老年人维生素 A 的 RNI 为男性 800μgRAE/d，女性 700μgRAE/d，老年人食物摄入量少，易出现维生素 A 缺乏。

（4）维生素 D　老年人户外活动减少，而且肝肾转化为活性维生素 D 的能力下降，易缺乏维生素 D 而出现骨质疏松症。老年人维生素 D 的 RNI 为 15μg/d。

（5）维生素 E　老年人每日膳食维生素 E 的 AI 为 14mg α–TE/d，应注意维生素 E 的摄入量不应超过 700mg α–TE/d。

7. 水

老年人每日每千克体重应摄入 30mL 的水。老年人不应在感到口渴时才饮水，而应该有规律地主动饮水，其中可包括不太浓的茶。

三、老年人的膳食安排

（一）膳食指南

中国居民膳食指南中的《一般人群膳食指南》也适用于老年人。此外，老年人膳食指南补充以下 4 条内容。

1. 食物要粗细搭配、松软、易消化吸收

老年人消化功能有不同程度的减退，许多老年人易发生便秘，患高血压、糖尿病等慢性病的可能性增加，因此老年人选择食物要粗细搭配，以保证均衡营养。

2. 合理安排饮食，提高生活质量

合理安排饮食，使老年人保持健康的进食心态和愉快的进餐过程。家庭和社会应从各方面保证其饮食质量，促进老年人的身心健康。

3. 重视预防营养不良和贫血

由于心理、生理和社会经济状况的改变，可能使老年人摄取的食物减少而导致营养不良，需引起重视。

4. 多做户外活动，维持健康体重

老年人应适当多做户外活动，根据老年人的生理特点进行适合的耐力性项目，如步行、慢跑、游泳、跳舞、太极拳等。

（二）膳食结构

1. 粗细粮搭配

粗杂粮包括全麦、玉米、小米、荞麦等，比细粮含有更多的抗氧化物质、维生素、矿物质和膳食纤维。建议老年人每天摄入谷类 250～400g，每天最好食入 100g 粗粮或全谷类食物。另外建议谷类不宜过于精制。

2. 摄入充足的新鲜蔬菜水果

新鲜蔬菜和水果（尤其是绿色及红黄色的果蔬）是维生素 C 等几种维生素的重要来源，而且其所含的丰富膳食纤维可预防老年便秘。建议每天摄入蔬菜 300～500g，水果 200～400g。老年人不要因为牙齿不好而减少或拒绝蔬菜或水果，可以把蔬菜切碎、煮软，水果切小块，以便咀嚼和消化。另外，适当补充多种微量营养素的制剂对老人也是有益的。

3. 食用适量动物性食品

老年人应食用适量动物性食物，建议每天摄入肉鱼蛋等动物性食物 125~225g。禽肉和鱼类不仅较易消化，脂肪含量较低，而且可提供丰富的优质蛋白质，适于老年人食用；畜肉则含有较高的铁、维生素 B_1 等微量营养素，但因含有较多的饱和脂肪酸和胆固醇，故应有所节制。

4. 每天食用乳和乳制品、大豆及制品

老年人应每天吃相当于鲜乳 300g 的乳类及乳制品。虽然豆浆在植物中含钙量较多，但远不及牛乳，故不能以豆浆代替牛乳。建议老年人每天吃相当于30~50g 的大豆及制品。大豆不但蛋白质丰富，而且含有丰富的生物活性物质大豆异黄酮和大豆皂苷，有预防和治疗心脑血管疾病和骨质疏松症之功效。

5. 饮食清淡、少盐

选择省油的烹调方式如蒸、煮、炖、氽、焯，应少吃或不吃荤油、肥肉、油炸食品、甜点以及含胆固醇高的食品，避免摄入过多的脂肪导致肥胖，每天烹饪用油不超过 25g。少用各种含钠高的酱料，避免摄入过多钠，每天食盐不超过 6g。

四、老年人食谱举例（见表 4-46）

表 4-46　　　　　　　　　老年人一日食谱举例

餐次	食物名称	重量（或体积）	餐次	食物名称	重量（或体积）
早餐	白粥	米 50g	午点	牛乳	250mL
	花卷	面粉 50g		苹果	200g
	鸡蛋	30g	晚餐	米饭	米 100g
	芝麻酱	少许		清蒸鲩鱼	鱼肉 80g
午餐	米饭	米 100g		香菇菠菜汤	香菇 25g、菠菜 200g
	玉竹瘦肉粥	瘦肉 20g、玉竹适量	晚点	小米粥	小米 30g
	香葱肉末焖豆腐	猪瘦肉 30g、豆腐 50g	烹调用油	20g	
	菜心	200g			

【技能实训】

1. 请为 70 岁男性老年人设计一日食谱。
2. 到老年公寓做一次膳食调查，分析其膳食安排的合理性。

【知识拓展】

1. 人体衰老的原因是什么？
2. 请谈谈老年人饮食起居的注意事项。
3. 在给老年人制作食物时应注意什么？

【练习题】

1. 请简述老年人的生理特点和营养需要。
2. 谈谈老年人较容易缺乏哪些营养素。
3. 请简述老年人的膳食安排。

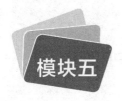

模块五　餐饮营养与卫生管理

能力目标

1. 能掌握食品原料及其营养素在烹调中的变化规律及减少食物中营养素损失的保护措施。

2. 能够运用有关卫生知识分析和解决餐饮经营和服务中的食品卫生管理问题。

知识目标

1. 理解六大营养素在烹调中的变化规律及烹调过程中各环节对营养素的影响。

2. 掌握各种食品原料在烹调中的变化规律及减少食品营养素损失的保护措施。

3. 掌握餐饮环境、餐饮加工及餐饮服务中的卫生管理措施。

【篇首阅读】

为了让人们能从烹调好的食物中获得更多的营养，我们有必要先了解各种食品原料及其营养素在烹调中的变化规律以及不同烹调方法对食品原料及其营养素产生的影响，然后通过在烹调中采取一定的保护措施来减少营养素的损失，使食物通过合理的烹调加工能够把良好的色、香、味、形与营养素的保存相兼顾起来，做到既营养又美味。食品除了要营养、美味外，最基本最首要的还应是卫生安全的。餐饮企业要搞好卫生管理，至少要抓好餐饮环境卫生、食品加工卫生和餐饮服务卫生等方面的工作。

项目一 ｜ 餐饮营养 ○

任务一　营养素在烹调中的变化

【引入】

为什么冻肉不好吃

　　畜禽肉在冷冻下可保存很长时间，这是因为肉中微生物和酶所含的蛋白质在低温下发生变性而使微生物和酶失去活性，从而使肉得以延长保鲜期。但长期低温处理也会导致肉中蛋白质因冻结变性而被破坏，使蛋白质出现溶解性降低、持水力下降、肉质硬化等现象。

【知识介绍】

一、蛋白质在烹调中的变化

（一）蛋白质在烹调中的变化

1. 蛋白质的变性

　　蛋白质变性是指在某些理化因素作用下，蛋白质的空间结构发生变化，从而导致蛋白质若干理化性质改变并使蛋白质丧失原有生物功能的现象。蛋白质只有通过变性，才能消除其生物特性（如抗原性、酶活性和毒性），保证安全无毒，其消化吸收率也才能得到提高。蛋白质变性后其溶解度降低，甚至互相团聚而形成不可逆凝胶。

　　（1）加热引起的变性　蛋白质受热变性后发生凝固，且这种变化是不可逆的。例如煮、蒸或炒鸡蛋时，蛋清、蛋黄都因受热变性而凝固。蛋白质受热变性凝固，如果温度上升较慢，并保持在稍低于100℃时，肉类或蛋类的蛋白质就凝固较慢，质地就不是很硬，这种状态的蛋白质最容易消化。如果在沸水或热油中煮、炸时间过长变性的蛋白质就易变成坚硬的质地，较难咀嚼和消化。例如在烹调中常采用的爆、炒等方法，就是利用爆、炒的快速高温加热，加快蛋白质的变性速度，使原料表面快速凝固、细胞孔隙闭合，从而原料内部的营养素和水分不会外流，这样可使菜肴口感鲜嫩，并使营养素少受损失。经过初加工的鱼、肉在烹制前有时先用沸水烫一下，或在较高的油锅中速炸一下，也可达到上述目的。

　　（2）酸、碱引起的变性　大多数蛋白质在 pH 4~6 的范围内是稳定的，但在强酸或强碱作用下，蛋白质也可发生变性而凝固，特别是在有酸或碱的情况下加热，蛋白质变性速度加快。酸乳、酸奶油、凝乳就是利用蛋白质的酸凝固原理生产的，熬醋杀菌也是利用酸可使细菌蛋白质变性凝固的原理，而皮蛋则是利用碱使蛋白质变性的典型例子。

（3）盐引起的变性　在蛋白质中加入大量中性盐可破坏蛋白质的胶体性而使蛋白质从水溶性中沉淀析出。豆腐制作利用的就是盐（石膏和盐卤等）使蛋白质变性的作用，豆浆中加入氯化镁或硫酸钙，在70℃以上即可凝固。另外盐的存在还可使蛋白质的热变性速度加快，蒸蛋羹时，如果不加盐，蛋白质变性的速度较慢，同时不容易凝固，蛋不易蒸好。在煮肉汤、炖肉时，则要后加盐，原因是一开始加盐，会使肉表面的蛋白质迅速变性凝固，在表面形成一层保护膜，既不利于热的渗透，也不利于含氮物的浸出。烹鱼时，先用盐码味，鱼体表面的水分渗出，加热时使蛋白质变性的速度加快，鱼不易碎。

（4）有机溶剂引起的变性　有机溶剂也可引起蛋白质发生变性，最常用的有机溶剂是乙醇（酒精）。例如酒精消毒就是利用它可使蛋白质变性而使微生物死亡。四川宜宾糟蛋和浙江平湖糟蛋就是利用了酒精使蛋白质变性的作用，在制作过程中，因乙醇生成的同时有醋酸生成，可使蛋壳中的钙的溶解度增加，其钙的含量较鲜蛋高40倍。

（5）机械作用引起的变性　强烈的机械作用（如碾磨、搅拌或剧烈振荡）会破坏蛋白质的分子结构，从而使蛋白质变性。例如，用筷子或者打蛋器搅打鸡蛋清，蛋液起泡成白色泡沫膏状，这是由于在强烈的搅拌过程中，蛋清液中充入气体，蛋清蛋白质变性伸展成薄膜状，将混入的空气包裹起来形成泡沫，并有一定的强度，保持泡沫一定的稳定性。

2. 蛋白质的水解

在各种烹调加工过程中，蛋白质可能发生不同程度的水解。蛋白质可水解为胨、肽、氨基酸及相应的非蛋白物质。蛋白质适当的水解可提高蛋白质的消化率，并可增强食品的风味，提高人们的食欲。例如，畜禽肉熬汤时，肉中一部分蛋白质会被逐步水解，产生多种水溶性氨基酸及含氮浸出物等低分子水解产物，这是肉汤滋味鲜美的主要原因之一，而且这些低分子水解产物还能进一步发生反应，使菜肴风味更加多样。

3. 蛋白质的水合

蛋白质相对分子质量很大，其分子的大小已达到胶粒1～100nm范围之内。球状蛋白质分子中有许多亲水基团，有强烈吸引水分子作用，使水保持在蛋白质分子的结构中而不能流动。蛋白质的这一能力称为蛋白质的水合能力。烹调中打肉泥、鱼肉泥，肉类上浆时拌入水分等就是利用了蛋白质的水合作用，使原料吸收大量水分，快速熟制后显得爽嫩、有弹性。

4. 蛋白质的其他化学变化

（1）蛋白质的脱水缩合作用　蛋白质在强热下，蛋白质分子可通过氨基酸残基上的羟基、氨基、羧基之间的脱水缩合而交联。温度高，时间长的烹调会促进这种反应，温度越高，凝固越紧，食品质感越老，蛋白质消化率会大大降低，严重影响蛋白质营养价值。

（2）氨基酸的裂解和异构化反应　蛋白质中的游离氨基酸和氨基酸残基在100℃以上强热或在强氧化剂、强碱下都会发生裂解反应。烹饪中的煸、爆等强热加工会有这种反应，它使食品散发诱人的浓烈气味。但若温度越过200℃以上煎炸、烧烤食品，尤其是肉、鱼等高蛋白质的食品，其所含氨基酸开始分解出现硫氢基，使菜肴风味变差，营养价值也随之降低，如烤焦的肉、炸老的鸡蛋、煎煳的鱼等。温度越过200℃时氨基酸还可发生一些环化反应，生成复杂的杂环化合物，其中杂环胺是一种具有致突变、致癌作用的物质。

（3）蛋白质的羰氨褐变和酰胺键的形成　①羰氨褐变：蛋白质如加热过度，在有糖存在的情况下，蛋白质中的氨基与糖中的羰基会发生羰氨反应，引起制品褐变和营养成分的破坏，特别是赖氨酸的损失较大。②酰胺键的形成：蛋白质在强热过程中，分子中赖氨酸残基的 $\alpha-NH_2$，易与天冬氨酸或谷氨酸的羧基发生反应，形成酰胺键，导致蛋白质很难被蛋白酶水解，因而也难以被人体消化吸收。例如牛乳中蛋白质含谷氨酸、天冬氨酸较多，在过度强热后，易与赖氨酸发生反应，形成新的酰胺键，使牛乳营养价值降低。

（二）蛋白质变化的作用

1. 对消化率的影响

蛋白质变性后，有利于消化酶作用于蛋白质分子，一般可使消化率提高。由于蛋白质变性，食物蛋白质原有的生物特性，如抗原性、酶活性和毒性被消除，可保证食物安全无毒，并使蛋白质更易被人体消化吸收。

2. 对质地的影响

蛋白质变性的程度影响菜肴的质地。如烹制肉类时火候掌握不当会使蛋白质过度收缩或水分丧失，从而会导致肉质不细嫩且韧性强。这也是在烹调中重视火候的理论基础。

3. 对风味的影响

蛋白质水解产物具有特殊的滋味，如某些氨基酸（天冬氨酸钠、谷氨酸钠）有鲜味，是肉汤鲜味的物质基础。

4. 对色泽的影响

由羰氨反应生成有色物质，从而改变食物的色泽。

二、油脂在烹调中的变化

（一）油脂在烹饪中的作用

1. 作为传热介质

油脂在加热过程中，不仅油温上升快，而且上升的幅度也较大，若停止加热或减少火力，其温度下降也较迅速，这样便于烹饪过程中火候的控制和调节。油脂在加热后能储存较多的热量，用油煎、炒、烹、炸食物时，油脂能将较多的热量迅速而均匀地传给食物，这是用油烹制加工菜肴能迅速成熟的原因。

2. 赋予菜肴特殊香味

油脂在烹饪过程中，当其加热后温度较高，原料经滑油或煎或炸，会使食物成分发生多种化学反应。油脂在加热后会产生游离的脂肪酸和具有挥发性的醛类、酮类等化合物，从而使菜肴具有特殊的香味。油脂可将加热形成的芳香物质由挥发性的游离态转变为结合态，使菜肴的香气和味道变得更柔和协调。

3. 具有润滑作用

例如在面包制作中常加入适当的油脂，降低面团黏性，便于加工操作，并增加面包制品表面的光洁度、口感和营养。在菜肴制作中也常利用油脂的润滑作用，防止原料粘结。如将调味、上浆后的主料，在下锅前加些油，以利原料散开，便于成型。

（二）油脂在烹调中的变化

1. 脂肪的水解作用

在普通烹饪温度下，食品中的脂肪在水中部分水解，生成脂肪酸和甘油，使汤汁具有肉香味，并有利于人体消化。当脂肪酸遇到料酒等调味品时，酒中的乙醇与脂肪酸发生酯化反应，生成芳香气味的酯类物质。但对于纯油脂来说，脂肪水解使游离脂肪酸含量增加，这会降低油脂的发烟温度。发烟点降低的油脂，在烹调中易冒烟，影响菜肴色泽和风味。

2. 脂肪的热分解

油脂在加热中，当温度上升到一定程度时就会发生热分解，产生低级的醛、酮、醇等一系列低分子物质。热分解产物中的丙烯醛具有刺激性，能刺激鼻腔并有催泪作用。在煎炸食物时，油温控制在油脂的发烟点以下，就可减轻油脂的热分解，降低油脂的消耗，而且可以保证产品的营养价值和风味质量。如煎炸牛排需要选择发烟点较高的油脂，不但可以加速蛋白质的变性，达到食用要求，而且还能提高牛排鲜嫩的质感。

3. 脂肪的热氧化聚合作用

油脂在烹调（如煎炸）中，由于与空气接触且又处于高温下，很容易氧化生成大量氢过氧化物，氢过氧化物发生聚合反应生成有毒的聚合物，使得油脂黏度升高，外观变稠，甚至引起油脂起泡，并附着在煎炸食物的表面。油脂加热至$200 \sim 230℃$时即能引起热氧化聚合，其聚合的速度和程度与油脂种类有关，亚麻油最易聚合，大豆油和芝麻油次之，橄榄油和花生油则不易聚合；还与加热温度有关，烹饪火力越大，时间越长，热氧化聚合反应就越剧烈。氧是促进油脂氧化的重要因素，采用密闭煎炸设备或在油脂上层用水蒸气喷雾隔离空气，都能有效防止油脂与空气接触。另外，铁、铜等金属能促进油脂氧化聚合，故油炸锅最好选用不锈钢制品。

4. 油脂的酸败

油脂或含油脂较多的食品，在储存期间，因空气中的氧、日光、微生物、酶等作用，产生令人不愉快的气味，味变苦涩，甚至具有毒性，这种现象称为油脂的酸败。根据引发的原因，油脂酸败可分为三种类型：水解型酸败、酮型酸败和氧化酸败。油脂酸败中最常发生的是氧化酸败，油脂中的脂肪酸尤其是不饱和脂肪酸，在氧气存在下能自动氧化生成具有不良气味的醛类、酮类和低分子有机酸类，这些物质是油脂哈喇味的主要来源。油脂酸败的另一个变化是使食物色泽发生变化，如炸好的食物放置几天，表面就会变成红褐色，并出现臭味，不宜再食用。咸肉、火腿也会因为储存时间过长而引起颜色变化，质量降低。

油脂的氧化酸败与很多因素有关，如油脂自身的脂肪酸的饱和程度、环境温度、光照、与空气的接触情况、抗氧化剂等。为避免油脂的氧化酸败，可以采取的措施有：①储存油脂时，尽量避免光照，避开高温环境；②储存时要减少与空气、水直接接触的机会和时间；③在油脂中添加抗氧化剂；④对未经加工处理的动物油脂冷冻时间不宜过长。

（三）油脂变化的作用

油脂在烹饪中的变化主要有以下作用。

（1）油脂水解后脂肪易于被人体消化吸收。

（2）脂肪酸与醇发生酯化反应，生成一些具有特殊风味的物质。

（3）油脂在烹饪中可改变食物的感官性状，使食物色、香、味俱佳，诱人食欲。

（4）酸败油脂和经高温反复使用的油脂可导致人体损害。

三、碳水化合物在烹调中的变化

（一）淀粉在烹饪中的变化和作用

1. 淀粉的水解

淀粉在酸、酶和高温作用下可发生水解，产物主要有糊精、麦芽糖，麦芽糖可进一步分解为葡萄糖。在发酵制品中（如馒头、面包），面团中的淀粉在淀粉酶作用下水解为糊精、麦芽糖，麦芽糖在酵母分泌的麦芽糖酶作用下水解为葡萄糖，酵母利用葡萄糖进行有氧呼吸和酒精发酵产生的 CO_2 是使馒头、面包体积膨大、组织疏松的主要原因。

2. 淀粉的糊化

糊化是指淀粉在一定温度下（60～80℃），在水中溶胀分裂，形成均匀糊状溶液的现象。淀粉糊化程度越大，吸水越多，黏性也越大。糊化后的淀粉易被淀粉酶作用，更有利于人体吸收。烹饪过程中的挂糊上浆、勾芡、煮饭、粉皮、烤面包的制作等都是利用了淀粉的糊化作用。如在做米饭时，淘米后适当浸米，可促进米吸水，煮饭时不易夹生。

3. 淀粉的老化

淀粉溶液（凝胶）在冷却放置一定时间后会变成不透明状甚至产生沉淀，淀粉制品表现为口感变劣、干硬、易掉渣，这种现象称为淀粉老化。例如凉的馒头、米饭变硬、干缩，凉粉变得硬而不透明。老化的淀粉黏度降低，口感由松软变硬，消化吸收率降低，故应尽量避免谷类食品老化。影响淀粉老化的因素有：①淀粉种类：直链淀粉比支链淀粉更易老化，老化由易到难为：玉米＞小麦＞甘薯＞马铃薯＞黏玉米＞大米＞糯米。②含水量：含水量低于10%～15%时，不易发生老化，如饼干长期存放可保持酥脆；含水量30%～60%时易老化，例如面包含水量30%～40%，馒头44%，米饭60%～70%，含水比例均在此范围，因此这些食品冷却后易变硬发干；当含水量在60%～70%以上时老化也变慢。③温度：在高温下淀粉发生糊化不会发生老化。随着温度降低，老化速度变快。淀粉老化最适宜温度为2～4℃，高于60℃或低于－20℃都不易老化。

4. 淀粉的黏度

干淀粉的黏性最小，且细腻而滑爽。淀粉加热逐渐膨胀，黏度也逐渐增大，到了糊化时淀粉的黏度最大。这时在淀粉中加水，黏度下降。如在浓稠的稀饭中添水，就会破坏淀粉糊中的凝胶，使黏性下降，甚至出现分层。用马铃薯勾芡的菜肴，吃剩后再存放就会发现芡变稀而出水，这是因为筷子夹菜时搅拌作用破坏了淀粉糊——芡的结构，使淀粉的黏度下降。淀粉中含脂肪多的易糊化，形成的淀粉糊黏性增大且稳定性较好，这就是新粮做的主食比陈粮的黏而味香的原因。直链淀粉含量高的淀粉糊黏性小，糊化后体积增大较多，含支链淀粉高的淀粉糊黏性大，糊化时体积增加比较少，这就是糯米粉制品黏性大、出品率低、冷却后仍较软、糯的原因。

（二）其他碳水化合物在烹饪中的变化和作用

1. 焦糖化作用

糖类尤其是单糖、双糖，在没有氨基化合物存在的情况下，加热至熔点以上的高温（140～170℃以上）时，因糖发生脱水与降解，生成黑褐色物质的反应就是焦糖化反应。糖在强热作用下生成两类物质，一类是糖的脱水产物，即焦糖；另一类是降解产物，即一些挥发性的醛、酮类物质，它们进一步缩合、聚合最终形成深色物质。烘焙、油炸、煎炒过程中往往会发生焦糖化作用，这可增加食品的风味和色泽。不同的糖对热的敏感性不同，果糖、麦芽糖、葡萄糖对热非常敏感，易形成焦糖，在制作西点时常作为着色剂使用。

2. 美拉德反应

美拉德反应又称羰氨反应、褐变反应，即指羰基和氨基经缩合、聚合生成类黑色素的反应。几乎所有的食品均含有羰基（来源于糖或油脂氧化酸败产生的醛、酮）和氨基（来源于蛋白质），因此都可能发生羰氨反应，故在食品加工中由羰氨反应引起食品颜色加深的现象比较普遍。例如焙烤面包的金黄色，烤肉的棕红色，啤酒的黄褐色，酱油的黑褐色等均与其有关。

3. 蔗糖水解反应

蔗糖在酸或酶作用下，水解所得的葡萄糖和果糖的混合物称为转化糖。转化糖黏度低、流动性大、吸湿性强，使用方便，具有保湿作用，能使制品外观光洁，具有清新爽口之感，可改进食品的质地和风味。

四、 无机盐在烹调中的变化

无机盐性质相对稳定，在烹调过程中一般不发生化学变化，也不易分解，其主要变化是易溶解于水中而损失，尤其是水溶性的无机盐损失较多。

（一） 无机盐在烹饪中的变化

1. 无机盐在烹饪加工中的流失

一般无机盐在酸性溶液里溶解量较大，溶解量还与食品原料切割大小、水中浸泡或加热时间长短有关。如普通大米淘洗 2～3 次后表层无机盐流失 15% 左右。肉类在加热时无机盐溶于汤水中较多，各种无机盐流失量如下：钾 64.4%、钠62.5%、铝 58%、氯 41.7%、磷 32%、钙 22.5%、镁 11.5%、锰 10.3%、硫7.3%、铁 6%。

2. 烹饪器具中无机盐的溶出

铁锅中铁离子的溶出与铁锅使用时间、溶液特点有关。在食盐存在情况下，铁溶出增加几十倍；在酸性环境中铁溶出量增加上千倍；烹饪中铁溶出太多可影响菜肴的品质。可选用不锈钢厨具，不易生锈、溶出铁极少，不影响菜肴品质。

（二） 对无机盐在烹饪中的变化采取的措施

1. 减少无机盐损失的措施

（1）科学清洗食品原料　在洗涤烹饪原料时，无机盐溶于水中，洗涤时间越长，水量越大，水流速度越快，水温越高，无机盐的损失也越大。因此洗涤食品原料要根据原料的不同，控制洗涤次数、时间和水温，同时注意不要将食品原料长时间浸泡在水中。

（2）先洗后切　各种食品原料，尤其是蔬菜，应先清洗，再切配，这样可减少水溶性无机盐的损失，而且最好是现切现烹。

（3）切大块　食品原料中的水溶性无机盐很容易由切口处随着水分的流失而流失，切口越多，无机盐流失越多，故食品原料在不影响烹熟和食用方便的前提下，可切成较大块。

（4）勾芡　勾芡能使汤料混为一体，使浸出的无机盐连同菜肴一同摄入。

2. 在烹饪中提高无机盐吸收率的措施

（1）某些植物性原料烹制前应先焯水　烹饪原料含有的一些有机酸或草酸、植酸等物质，能与一些金属离子如锌、钙、铁等结合，影响人体对这些无机盐的吸收。因此，对富含草酸、磷酸、植酸的植物性原料，应先焯水，去除有机酸，而后再烹制。另外发酵也可以破坏植酸，例如面团发酵过程中产生的乳酸、醋酸，可以破坏面粉中植酸，使之分解。

（2）动物性原料烹制时可加醋　例如烹制排骨时放点醋，排骨中的碳酸钙、磷酸钙遇醋酸形成可溶性醋酸钙而溶解于汤中，易被人体吸收，故烹制鱼或排骨类菜肴时等可放醋。

（3）食肉时肉汤不应丢弃　炖鸡汤、肉汤时，其中部分可溶性无机盐溶解于汤中，使肉汤中含有较多的无机盐，且汤中的无机盐大部分以粒子状态存在，易被吸收。

五、 维生素在烹调中的变化

（一） 维生素在烹饪中的变化

维生素化学性质活泼，稳定性差，在烹调中最易受到破坏，特别是各种水溶性维生素损失严重，而脂溶性维生素相对损失较少。在烹饪加工中易造成维生素损失的原因如下。

（1）溶解性　水溶性维生素在食品原料漂洗过程中因溶于水而流失，烹调过程中随汤汁溢出而流失；脂溶性维生素因为只能溶解于脂肪中，故食品原料用水冲洗和以水作传热介质烹制时不会流失，但用油作传热介质时部分脂溶性维生素会溶于油脂中而流失。

（2）热分解作用　水溶性维生素对热的稳定性较差，而脂溶性维生素对热相对较稳定。但在有氧情况下，脂溶性维生素热分解反应增强。如维生素 B_1 在室温下降解速度很慢，但温度达到45℃以上时，其降解速度明显加快；维生素 A在隔绝空气时对热较稳定，但在空气中长时间加热易被破坏，尤其是油炸食品，因油温较高，会加速维生素 A 的氧化分解。

（3）氧化反应　维生素几乎都对氧敏感，在烹调过程中，很容易被氧化破坏，烹饪温度越高，时间越长，维生素氧化损失越多，尤其是维生素 A、维生素C 等对氧极不稳定，更易被氧化破坏。金属离子例如 Fe^{2+} 等的存在可促进维生素的氧化，增加损失量。

（4）酸、碱作用　除类胡萝卜素外，维生素在酸性条件下稳定，能有效减少氧化、分解；而碱性条件下几乎所有维生素均不稳定，例如碱性条件下维生素C、维生素 B_{12} 损失率可达100%；pH 在 8 以上时，维生素 B_1 可完全分解。

（5）光分解作用　脂溶性维生素和部分水溶性维生素对光不稳定，在紫外线作用下分解。维生素 D、维生素 E、维生素 B_2 在光照下快速降解。

（6）生物酶的作用　食品原料中一般存在多种酶，有些酶对维生素具有分解作用。如海鲜类含有能破坏维生素 B_1 的物质，猪肉、牛肉中血红素蛋白具有抗硫胺素活性的作用。果蔬中的抗坏血酸氧化酶能加速维生素 C 的氧化。故食品原料在贮藏中，由于酶和环境因素作用，维生素含量随贮藏时间加长而逐步减少。

（二）对维生素在烹饪中的变化采取的措施

1. 降低维生素损失的措施

（1）对水溶性维生素注意减少浸泡时间、避免挤汁、降低水洗温度、原料颗粒大、注意烹饪时间等可减少损失。

（2）含对热敏感的维生素的食品，可做凉菜或缩短加热时间及上浆、挂糊。

（3）含对氧敏感的维生素的食品，应密封保存或高压锅烹制。

（4）含对酸敏感的维生素的食品，可少加醋，不与番茄、水果等有机酸含量高的食物搭配。

（5）避免加碱，因大部分维生素遇碱易破坏。

（6）避免使用铜制和铁制厨具，减少抗坏血酸的损失。

2. 提高维生素吸收率的措施

脂溶性维生素必须溶解于脂肪中才能被吸收，故烹饪含脂溶性维生素的食物时应添加烹饪用油或与含脂食物同烹，例如胡萝卜炖肉可使人体对胡萝卜的吸收率比生吃提高几倍。

【技能实训】

1. 查阅资料，谈谈咸蛋、皮蛋、糟蛋等的制作原理和营养特点。

2. 调查市面上方便米饭、方便米粉等方便食品的种类，谈谈它们的制作原理和营养特点。

【知识拓展】

1. 为什么蛋白质经过变性其消化率会提高？

2. 如何避免油脂在烹饪加工中生成有毒物质？

【练习题】

1. 烹饪加工对食物中的蛋白质、脂肪、碳水化合物等六大营养素有何影响？

2. 减少无机盐和维生素在烹饪加工中损失的措施有哪些？

任务二　烹调过程对营养素的影响

【引入】

不当烹调可降低食物营养价值

食物真正的营养价值，既取决于食物原料的营养成分，还取决于加工过程中营养成分的保存率。因此，烹饪加工的方法是否科学、合理，将直接影响食品的质量。

【知识介绍】

一、 烹调的概念和作用

（一）烹调的概念

烹是加热原料，使生的原料变熟和使原料发生一系列复杂的化学变化过程。调是指调和滋味和调配原料。调和滋味简称调味，是调的狭义概念。调配原料包括菜肴原料的组配、原料的复合造型以及原料组合等内容。调配原料将直接或间接影响到菜肴的滋味，属于调的广义概念。烹调是制作菜肴的专门技术，是指运用各种工艺技术制作菜肴的一般过程。

（二）烹调的作用

1. 杀菌消毒

大多数的细菌和寄生虫在80℃以上的环境中都会死亡，通过对食品原料进行加热，可杀死原料内的细菌和寄生虫等有害生物。加热也可以破坏和除去食物原料自带的有害物质。例如四季豆含有能引起食物中毒的皂素（皂苷）和豆素（植物红细胞凝聚素），经沸水焯过后并烹至熟透，皂素和豆素就能被彻底破坏。

2. 满足人体营养需要

（1）提高营养成分的消化吸收率　食物中的营养素应先变成能被消化酶分解的状态，才能被人体消化吸收。为方便消化酶接触食物，就需要把食物粉碎成极小的微粒，甚至是糊浆，而烹调则能达到此目的。首先，烹调加热破坏了食品原料纤维组织之间的连接键或溶化了纤维组织之间的黏液，使纤维组织变得松散，从而使食品原料质地变得脆嫩软烂。其次，食物原料中的各种营养素在加热过程中会发生变化，形成便于消化吸收的状态，例如蛋白质加热变性后才容易消化，淀粉加热糊化后才易被淀粉酶分解，便于人体消化。

（2）使膳食营养更全面　人体每天同时需要几十种营养素，而任何一种食物原料都不可能含有人体所需要的全部营养素。为满足人体营养的需要，可以通过烹调中的食物搭配，使一道菜品、一桌筵席的营养素更加丰富，营养成分更加全面。

3. 改善食物的感官性状

菜肴的色、香、味、形、口感等属于食品的外在性质，食用者看得见、品得到，因此，它们对引起食用者的食用兴趣起着决定性作用。

（1）调色　①利用食物成分在烹调中的呈色反应调色：例如青菜中的叶绿素在恰当的加热中可显得翠绿；虾、蟹外壳所含的虾青素受热会变红，使虾蟹的色泽鲜红；利用糖的焦糖化反应，可以通过糖色来调色，制作色泽大红的脆皮鸡、烤乳猪等菜肴。②利用调味品调色是丰富菜肴色彩的常用方法：用盐、糖、味精等无色调味品调味，能保持原料固有的色泽，令菜肴有清鲜的感觉。浓郁的菜肴通常调以较深的颜色，如用老抽、糖色来调色。

（2）调香 ①去除食品原料的异味：很多动物性食品原料带有各种令人不快的异味，例如牛、羊等畜肉带膻气，禽肉有臊味，生长在水里的鱼有腥味，田螺、鳝鱼有泥味等。消除异味的有效方法是在清洗、加热处理的基础上进行恰当的调制。例如，在烹制中加盐、糖等调味品，加姜、葱、蒜、香料、绍酒等含特殊香味的调料，便能消除或掩盖异味。②促进食品香味的渗出：很多食物原料自身含有能挥发香味的醇、酯、酚、有机酸等化合物，在常温状态下，它们的香味挥发量很少。但在烹制过程中，原料所含芳香物质受热挥发，香味就较易被闻到。烹调还能使食物原料中的有机物质发生化学反应而产生香味，例如含脂食物所含的脂肪在长时间烹制中部分会发生水解，生成脂肪酸和甘油，使汤汁具有香味，如在烹制中加料酒，脂肪酸又可与乙醇发生酯化反应，生成有芳香味的酯类物质。

（3）调味 ①通过调味品增强食品原料的滋味：例如通过燴的方法使缺乏鲜味的鱼翅、海参吸收鲜汤中的鲜味而变得滋味鲜美；通过腌制的方法使虾仁、虾球、爽肚、牛柳等原料不仅有味，而且改善其质感。②通过烹调使各种原料单一的味混合成复合美味：每一种食品原料都有自己独特的味，在烹调以前，各种原料的味是独立的。在烹制过程中，各种原料中的呈味分子受热而进行激烈的运动，从而产生渗透、扩散、碰撞融合等现象，形成复合美味。例如煲汤时，人们只要把各种原料放在汤煲内，加入水后加热煲制 1～2h，一锅美味的浓汤就煲成了。然而原料放在汤煲内不加热是不会产生香味的。

（4）成形 由于烹会使原料变形，因此要把握原料在加热过程中形状的变化规律，正确处理原料的刀工形状，以便使原料成形并符合菜品的设计要求。例如动物肌肉组织中的肌纤维在不同温度下会发生程度不同、方向不同的收缩，巧妙地利用这种变化，就可以获得美观的菜肴形状。菊花形的菊花鱼、肾球，松子形的松子鱼，花球形的虾球，麦穗形、宝塔形、金鱼形、花朵形的鱿鱼块、鱼卷、肉卷等，都是利用这一原理成形的。

（5）口感 包括质感和温感两方面。烹对食物良好口感的形成起重要作用，例如虾胶、鱼胶在烹前是黏稠的胶状物状态，只有将它们烹制成熟，才能具有爽滑、有弹性的口感。

二、烹调的基本过程

烹调的基本过程是从原料开始到成品为止的整个过程，包括以下各环节。

（一）原料的选用

烹调原料是烹调工艺的物质基础，原料选用包括对原料的认识、选择及挑选三个方面。对烹调原料的认识就是要了解原料的自然特性、滋味、产地、季节性、用途、营养成分及卫生安全等；烹调原料的选择就是根据菜点的风味要求、烹调方法的要求和食用者的要求来确定选用哪些原料；烹调原料的挑选就是要善于分辨原料的品质质量（如新鲜度、成熟度、纯度、真伪等）和规格质量（如大小、形状、干湿度等），筛选出优质原料。

（二）原料的初步加工

原料初步加工包括鲜料的整理、活料的宰杀、干料的涨发等。鲜料的整理是指蔬菜的择洗，肉料的整理出骨、分档取料，原料整理后的妥善保管等；活料的宰杀主要是指水产品和禽鸟的宰杀，宰杀包括放血、煺毛（去鳞）、取脏和整理（躯体整理和内脏整理）4 个环节；干料的涨发要求根据干料的特性选用适当的涨发工艺，使干料满足烹调的要求。

（三）原料的切配

原料的切配包括原料的精细刀工、腌制、馅料制作、配菜等内容。原料的切配中每一个步骤、每一个结果对下道工序都有重要的影响。

（四）菜肴的烹调

菜肴的烹调是烹调工艺的核心。菜肴的烹调包括预制、火候的运用及调味三个方面，火候和调味是影响菜肴质量的关键因素。

（五）菜肴的造型

菜肴的造型就是对菜品的美化，是烹调工艺必不可少的环节。良好的造型能提高菜点的档次，使食用者获得美的享受，增加食用者的愉悦感并提高其食欲。

这些基本的工艺环节相互间有先后的次序关系，把它们排列起来就形成了烹调工艺流程图，如图 5-1 所示。

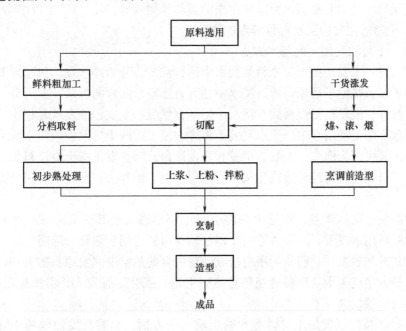

图 5-1　烹调工艺流程

三、 烹调过程对营养素的影响

（一） 烹调原料的初步加工工艺及对营养素的影响

1. 蔬菜的初步加工及对营养素的影响

蔬菜的初步加工就是把购买回来的蔬菜清洗干净，然后用剪刀、菜刀切或用手择的方法加工成适合烹调的形状的工艺。蔬菜初加工主要是对矿物质、维生素和纤维素等几种营养素产生影响，其影响主要是营养素的流失。蔬菜应先洗后切，如切之前清洗，因为有皮的保护而营养素流失少，但如果切后再洗涤或浸泡，蔬菜中的汁液就会大量溶在水中，矿物质、水溶性维生素等营养素也就随着汁液而流失；蔬菜还应现切现烹，如果蔬菜被切开或被折断、碰伤，只要是有伤口，饱含营养素的汁液就非常容易渗出而造成营养素损失，烹饪前切好的蔬菜存放时间越长，营养素损失越多；另外，切配好或烹饪好的蔬菜如果没有妥善保存，蔬菜里的营养素还会因为氧化而被破坏。

2. 水产品的宰杀加工及对营养素的影响

宰杀鱼的基本方法是杀鱼放血、打鳞、去鳃、取内脏、洗涤整理，最后用清水冲洗干净。水产品宰杀后用清水冲洗时，如用大量的水或长时间的洗涤都会造成水溶性维生素的流失。有时为了使水产品的肉更加洁白，水产品常用清水来浸泡，这样做会使营养素流失更加严重。水产品含有丰富的蛋白质，其在宰杀加工好后如没有及时妥善保管，水产品所含的蛋白质就会在微生物作用下分解为氨基酸，在腐败微生物的作用下，进一步被分解为硫化氢、吲哚、粪臭素等腐败产物，不仅气味臭、有毒素，而且蛋白质的营养作用降低。

3. 干货的涨发加工及对营养素的影响

（1） 干货涨发加工的基本方法

①水发：水发是把干货原料放到水中进行涨发，分为冷水发、热水发和碱水发。冷水发就是把干货原料放入清水中让其自然吸水回软的方法，又可分为浸发和漂发两种，浸发是把原料放在清水中使其自然吸水变软，漂发就是把干货原料置于不循环的流动清水中；热水发就是将冷水浸发后的干货原料用热水涨发回软的方法，又可分为泡发、焖发、煲发和蒸发四种；碱水发是将干货原料先用清水浸软后，再放进食用纯碱液或含碱水溶液中浸泡，使其去韧回软，再用清水漂净碱味。

②油发：又称炸发，就是用油将干货原料炸透，使其达到膨胀、疏松的状态，然后再用水浸发，令干货原料变得松软香滑。适用于鱼肚、蹄筋、海参等。

③盐发和砂发：它们是利用粗盐或砂粒所含的热量来涨发原料的方法。将鱼肚、蹄筋、猪皮等干货原料埋在热盐热砂里焖，就会膨胀发大，组织也疏松了，然后再用水浸发。

（2） 干货的涨发加工对营养素的影响 一方面，只有涨发回软的干货才能被人体消化吸收，因此涨发提高了干货的营养价值。另一方面，涨发的方法有浸、漂、煲、焗、油炸和碱发等多种，这些方法都有可能对营养素造成损失。水浸还会使某些酶活跃起来，分解营养物质和有益成分。煲和焗是用热水或沸水来进行涨发，长时间的加热会对维生素及其他水溶性营养素造成损害，故在用煲、焗方法涨发干货时要注意控制好水温和加热的时间。油炸方式的涨发对多种营养素特别是脂溶性维生素有较大的损害，这是因为油炸时油的温度通常较高，维生素会被分解、氧化而损失，蛋白质会过度变性而失去营养价值。碱发尤其是在加热条件下，维生素易被分解、氧化而损失，蛋白质可发生异构化而降低蛋白质的营养价值。

（二）烹调原料的预制工艺及对营养素的影响

1. 原料初步熟处理的基本方法

根据原料的特性和菜肴的需要，用水或油对原料进行初步的加热，使其处于初熟、半熟、刚熟或熟透状态，为正式烹调做好准备的工艺操作过程称为初步熟处理。根据所用传热介质、加热方式方法的区别，初步熟处理分炟、焯水、滚、煨、炸、泡油等几种方法。炟是把植物性原料放在加了碱水或食用油的沸水中加热，使它们变得清绿、焓滑或易于脱皮，以及把面条、米粉放在沸水中加热，使它们变得松散、透心的初步处理方法。焯水是将原料投入沸水中稍加热便捞起的工艺方法。滚是将原料置于较大量的水中加热一段时间的工艺方法。煨是用有味（咸味、鲜味、姜葱味、酒味等）的汤水来滚原料的工艺方法，适合于能在味汤中滚的原料，例如干货和植物性原料。炸是将原料放进较高温度的油内进行加热的工艺方法，适用于干果、需上色的动物性原料、芋头制品、蛋丝、马铃薯等。

2. 原料初步熟处理对营养素的影响

原料的初步熟处理对营养素有较多的不利影响。在炟的时候，由于用了碱，必然会破坏植物原料中的维生素 C 和 B 族维生素。焯水由于用热水处理原料会造成维生素的损失。滚能除去原料的异味和不良成分，但同时又会使原料中的营养素被破坏和流失，因此操作时要根据具体情况选用合理的滚制方法。含维生素丰富的原料用焯水、滚制加工时，如果水温不高、火力不猛，导致加热时间延长而增加维生素的损失，因此，如果火力不足的时候，原料应该分多次处理。在炟、焯水、滚制等操作之后常常还要漂洗、浸泡或压干水分。这些后续的加工实际上会使水溶性营养素继续大量流失。例如，把白菜切好放在水里煮 2min 捞出，挤去菜汁，水溶性维生素损失就达 77%。因此漂洗、浸泡或压干水分等加工时要注意控制加工的时间和程度。油炸对多种营养素特别是脂溶性维生素有较大的损害，造成维生素被分解、氧化而损失，且脂溶性维生素还因溶于油脂中而流失。

（三）上浆、上粉、拌粉及对营养素的影响

1. 上浆、上粉、拌粉的基本方法

用水把淀粉等原料调和成的糊状物称为浆，把食品原料裹上浆称为上浆。将

食品原料按一定的次序沾上蛋液、淀粉称为上粉。拌粉分为拌湿粉和拌蛋清湿粉。拌湿粉就是把带水的淀粉拌到肉料中，原料拌湿粉后，湿粉能容易附在原料表面，不滑落，肉料拌粉后应润滑松散不粘连。拌蛋清湿粉就是先拌入蛋清，再拌湿粉，湿粉的水分含量要适当减少，蛋清与湿粉必须融合均匀，其余要求与拌湿粉相同，拌蛋清湿粉能使肉料易于在油中迅速分散、受热一致，肉料成熟后更油亮、洁白。

2. 上浆、上粉对营养素的影响

食品原料上浆、上粉后不易因断裂、卷曲、收缩、干瘪而变形，这样烹制出来的菜肴不仅色泽好、味道鲜嫩，还可以保护和利用原料中的营养素。原料上浆、上粉后加热，所上淀粉糊化而且胶凝，浆、粉中蛋白质受热凝固，在表面形成保护膜，保护膜可保护食品原料中的水分和营养成分不外溢；另外保护膜使原料不直接与高温油接触，避免了过度高温对原料中蛋白质和维生素的破坏；保护膜还可减少营养素与空气接触而被氧化。

（四）原料的腌制及对营养素的影响

1. 腌制的基本方法

腌制是指有目的地选用调味品、食品添加剂、淀粉、清水等，按需用量加进被腌制原料中，拌匀后放置一段时间，以改善原料特性的一种调味方法。腌制具有使食品原料入味、增香、解腻、除韧、嫩滑、爽脆、去除异味等作用。腌制原料前，应先将原料加工成恰当的形状，清洗干净，沥干表面水分，放在腌制的器皿内，然后取适量的腌料，按先后次序加入原料中拌匀，平整，加上盖，贴上日期进行保管，肉料应冷藏保管。

2. 原料的腌制对营养素的影响

食品原料腌制中往往要添加调料和一些食品添加剂，这些调料和食品添加剂对营养素既有正面的作用也有反面的作用。用食粉、食用碱或碱水等添加剂腌制的肉料肌肉纤维被软化，肉料的韧性大大降低，爽脆、嫩滑度提高，既能增强食欲，又能帮助消化吸收，但这些食品添加剂是碱性物质，对维生素有一定的破坏性。嫩肉粉因含具有活性的蛋白分解酶，能对肌肉纤维中的蛋白质进行适当降解，因此也有降低肉料韧性的作用。肉料如用酒来腌制，肉中的脂肪因为部分溶化于酒中而能降低油腻感，且肉料在加热时，肉中的脂肪酸与酒中的乙醇发生酯化反应，生成具有芳香味的酯类物质，增加菜品的香味。肉、鱼中含有的脯氨酸、精氨酸等可被腐败细菌转化为仲胺化合物，如果在腌制肉、鱼时加入了硝酸盐或亚硝酸盐做发色剂，则在一定条件下可生成致癌物 N - 亚硝基化合物，故腌制的肉、鱼应少吃。

（五）调味工艺及对营养素的影响

1. 味觉概述

味觉是指食物在人的口腔内对味觉器官化学感受系统的刺激并产生的一种感

觉。由化学呈味物质通过味蕾所产生的味觉称为化学味觉，通常所说的味觉即是指化学味觉。化学味觉分为单一味和复合味两大类。

（1）单一味　单一味又称基本味，是由一种呈味物质构成的。单一味有咸、鲜、甜、酸、苦、辣、麻等多种。食品中还可能有涩味、金属味和碱味，这些属于不良滋味。

①咸味：咸味是非甜菜品的主味，有"百味之王"之称，是各种复合味的基础味。咸味是单一味中能独立用于菜点的味，在调味中除了能赋予菜品滋味外，还具有提鲜、增甜、解腻、除腥等作用。咸味的调味品很多，有食盐、酱油、酱料、豆豉、蚝油、腐乳等。

②鲜味：鲜味是一种柔和、令人愉悦的味道。鲜味呈味的有效成分主要是各种氨基酸、核苷酸、有机酸类等物质。菜品中的鲜味主要有两个来源，一是富含蛋白质的原料在加热过程中分解出低分子的含氮物质，二是烹调中加入的鲜味调味料。例如味精、鸡精、蚝油、鱼露、上汤、顶汤等。使用鲜味调味品要注意环境和火候的使用，否则调味品不能呈鲜。

③甜味：甜味是甜菜的主味，是单一味中可在成品中单独成味的又一种味。除单独成味外，甜味在调味中还有去腥解腻、增强鲜味、调和滋味等作用。甜味用于调和滋味很有效果，能使酸、辣、苦等烈味变得柔和，能使复合味增浓。但是，如果对咸鲜类菜品下重甜味，会引起滞口感，使菜品难吃。甜味调味品主要有白糖、冰糖、蜂蜜、炼乳、果酱等。

④酸味：酸味是由氢离子刺激味觉神经引起的，若酸味稍强就会产生倒牙、口腔肌肉紧张、唾液不自觉分泌等情况。在烹调上，酸味有去腥除腻、提味、爽口的作用。醋酸能促进骨类原料中钙的溶出，有机酸还可与料酒中的醇类发生酯化反应，生成具有芳香味的酯类，使菜肴有香味。常用酸味调味品有米醋、甜醋、黑醋、浙醋、陈醋、醋精、酸梅、果酱等。在烹调中，酸味需与甜味混合才能形成可口美味。

⑤苦味：苦味分为无机苦味和有机苦味两类。无机苦味主要是钙、镁等金属盐类，例如粗盐因含有少量的氯化镁或硫酸镁而带苦味。有机苦味的产生是由于食物中含有生物碱、单宁等物质，例如咖啡中的咖啡碱，茶叶中的茶叶碱和单宁类物质。此外某些糖苷和酮类也可产生苦味，如苦杏仁苷，柑橘类果皮中的柚皮苷等。单纯的、强烈的苦味是人们不喜欢的，但轻微的苦味能使菜肴具有清爽的风味。同时，苦味物质大多具有消暑解热作用。烹调中，苦味主要来源于苦瓜、柚皮、苦杏仁，带苦味的调味品有陈皮、豆豉。

⑥辣、麻味：严格来说，辣、麻味不属于味，因为辣、麻味感的产生不是由味蕾来感受的，这也是辣味不盖味的原因。辣味具有较强的刺激性，对腥、膻、膛等异味有较强的抑制能力，辣味能刺激肠胃蠕动，增强食欲，帮助消化。食物中的辛辣味的主要成分及特性归纳如下：a. 辣椒碱：主要存在于辣椒和胡椒中。

b. 胡椒碱：主要存在于胡椒中。c. 姜黄酮：为生姜中的辣味成分，具有发汗、驱寒、健胃、驱风等功效，有很强的去腥作用。d. 芥子油：存在于芥菜、萝卜等十字花科种子内，有挥发性，故能引起冲鼻感，味苦辣。e. 蒜素：主要存在于大蒜和葱内，具有辛辣味，有很强的杀菌作用。f. 组胺和酪氨：它们分别由组氨酸和酪氨酸腐败分解而成，有辣味。凡不含辣味的食物变质后都带有辣味，一般是因为有组胺和酪胺存在。它们的辣味很弱，但有毒。

（2）复合味　以单一味为主味，混合其他一种或一种以上的单一味，经各味之间的相互作用而成的味称为复合味。复合味可以根据基础味分为咸复合味和甜复合味两大类。

①咸复合味：咸复合味有两种分类方法。双合和三合并不是代表只由两种或三种单一味组成。

常见双合味有：a. 咸鲜味：多指比较浓郁的味，如红烧甲鱼、辣椒炒牛肉等的味。b. 酸甜味：如糖醋排骨、白云猪手、西湖菊花鱼、五柳松子鱼等。c. 咸甜味：如蜜汁叉烧等。d. 咸酸味：如酸菜炒猪肠。e. 咸辣味：如广式虎皮尖椒、胡椒猪肚煲。

三合味是比较明显呈现三种单一味的味，常见的三合味有以下几种：a. 咸鲜甜味：如干煎大虾、茄汁虾球等；b. 鲜酸甜味：如梅子蒸排骨等；c. 辣酸甜味：如姜芽牛肉等；d. 咸辣甜味：如沙茶牛肉、紫金凤爪等；e. 咸酸辣味：如紫金牛柳丝、辣鸡酱猪扒等。

多合味就是指各种单一味充分混合，已难被明显区分感受的味，比较典型的是川菜中的怪味，粤菜中这种复合味也很多，如煎封味、乳香味、广式鱼香味、煲仔酱味等。

咸复合味的另一种分类方法是按照定型复制调味品（即汁、酱）来分类，例如糖醋味、果汁味、西汁味、卤水味、XO酱味、咖喱味、虾酱味、烧汁味。

②甜复合味：甜复合味以糖为主要调味品，再辅加乳品、可可、果汁、山楂、杏仁汁等原料调制而成，其味型名称可根据辅加的调料而定，如乳香味（或鲜乳味）、可可味、果汁味、橙汁味（鲜橙味）、山楂味、杏仁味等。

2. 调味的方法

（1）拌　就是在非加热状态下把调味品加入菜肴原料中拌匀。

（2）腌制　把调味品、食物添加剂等按需要加进被腌制的原料拌匀并放置一段时间。

（3）滚煨　用有味的汤水加热原料的工艺称为煨。汤水味通常是咸味、鲜味、姜葱味、酒味等。煨能使原料增加内味和香味，同时去除或掩盖原料异味。煨前一般应先经清水滚。

（4）㸆　㸆是一种使缺乏滋味的原料增加滋味的常用工艺。

（5）烹制加味　是指在烹制过程中加入调味品增加锅内菜肴滋味浓度的

工艺。

（6）随芡调味　就是把调味品放在芡液内，勾芡时调味品随芡液一起加到菜肴中，用于烹制时间短促、原料型体不大的菜肴，在炒和油泡中用得特别多。

（7）拌芡　指有味的汤汁勾芡后放进成熟原料拌匀的工艺，如糖醋咕噜肉、凉拌烤鹅。

（8）浇芡　把有味的芡浇在碟上熟料面上的工艺，这些芡通常是特殊味汁芡和原汁芡。

（9）淋汁　就是把味汁直接淋于成熟的菜料上，如给蒸熟的鱼淋上鱼豉油。

（10）封汁　指煎炸的原料成熟后放在锅内，边加热边调入味汁翻匀的工艺。封汁既能使成品入味，又能保持成品焦香风味，例如果汁煎猪扒封入果汁，红烧乳鸽封入唥汁等。

（11）干撒味料　即把粉末状的混合调味品直接撒在成品上拌匀或不拌匀。

（12）跟作料　作料是味芡或味汁，它用味碟盛放，与主料一起上桌，由食用者自行蘸加调味。

3. 调味工艺及对营养素的影响

按照人的口味喜好进行调味，能够引起食欲，促进消化液的分泌，使食物被充分消化吸收，提高食品营养素的利用率。而营养型调味品还能够提高食物的营养价值，例如果汁类调味品（柠檬汁、橙汁、提子汁、苹果汁等）与鱼肉、脂肪合烹，能帮助营养素的消化吸收。在腌制原料时，为了改善原料的组织结构，嫩化原料的质地，常常是给原料添加食用碱或小苏打，加入这些食品添加剂会使 B 族维生素和维生素 C 在一定程度上受到破坏。调味时要严格控制调味料分量，过重的味不仅会影响原料的原味，会增加肾脏负担，还会影响人体吸收营养素。如炒蛋时如果下盐过多，会影响对鸡蛋蛋白质的消化吸收。

（六）勾芡及对营养素的影响

1. 成芡的基本方法

在烹调中，把吸水的淀粉受热糊化所形成的柔滑光润黏稠的胶状物称为芡。成芡可有两种方法，一是把湿淀粉调入菜肴或汤汁中令其受热糊化，这项工艺的名称叫勾芡，是最常用的成芡工艺；另一种方法的工艺名称叫拌粉或上芡，就是先把淀粉拌于原料上，在原料加热成熟的同时淀粉也就糊化成芡。这项工艺主要用于蒸法。

2. 芡对菜肴的作用

（1）保证菜肴入味　芡的黏稠性使味汁能紧紧地依附在菜肴原料表面，使菜肴入味。

（2）形成菜肴良好的口感　芡的柔滑性使菜肴嫩滑，芡的黏稠性降低了内含水分的渗透性，延长了酥脆食物的松脆时间。菜肴勾芡后能够提高柔滑感，但同时也降低了清爽感，厚芡还会有腻口的感觉。这在运用芡时是需要注意的。

（3）使菜肴油亮美观具有新鲜感　含有油分且稀稠适中的芡都会呈现光润油亮的样子，令菜肴美观，有新鲜感。

（4）在一定程度上起到保温的作用　芡含有油脂，而且比较黏稠，当它覆盖在菜肴上时，就能减慢菜肴热气的散失。

3. 芡对营养素的影响

烹制过程中菜肴渗出的味汁会带有大量的营养素，芡能够收拢带有营养素的味汁，将其附在菜肴上，避免了营养素的流失。另外，芡形成的保护膜还可减少营养素（如维生素 C 等）与空气接触而被氧化损失掉。

（七）烹饪方法对营养素的影响

1. 煮

煮是一种以水作为传热介质的烹饪方法，加热温度低，烹制需时较长。水煮时，食物原料中的蛋白质、碳水化合物会有部分水解，有利于人体消化；脂肪变化不大，但可从组织中溶出而溶于汤或部分乳化；无机盐性质稳定，但一部分可溶于汤汁中；水煮对脂溶性维生素影响不大，煮时脂肪可帮助人体吸收脂溶性维生素；水溶性维生素可溶于汤汁中，同时部分维生素可能受热而分解，维生素溶出的量和分解的量随时间和温度的变化而变化。菜肴烹制中使用煮的目的一是为了取其汤汁（如鸡汤、牛肉汤等），这时原料最好冷水下锅，否则原料中蛋白质受热变性凝固，肉中的营养成分不易溢出到汤汁中。二是作为半成品加工，原料由生变熟，并尽量减少其内部营养素的损失，煮后取其原料。以此为目的煮时，原料要以沸水或热水下锅，使肉表面蛋白质很快凝固，保护肉内营养成分少流失。

2. 焯

把原料投入到沸水中，用猛火加热，短时间使原料致熟成菜的烹调方法称为焯，常用于新鲜蔬菜，是一种快速成菜的方法。焯可使一些富含草酸、植酸等有机酸的烹饪原料，如菠菜、牛皮菜、苋菜等，除去部分有机酸，既能保持一定口感，又有利于无机盐的吸收。焯对无机盐和维生素的保存，优于煮而次于炒。焯制时要求蔬菜"沸进沸出"，以减少食物原料中的水溶性营养素流失或破坏。有的厨师习惯在蔬菜焯水时加入一些碱，这样虽然对绿叶菜的绿色有稳定作用，但对维生素 C、维生素 B_1、维生素 B_2 等不耐碱的营养素会有一定的破坏作用，因此不值得提倡，可选用浮油代替食碱。即在焯制蔬菜时，水中加入适量植物油，使浮油均匀包裹在原料表面，减少原料与空气接触，也可起到护色作用。

3. 煲

煲就是把汤料放进有水的汤锅内，先猛火后慢火加热一段时间，锅内就会煲出汤味鲜美、汤料软烂的汤品来。汤品（液体部分）营养素含量与煲汤的时间是有关系的。研究发现：蹄髈汤的蛋白质和脂肪含量在加热 1h 后明显增高，之后逐渐降低。鸡肉汤的蛋白质和脂肪含量在加热 0.5h 后逐渐升高，蛋白质加热

1.5h，脂肪加热0.75h后可达到最大值。鸭肉汤的蛋白质含量在加热1h后基本不变，脂肪含量在加热45min时升至最高值。这说明长时间煲汤并不能使汤中的营养有所增高，反而鸡汤和老鸭汤煲汤时间越长，蛋白质含量越低。另外，长时间加热会破坏汤品中的维生素。总之，加热1~1.5h可获得比较理想的汤品营养峰值，此时能耗与营养价值比例也比较佳。尽管汤品含丰富的营养素，但相对来说汤料的营养素含量还是比较多的，故只喝汤而不吃汤料是一种浪费。

4. 炖

炖法是指把炖料和沸水同放在炖盅内用蒸汽加热的烹调方法。炖可使肌肉蛋白部分分解，其中的肌凝蛋白、肌肽以及部分被水解的氨基酸等溶于汤中而使汤呈鲜味；结缔组织受热遭破坏，其部分分解成白明胶溶于汤中而使汤汁有黏性。水溶性无机盐和维生素部分溶于汤内。由于这种烹调方法加热比较温和，水分不易流失，所以对营养素的损害较少。但是必须控制好炖制的火候。如果原料的火候不一致就应该采用分炖的方法，以免炖过火。炖制时炖盅应该加盖，以减少香味和水溶性营养素的散失。

5. 烧、焖、煨

烧、焖、煨多采用中火、小火或微火，在沸水或蒸汽中成菜，一般加热时间为数十分钟或数小时。用此类方法烹制时，原料的纤维组织和细胞在长时间的加热过程中被破坏，原料由硬变软，有利于消化吸收。另外烹制出的菜肴多带有适量汤汁，且汤鲜味美，这与长时间加热，原料中的蛋白质变性、水解，脂肪溢出和含氮化合物等可溶性成分浸出有很大关系。用此类烹调方法烹制的菜肴有利于人体消化吸收。

6. 烩

烩制的菜肴原料一般都先经过熟处理。由于烩菜采用中小火，时间短，有少量汤汁，故营养素损失较少。但原料在熟处理过程中，有较多营养素损失，初步熟处理的汤汁应充分利用，如做三鲜猫儿面，煮鸡肉的汤汁要留作烩煮时使用。

7. 蒸

蒸是将原料（生料或初加工的半制成品）盛于器皿加调味料或加汤后，将食品上笼加热至熟的烹调方法。由于蒸汽温度与沸水温度相近而略高一点，因此对营养素的影响与煮相似。蒸时原料质地变化快，易成熟，部分蛋白质、碳水化合物被水解，有利于吸收。蒸由于一般汤汁少且多被利用，除部分不耐热的维生素如维生素C、维生素B_1损失较大外，其他成分如水、无机盐、蛋白质的水解物等不易流失，可以保持原汁原味。蒸制的菜点一般要先调味，在蒸的过程中使菜品入味。

8. 炒

炒是一种最常用的烹调方法，利用旺火、热油，快速成菜，广泛用于各种食物原料的烹制，尤其是富含维生素C的叶菜类，用旺火快炒方法可使叶菜的维生素 C 保存率达 60% ~80%。菜肴在炒的过程中，蛋白质变性，淀粉糊化，脂肪变化不大，维生素有一定程度降解，主要是水溶性维生素。要注意在煸炒瓜菜时，应该是在瓜菜由生转熟时下盐，否则瓜菜容易溢出大量水分，使营养素随汁液而流失。另外炒制菜肴时必须严格控制添加的水量，因为如果添加水太多就会使汤汁中溶解大量的营养素，造成营养素的流失。炒制菜肴时可通过勾芡使汤汁变黏稠从而附在菜肴上，这样能充分地利用汤汁中的营养素。

9. 煎

煎是将菜肴原料放入有少量油的热锅中，在炉火上加热，使菜肴面呈金黄色至熟的一种烹调法。食物中的氨基酸在高温油煎时，可分解生成胺类化合物，而煎制的食物一般都加入盐作调料，盐可带入硝酸盐或亚硝酸盐，高温时胺类化合物即可与硝酸盐或亚硝酸盐反应生成 N – 亚硝基化合物。

10. 炸

炸是指把加工好的菜肴原料放入猛火烧沸的大量的油中加温至熟的烹调法。由于炸时油温高，蛋白质变性凝固，少部分水解，并可能出现蛋白质炸焦而使营养价值降低；脂肪在加热条件下会发生氧化聚合，而使其食用价值降低；碳水化合物可发生焦糖化反应和美拉德反应，并可能有少量水解；对无机盐影响不大；维生素 B_1、维生素 B_2 几乎全部损失。通常油炸的温度较高，加热时间长，对营养素的破坏是明显的。

11. 烤

烤的食物香味佳。烤分为明火烤和烤炉烤。烤的过程中动物性原料的脂肪损失较多，碳水化合物可发生焦糖化反应和羰氨反应而生成有色物质，对维生素 A、维生素 C 和 B 族维生素破坏严重。另外如直接火烤，还可生成致癌物质苯并芘。

由此可见，在一般烹调方法下，食品中的蛋白质、脂肪、碳水化合物的各种变化总的来说不影响其营养功能，却能够增加风味并有利于消化吸收；无机盐除部分易流失外，也不影响其营养功能；而维生素是各类营养素中最易在烹调过程中被分解破坏的，尤其是水溶性维生素在烹调过程中损失最大。

【技能实训】

1. 参观餐饮企业的厨房，了解餐饮产品的生产流程和注意事项。
2. 列出 10 种不同的烹饪方法，并比较每种烹饪方法对食物营养价值的影响。

【知识拓展】

1. 谈谈生食有何利弊。
2. 一厨师在进行活鱼宰杀时，不小心把鱼胆弄破了，如果你是该厨师，怎么处理？

【练习题】

1. 请论述烹饪的基本工艺流程，并谈谈每个烹饪工艺对食物营养素的影响。
2. 谈谈食品在烹饪加工中可能产生哪些有毒物质。

任务三　各种食品原料在烹调中的变化及营养保护措施

【引入】

烹饪对于食物是把"双刃剑"

食品经过烹调可以杀菌并增加食品的色、香、味，使之味美且易消化吸收，提高所含营养素在人体的利用率；但在烹调加热过程中，食品也会发生一系列的物理化学变化，使某些营养素遭到破坏，因此在烹调过程中要尽量利用其有利因素提高营养，促进消化吸收，另一方面要控制不利因素，尽量减少营养素的损失。

【知识介绍】

一、　谷类在烹调中的变化及营养保护措施

（一）谷类原料在烹饪中营养素的变化

烹调米面等主食时，主要问题是水溶性的无机盐和维生素等的流失；其次为热敏感成分的分解破坏，例如维生素 B_1 的分解造成营养损失。上述损失主要表现在以下几方面。

（1）碾制脱壳影响　谷类碾制脱壳时，加工精度越高的大米、面粉，其胚乳部分所占比例越大，淀粉含量越高，其他营养素损失越多。

（2）淘洗影响　一般淘米时水温越高，搓洗次数越多，用力越大，浸泡时间越长，米粒表面的营养素损失就越大。

（3）面团发制的影响　用小苏打 Na_2CO_3 作面制品的疏松剂时，会有一部分残留在面团中，Na_2CO_3 是碱性物质，对面制品中的维生素有破坏作用。而用泡打粉发面，其中的酵母发酵时，不仅可使 B 族维生素含量增加，而且可破坏面粉所含的植酸盐，有利于钙和铁的吸收。

（4）烹调方法影响　常用烹调方法对营养成分的保存率由高到低排列大致为：蒸和煮饭＞烙＞烤＞油煎＞油炸。原锅原汤焖饭或碗蒸米饭的维生素和矿物质损失小，而捞饭因弃去米汤营养素损失很大，维生素的保存率比其他方法低30% 以上。煮粥时加碱虽可使煮粥时间缩短，但会使维生素 B_1、维生素 B_2 损失较多。做面食以蒸、烙为佳，炸油条由于加入碱和矾，又经高温油炸，维生素损失严重。水煮的面食，部分营养素因流入汤中而损失。

（5）其他　熟食米面反复加热对维生素的影响也很大，所以应提倡不剩饭。

（二）谷类在烹调中的营养保护措施

1. 减少米的淘洗次数

淘洗次数多就会使大米的水溶性维生素流失。故对未被霉菌污染和没有农药残留的大米来说，一般淘洗 2～3 次即可。不要用流水冲洗，更不宜用力搓洗。

2. 适当烹调

纤维素包围在谷类和豆类外层，它会妨碍体内消化酶与食物内营养素的接触，影响营养素的消化吸收。但是如果食物经烹调加工后，部分半纤维素变成可溶性状态，可增加体内消化酶与植物性食物中营养素接触的机会，从而提高了营养物质的消化率。

3. 沸水煮饭，煮饭不丢米汤

如用沸水煮饭，米粒里的蛋白质遇热凝固，使米粒完整，可保护维生素 B_1 不易溶于水中。而且自来水烧开后，其中含有的次氯酸钙等碱性净化剂会分解，不会破坏维生素 B_1；煮饭不丢米汤，这是因为米汤中含有大量的营养素。

4. 面食以蒸为佳，如煮则要利用好面汤

在蒸馒头、包子时，面食里的蛋白质、矿物质等几乎无损失。加面碱制作面食会使大量维生素 B_1 遭到破坏。烙饼的维生素 B_1 和烟酸损失不超过 10%。炸油条由于加碱和炸制时油温高，其中维生素 B_1 几乎丢失殆尽。煮面时，面汤里约溶有 5% 的蛋白质，约 35% 的维生素 B_1、维生素 B_2，故面汤不应丢弃。

5. 利用营养素互补

烹调米面时加入其他原辅料，能够保护维生素和矿物质，减少营养损失；还能利用蛋白质互补，提高蛋白质的利用率。例如，肉中较多的含硫氨基酸可保护谷类 B 族维生素。利用粮豆混食、粗细搭配能起到蛋白质互补作用。

6. 豆浆应煮沸才饮用

豆浆所含蛋白质与牛乳大致相同，但是生豆浆含有皂素和抗胰蛋白酶等有害成分，饮用未煮沸的豆浆不但吸收不了蛋白质，还会引起食物中毒。

二、果蔬在烹调中的变化及营养保护措施

（一）果蔬原料在烹调中营养素的变化

果蔬原料在烹调中主要问题是矿物质的流失及维生素的流失和破坏。

1. 清洗的影响

新鲜果蔬在水洗时，会有一部分水溶性成分，例如无机盐和水溶性维生素等，溶解在水中而流失。水温越高，水量越大，浸泡时间越长，水溶性成分流失越多。

2. 刀工切配的影响

新鲜果蔬一经刀工切割，其组织容易被破坏，导致汁液流失，同时发生许多

影响营养素变化的酶化学反应，导致营养素破坏。

3. 烹调方法的影响

新鲜果蔬中的维生素，尤其是水溶性维生素对热不稳定，在加热情况下易被破坏，加热温度越高，加热时间越长，破坏的越多，故果蔬应缩短加热时间。

4. 存放时间的影响

维生素几乎都对氧敏感，在烹调过程中很容易被氧化破坏，其氧化速度与果蔬暴露在空气中的时间长短有关，时间越长，维生素被氧化破坏的越多。故蔬菜切配后或烹饪制熟后存放时间越长，则维生素破坏的越多。

（二）果蔬原料在烹调中营养素的保护措施

1. 科学洗漂，合理切配

果蔬原料洗漂时，洗漂次数不宜多，不要用热水漂洗，不要用力搓洗，长时间浸泡。果蔬原料应先洗后切，先焯后切，这样可减少维生素的流失。另外，果蔬原料不宜切得过碎，切后不要浸泡，以免水溶性的营养素大量流失。

2. 沸水焯料，现切现烹

许多果蔬烹制前要做水焯处理。焯水时一定要火大水沸，加热时间宜短，原料量多时分次下锅，沸进沸出，这样既可减轻原料色泽的改变，又可减少维生素损失。原料焯水后不要挤去汁水，焯水切配后应尽快烹饪，缩短切后存放时间。

3. 急火快炒

果蔬加热时间越长，维生素损失越大，一般在保证生料成熟的前提下，尽量缩短果蔬加热时间。另外，维生素氧化酶最适宜的催化温度是 $50\sim60℃$，当锅内温度超过 $80℃$ 时氧化酶就会失活，如水煮青菜时先把水烧开再放进青菜，可提高维生素保存率。

4. 烹调中采用上浆、挂糊、勾芡保护

果蔬原料经过刀工处理后可在原料表面包裹上一层黏性的粉糊或粉浆，即上浆挂糊。果蔬原料上浆挂糊后，浆或糊在受热后糊化形成一层薄膜，这样既可使食品原料中的水溶性维生素不至大量溢出，又可使维生素减少与空气接触的机会，减少氧化损失。勾芡可使汤汁浓稠，与菜肴融合，减少维生素丢失。

5. 烹饪加工中多加醋，不加碱

大部分维生素在酸性环境中化学性质稳定，故酸能保护维生素不易被氧化破坏。维生素对碱不稳定，在碱性条件下，水溶性维生素和部分脂溶性维生素损失较大，甚至被全部破坏，故烹调果蔬时要慎用碱。

6. 提高脂溶性维生素的吸收率

水溶性维生素易被人体吸收，而脂溶性维生素须溶解于脂肪中才能被吸收，故烹饪含脂溶性维生素的食物时应添加烹饪用油或与含脂食物同烹。

7. 现炒现吃

据研究，白菜炒好后温热存放 15min，维生素 C 可损失 20%，再保温 30min，

损失再增加 10%。为了避免维生素的损失，烹好的蔬菜应该尽快食用。此外，蔬菜放置过久，其中所含的硝酸盐会更多地被还原成有毒的亚硝酸盐。

三、 畜禽肉在烹调中的变化及营养保护措施

（一） 畜禽肉在烹调中营养素的变化

肉类加工时，根据不同肉类、不同部位进行洗、切、配，最后烹调成菜。

1. 洗切的影响

对需切洗的原料，应先洗后切，洗时不能过分，更不能切后再洗，防止含氮化合物、无机盐等溶于水而损失，影响肉的营养价值和鲜味，同时防止大量酶的溶出而使肉的质地变老。餐饮行业有对肉类不洗就切，随即就炒的习惯，这并非没有道理。但对于被污染的原料，必须清洗干净后方可切配。

2. 烹调方法的影响

（1）加热对畜禽肉营养素的影响　畜禽肉含较多的蛋白质，在烹饪中的变化主要表现在热后变性、肉的持水性降低和肌肉颜色改变等三个方面。肉中蛋白质在加热变性后，变得更加容易被人体消化，但蛋白质变性使肉凝固变硬，为使加热肉具有良好的持水性和嫩度，烹制肉类菜时所需要的温度与时间很重要。肉在加热过程中，其色泽也会发生变化，这是由于肉中色素蛋白质受热后，逐渐发生蛋白质变性，最后生成灰褐色的高铁血色原，肉经高温长时间加热时，颜色则完全褐变。

畜禽肉的脂肪在常温下多为固态，经过加热后融化，变为液态。畜禽肉的油脂在水中加热发生水解作用，生成甘油和易被人体消化吸收的脂肪酸，这些脂肪酸遇到料酒、醋等调味品时，料酒中的醇就会与醋或脂肪酸发生酯化反应，生成具有芳香气味的酯类物质，禽畜肉中的脂肪在加热时，如肉量过多而加水偏少时，或者加热过猛使水剧烈沸腾时，容易形成乳浊液使肉汤发白；同时脂肪也易被氧化，使肉汤有不良气味。所以煮肉和制汤时，加水量不能过少，还应避免长时间用大火加热。

畜禽肉中的碳水化合物在加热时变化不大；无机盐性质稳定，其变化主要是部分水溶性无机盐溶解于汤中；维生素中的水溶性维生素在加热下部分被破坏损失掉，而脂溶性维生素则由于汤中脂肪的存在而部分溶解于汤中。

（2）不同烹调方法对营养素的影响　肉类的烹调方法大致分为三种类型：短时间加热、长时间加热和高温加热。

短时间加热的烹调方法有炒、熘、爆、滑等。它们利用热油或沸水，旺火快速成菜，一般加热时间在数分钟之内。宜选用质地细嫩、富含蛋白质及水分的瘦肉为原料，切成丝、片、丁等，进行勾芡、挂糊，而后烹制。这是肉类原料营养素损失最小的常用烹调方法。

长时间加热的烹调方法，有煮、蒸、炖、焖、卤、煨、烧、烩等。它们多采

用中火、小火或微火，在沸水或蒸汽中成菜，一般加热时间为数十分钟或数小时。宜选用质地较老的瘦肉，或肥瘦相间的原料，或带皮带骨的整鸡、整鸭、整鱼等。由于此类原料含蛋白质比较丰富，采用冷水加热煮沸，而后中火或小火长时间加热，有利于蛋白质变性、水解、变软，也有利于脂肪和含氮化合物充分浸出，使汤汁鲜美可口，肉质柔软，利于消化吸收。

高温加热的烹调方法，有炸、煎、烘、烤等。此类方法利用高温油脂及较高温度的烤箱、盐、沙等，对肉类进行烹调加工，使菜肴具有特殊的香味和风味，肉质变得外酥内嫩。但此类烹调方法对营养素（尤其是维生素）破坏较大，必须严格控制温度及加热时间。

3. 挂糊、上浆、勾芡的影响

畜禽肉加工时常用挂糊、上浆的方式。挂糊、上浆所用的"糊""浆"是用淀粉、鸡蛋、水、调味品等制成的稀糊状物。将这些稀糊状物均匀地裹在原料上，当原料下锅后，直接与高温油脂或沸水接触的不是原料本身，而是原料最外层的"糊""浆"，它们遇热即形成外壳，附在原料表面，可减少营养素损失，使原料受热均匀，保持菜肴细嫩鲜美。

（二）畜禽肉在烹调中的营养保护措施

1. 不长时间冲洗、浸泡肉类

为了使肉色洁白或者将冻肉解冻，经常长时间冲洗肉料和浸泡肉料，这种做法会使水溶性的维生素大量地流失，也使肉料本身的滋味变差。

2. 荤素搭配

荤素搭配有利于提高肉类的营养价值，因为肉类含有谷胱甘肽，和蔬菜在一起烹调谷胱甘肽有保护维生素 C 的效果。

3. 急火快炒

急火快炒同样能够避免畜禽肉维生素的损失。猪肉切成丝猛火快炒，其维生素 B_1 的损失率为 13%。维生素 B_2 的损失率为 21%，烟酸的损失率为 45%。如果猪肉切块来焖炖，维生素 B_1 的损失率为 65%，维生素 B_2 的损失率为 41%，烟酸损失率达 75%。

4. 多用醋、少用碱

在烹制畜禽肉时特别是排骨时，放点醋，不仅可以除去肉的异味，而且可以使骨骼中的钙溶出；肉类也含多种维生素，从保护维生素出发，肉类应该少用碱。

5. 用铁锅烹调

用铜锅烹调最容易损害维生素 C，比铁锅、铝锅损失率高 2～6 倍。用铁锅烹调，铁锅可游离出人体所需要的铁。

6. 食肉时肉汤不应丢弃

蒸、炖肉时约有 50% 的肉汁逸出，部分蛋白质（如瘦肉约 4%）、游离无机盐（40%～50%）、维生素 B_1（约20%）、维生素 B_2（10%以上）和烟酸会随着肉汁进入汤汁中，若将汤汁吃掉，则肉汁逸出不会造成营养素大量损失。

四、水产品在烹调中的变化及营养保护措施

（一）水产品在烹调中营养素的变化

1. 洗切的影响

与畜禽肉相同，水产品也应先洗后切，洗时不能过分，更不能切后再洗，防止含氮化合物、无机盐及部分维生素溶于水而损失。

2. 腌渍的影响

大部分鱼类原料在加工烹调前需经清洁盐水浸泡或盐腌处理，盐渍的目的是脱去部分血水及可溶性蛋白质；使鱼体吸收适量的盐分；使肌肉脱水，组织变硬，以利于加工烹调。但盐渍鱼时，加盐量要适当，如加盐量大，鱼肉过咸，组织过硬，影响菜的质量和风味。要求烹制后鱼肉鲜嫩的，如清蒸鳜鱼，为防止鱼肉组织变硬，烹制前一般不腌渍。

3. 烹饪加热的影响

（1）缩水减重　鱼贝类加热时发生减重现象，减重程度因加热温度、时间、鱼种、鱼体大小、新鲜度等不同而异。加热温度高，体重减轻多，一般鱼贝类在45℃左右时开始缩水，重量减轻，65℃左右时，重量减少率竟达20%～25%。鱼的鲜度越高，重量减少率越低，如鱼肉经100℃，10min 蒸煮后，鲜度好的则减少11.5%～13%，一般的鱼肉重量减少15%～20%。

（2）蛋白质加热变性　鱼贝类烹调时，肉温达到35～40℃时，透明的蛋白质开始凝固，50～60℃以上时组织收缩，持水性降低，肉质变硬，结缔组织的胶原蛋白分解成明胶，所以鱼的烹制非常讲究火候。鱼类肌肉纤维细、短，所以鱼类肌肉在加热时较畜禽肉柔软易碎。

（3）脂肪加热水解　鱼的脂肪在水中加热时，主要发生水解作用，生成甘油和脂肪酸。在烹制鱼时常加入料酒、醋等调味品，这些调料品可去除腥味，并增加鱼的鲜香味。鱼的腥味主要是三甲胺，酒中乙醇能溶解三甲胺，并使之随酒精一起挥发，这样就除去了鱼腥味。芳香味则是因料酒中的醇与鱼体脂肪水解的脂肪酸发生醋化反应而形成的。

（4）其他成分的变化　鱼贝类烹调时，部分水溶性营养成分，主要是水溶性无机盐和维生素随着汁液溢出而溶解在汤中，同时部分热敏性成分如 B 族维生素等因加热而被破坏。

（二）水产品在烹调中的营养保护措施

1. 保持水产品的清洁

水产品含有丰富的蛋白质，死亡后蛋白质就成为细菌繁殖的营养物质而被分解，不仅破坏了蛋白质，还会产生毒素。

2. 不长时间冲洗或浸泡加工好的水产品

加工好的水产品有了切口，营养素便容易流失。如果长时间冲洗或浸泡，就会加速营养素的流失。

3. 荤素搭配

荤素搭配有利于提高水产品的营养价值，例如鱼肉含有维生素 D，用豆腐焖鱼可促进豆腐中的钙的吸收，使钙的生物利用率大大提高。

4. 加醋忌碱

烹调水产品时，先放料酒、醋，不仅可去除鱼的腥味，而且可使原料中的钙被醋溶出多一些。碱会造成水产品中维生素的大量损失，故烹制水产品时尽量不加碱。

五、 蛋类在烹调中的变化及营养保护措施

（一） 蛋类在烹调中营养素的变化

生蛋清中含有抗生物素蛋白和抗胰蛋白酶，前者抑制生物素吸收，后者抑制胰蛋白酶消化蛋白质，因此鲜蛋不宜生食，应加热烹熟后再吃。蛋类加热不仅具有杀菌作用，而且还能提高其消化吸收率。鲜蛋的一般烹调加工方法，如煮、蒸、油煎、油炒等，除维生素 B_1 和维生素 B_2 少量损失外，对其他营养成分影响不大，尤以蒸、煮损失较少。

（二） 蛋类在烹调中的营养保护措施

1. 鸡蛋不能生吃， 也不宜开水冲服

生鸡蛋含有大量的致病菌，如沙门菌、金黄色葡萄球菌等，生吃可能发生食物中毒。另外，生鸡蛋还含有抗生物素蛋白和抗胰蛋白酶。

2. 多用蒸和煮， 少用油煎炸的烹饪方法

不同烹调方法导致维生素的损失率有较大差别。煮鸡蛋维生素 B_1 损失 7%，维生素 B_2 损失 3%；炒鸡蛋维生素 B_1 损失 13%，维生素 B_2 损失 1%；煎鸡蛋维生素 B_1 损失 22%，维生素 B_2 损失 9%。用蒸煮方法烹制的蛋类菜品，除维生素有少量损失外其他营养素基本没有损失。这是因为蒸煮的温度低，时间短。用煎或炸的方法烹调鸡蛋会使蛋白质焦煳，影响消化吸收，水溶性的维生素也基本被破坏。

3. 恰当加热

鸡蛋过度加热引起蛋白质凝固程度加大，蛋白、蛋黄都很硬，不仅口感不好，而且也难以消化吸收。

4. 吃松花蛋时放些醋

松花蛋中含有大量碱性成分，吃松花蛋时要放点醋，可中和其中的碱，一来可避免碱破坏其他食物中的 B 族维生素，二来可使胃免受刺激。

【技能实训】

1. 对于大米、菠菜、猪肉、草鱼、鸡蛋等食物，分别列出它们的最佳烹饪方法。

2. 对湘菜"剁椒鱼头"进行制作、风味、营养分析。

【知识拓展】

对比中西方在烹调食物上的差异。

【练习题】

1. 谈谈各种食品原料在烹饪中其营养素是如何变化的。

2. 谈谈应采取什么措施来减少食品在烹调中的营养损失。

项目二　餐饮卫生管理　🔍

任务一　餐饮环境卫生管理

【引入】

广东东莞某五星级酒店厨房臭气冲天

为防止在国庆期间发生食物中毒事故，东莞市卫生监督所在 2007 年 9 月 20 日检查了该市学校、工厂食堂和酒店厨房的卫生状况。执法人员检查发现，市区一所初中学校食堂卫生状况极佳，深表赞许，而随后检查的一家著名五星级酒店的厨房卫生状况令人担忧，厨房污水排放竟是明渠，污水从一张堆放一盘盘菜肴的桌子下流过，散发着阵阵臭气。

【知识介绍】

一、餐饮场所卫生管理

（一）餐饮场所概述

1. 餐饮场所的概念

餐饮场所是指通过即时加工制作、商业销售和服务性劳动于一体，向消费者专门提供各种酒水、食品、消费场所和设施的食品生产经营场所。简单来说，餐饮场所是指与食品加工、经营直接或间接相关的场所。

2. 餐饮场所的分区

餐饮场所可以分为食品处理区、非食品处理区和就餐场所。

（1）食品处理区　指食品粗加工、切配、烹调和备餐场所、专间、食品库房、餐用具清洗消毒和保洁场所等区域，分为清洁操作区、准清洁操作区、一般操作区。

①清洁操作区：指为防止食品被环境污染，清洁要求较高的操作场所，包括专间、备餐场所。a. 专间：指处理或短时间存放直接入口食品的专用操作间，包括凉菜间、裱花间、备餐专间等。b. 备餐场所：指成品的整理、分装、分发、暂时置放的专用场所。

②准清洁操作区：指清洁要求次于清洁操作区的操作场所，包括烹调场所、餐用具保洁场所。a. 烹调场所：指对经过粗加工、切配的原料或半成品进行煎、炒、炸、焖、煮、烤、烘、蒸及其他热加工处理的操作场所。b. 餐用具保洁场所：指对经清洗消毒后的餐饮具和接触直接入口食品的工具、容器进行存放并保持清洁的场所。

③一般操作区：指其他处理食品和餐具的场所，包括粗加工操作场所、切配场所、餐用具清洗消毒场所和食品库房。a. 粗加工操作场所：指对食品原料进行挑拣、整理、解冻、清洗、剔除不可食部分等加工处理的操作场所。b. 切配场所：指把经过粗加工的食品进行洗、切、称量、拼配等加工处理成为半成品的操作场所。c. 餐用具清洗消毒场所：指对餐饮具和接触直接入口食品的工具、容器进行清洗、消毒的操作场所。d. 食品库房：指专门用于贮藏、存放食品原料的场所。

（2）非食品处理区　指办公室、厕所、更衣场所、非食品库房等非直接处理食品的区域。

（3）就餐场所　指供消费者就餐的场所，但不包括供就餐者专用的厕所、门厅、大堂休息厅、歌舞台等辅助就餐的场所。

3. 餐饮场所选址、布局和设施的卫生要求

（1）餐饮场所选址卫生要求

①不得设在易受污染的区域，应选择地势干燥、有给排水条件和电力供应的地区。

②应距离粪坑、污水池、垃圾场（站）、旱厕等污染源25m以上，并应设置在粉尘、有害气体、放射性物质和其他扩散性污染源的影响范围之外。

③应同时符合规划、环保和消防的有关要求。

（2）餐饮场所布局卫生要求

①建筑结构坚固耐用、易于维修和保持清洁，应能避免有害动物的侵入和栖息。

②食品处理区均应设置在室内。

③食品处理区应按照原料进入、原料处理、半成品加工、成品供应的流程合理布局，食品加工处理流程宜为生进熟出的单一流向，并应防止在存放、操作中产生交叉污染。成品通道、出口与原料通道、入口，成品通道、出口与使用后的餐饮具回收通道、入口均宜分开设置。

④食品处理区应设置专用的粗加工（全部使用半成品原料的可不设置）、烹调（单纯经营火锅、烧烤的可不设置）和餐用具清洗消毒的场所，并应设置原料和（或）半成品贮存、切配及备餐（酒吧、咖啡厅、茶室可不设置）的场所。制作现榨果蔬汁和水果拼盘的，应设置相应的专用操作场所。进行凉菜配制、裱花操作等操作的，应分别设置相应专间。

⑤食品处理区宜设置独立隔间的场所。

⑥食品处理区的面积应与就餐场所面积、供应的最大就餐人数相适应，各类餐饮业食品处理区与就餐场所面积之比、切配烹饪场所面积宜符合相关规定。

⑦粗加工操作场所内应至少分别设置动物性食品和植物性食品的清洗水池，水产品的清洗水池宜独立设置。各类水池应以明显标识标明其用途。

⑧烹调场所食品加工如使用固体燃料，炉灶应为隔墙烧火的外扒灰式，避免粉尘污染。

⑨拖把等清洁工具的存放场所应与食品处理区分开，集体用餐配送单位和加工经营场所面积500m² 以上的餐馆和食堂宜设置独立隔间。

⑩加工经营场所内不得圈养、宰杀活的禽畜类动物。在加工经营场所外设立圈养、宰杀场所的，应距离加工经营场所25m 以上。

（3）餐饮场所设施卫生要求

①地面与排水卫生要求：a. 食品处理区地面应用无毒、无异味、不透水、不易积垢的材料铺设，且应平整、无裂缝。b. 粗加工、切配、餐用具清洗消毒和烹调等需经常冲洗的场所、易潮湿场所的地面应易于清洗、防滑，并应有一定的排水坡度及排水系统。排水沟应有坡度、保持通畅、便于清洗，沟内不应设置其他管路，侧面和底面接合处宜有一定弧度，并设有可拆卸的盖板。排水的流向应由高清洁操作区流向低清洁操作区，并有防止污水逆流的设计。排水沟出口应有防止有害动物侵入的设施。c. 清洁操作区内不得设置明沟，地漏应能防止废弃物流入及浊气逸出（如带水封的地漏）。d. 废水应排至废水处理系统或经其他适当方式处理。

②墙壁与门窗卫生要求：a. 食品处理区墙壁应采用无毒、无异味、不透水、平滑、不易积垢的浅色材料构筑。其墙角及柱角间宜有一定的弧度，以防止积垢和便于清洗。b. 粗加工、切配、餐用具清洗消毒和烹调等需经常冲洗的场所、易潮湿场所应有1.5m 以上的光滑、不吸水、浅色、耐用和易清洗的材料（例如瓷砖、合金材料等）制成的墙裙，各类专间应铺设到墙顶。c. 食品处理区的门、窗应装配严密，与外界直接相通的门、窗应设有易于拆下清洗且不生锈的防蝇纱

网或设置空气幕，与外界直接相通的门和各类专间的门应能自动关闭。窗户不宜设室内窗台，若有窗台，台面应向内侧倾斜（45°以上）。d. 粗加工、切配、烹调、餐用具清洗消毒等场所和各类专间的门应采用易清洗、不吸水的坚固材料制作。e. 供应自助餐的餐饮单位或无备餐专间的快餐店和食堂，就餐场所窗户应为封闭式或装有防蝇防尘设施，门应设有防蝇防尘设施，以设空气幕为宜。

③屋顶与天花板卫生要求：a. 加工经营场所天花板的设计应易于清扫，能防止害虫隐匿和灰尘积聚，避免长霉或建筑材料的脱落等情形发生。b. 食品处理区天花板应选用无毒、无异味、不吸水、表面光洁、耐腐蚀、耐温、浅色材料涂覆或装修，天花板与横梁或墙壁结合处宜有一定弧度；水蒸气较多场所的天花板应有适当坡度，在结构上减少凝结水滴落。清洁操作区、准清洁操作区及其他半成品、成品暴露场所屋顶若为不平整的结构或有管道通过，应加设平整易于清洁的吊顶。c. 烹调场所天花板离地面宜在 2.5m 以上，小于 2.5m 的应采用机械通风使换气量符合《饮食建筑设计规范》要求。

④供水设施卫生要求：a. 供水应能保证加工需要，水质应符合 GB 5749—2006《生活饮用水卫生标准》规定。b. 不与食品接触的非饮用水（如冷却水、污水等）的管道系统和食品加工用水的管道系统，应以不同颜色明显区分，并以完全分离的管路输送，不得有逆流或相互交接现象。

⑤通风排烟设施卫生要求：a. 食品处理区应保持良好通风，及时排除潮湿和污浊的空气。空气流向应由高清洁区流向低清洁区，防止食品、餐饮具、加工设备设施污染。b. 烹调场所应采用机械排风。产生油烟的设备上部，应加设附有机械排风及油烟过滤的排气装置，过滤器应便于清洗和更换。c. 产生大量蒸汽的设备上方除应加设机械排风外，还宜分隔成小间，防止结露并做好凝结水的引泄。d. 排气口应装有易清洗、耐腐蚀的可防止有害动物侵入的网罩。e. 用空调设施进行通风的，就餐场所空气符合 GB 16153—1996《饭馆（餐厅）卫生标准》要求。

⑥防尘防鼠防虫害设施卫生要求：a. 加工经营场所门窗应设置防尘防鼠防虫害设施。b. 加工经营场所必要时可设置灭蝇设施。使用灭蝇灯的，应悬挂于距地面 2m 左右高度，且应与食品加工操作保持一定距离。c. 排水沟出口和排气口应有网眼孔径小于 6mm 的金属隔栅或网罩以防鼠。

⑦采光照明设施卫生要求：a. 加工经营场所应有充足的自然采光或人工照明，食品处理区工作面不应低于 220lx，其他场所不应低于 110lx。光源应不至于改变食品的天然颜色。b. 安装在食品正上方的照明设施宜使用防护罩，以防止破裂时玻璃碎片污染食品。

⑧废弃物暂存设施卫生要求：a. 食品处理区内可能产生废弃物或垃圾的场所均应设有废弃物容器。b. 废弃物容器应配有盖子，以坚固及不透水的材料制造，能防止有害动物的侵入、不良气味或污水的溢出，内壁应光滑以便于清洗。

c. 在加工经营场所外适当地点宜设置废弃物临时集中存放设施, 其结构应密闭, 能防止害虫进入、滋生且不污染环境。

⑨洗手消毒设施卫生要求: a. 食品处理区内应设置足够数目的洗手设施, 其位置应设置在方便从业人员的区域。b. 洗手消毒设施附近应设有相应的清洗、消毒用品和干手设施。员工专用洗手消毒设施附近应有洗手消毒方法标示。c. 洗手设施的排水应具有防止逆流、有害动物侵入及臭味产生的装置。d. 洗手池的材质应为不透水材料 (包括不锈钢或陶瓷等), 结构应不易积垢并易于清洗。e. 水龙头宜采用脚踏式、肘动式或感应式等非手动式开关或可自动关闭的开关, 并宜提供温水。f. 就餐场所应设有供就餐者使用的专用洗手设施。

(二) 厨房卫生管理

厨房卫生管理是餐饮卫生管理的中心环节和厨房管理的重要内容之一。根据餐饮企业的营业特点和厨房工作特征, 厨房的布局属于典型的流程型布局, 设计时一般采用确定生产单元并对各单元间材料流量进行合理化布局的方法, 按照这种方法的要求, 首先要确定组织生产所必须的生产单元, 即对生产组织进行合理的部门划分。一般餐饮企业所需的生产单元有炒灶区、打荷区、切配区、蒸灶 (柜) 区、粗加工区、冷冻区、冷藏区、干藏区、凉菜间、点心房、临时储藏区、原材料接收验货区、烧烤区以及明档等。还有厨房辅助设计的洗碗间、点菜台、备餐间、水产展示柜等等。下面讲述几个重要生产单元的卫生管理。

1. 粗加工间 (洗菜间) 卫生管理

(1) 每日清扫作业区域　地面、水池应用扫帚清扫后再用干净拖把从里到外拖净, 墙面、台面用半湿抹布擦拭干净, 使地面、墙面干净明亮、无油污、无垃圾杂物。

(2) 对待加工的食品原料进行感官卫生检验, 对不合格的食品原料予以退回。

(3) 对蔬菜、水果经择选去除老叶、黄叶、虫叶及不可食用部分后, 进行初洗、浸泡, 再用流水洗净, 择洗后的蔬菜应干净、无泥沙、无昆虫、无杂物、无烂叶, 并用专用筐具盛放, 分类码放、整齐条理; 对肉类应清除污秽不洁、有害腺体或变质等不可食用的部分, 洗净后装专用盛具供切配用; 对水产品除鳞、内脏或贝壳, 用流水清洗干净后盛于专用容器; 摘除的废弃物投放到指定位置的专用垃圾桶内。

(4) 对于需要解冻的原料, 一是保持解冻水池、洗涤水池的卫生; 二是采用正确的方法解冻; 三是解冻原料按不同品种要求分类解冻, 切不可混在一起解冻。

(5) 对于易腐败变质的原料, 要缩短加工时间, 以保持原料的新鲜度。加工后的原料应分别盛装, 再用保鲜膜封存, 放入相应冷库待用。食品原料放入冷库后, 应分类摆放在不同的食品架上, 以便于取用。冷库要及时清除地面的污渍、积水，定时整理食品架，食物不得超期存放。一般来说，当天需取用的原料应存放于冷藏库（2~5℃），存放时间不超过24h，需贮存较长时间的原料则应标明日期存放于冻藏库内（-23~-18℃），原料应遵循"先存先用"的原则，不随意取用。

（6）各类食品机械，如锯骨机、刨片机、绞肉机、去皮机等使用完毕后，应去除食物残渣，及时清洁，使之处于最佳使用状态。

2. 配菜间卫生管理

（1）每日开餐前，彻底清扫配菜间，保持卫生清洁。工作厨台、橱柜下内侧及厨房死角，应注意清扫。

（2）需冷藏保鲜原料应分类放入冰箱内，每日开餐前检查原料是否变质。配菜中注意原料的卫生状况和新鲜度，以保证原料质量。

（3）食物应在工作台上料理操作，并将生、熟食物分开处理。

（4）菜品加工时，应先洗后切，保证品质和营养。

（5）在开启罐头食品时，首先要把罐头表面清洁一下，再用专用开启刀打开，切忌用其他工具，避免金属或玻璃碎片掉入。破碎的玻璃罐头食品不能食用。

（6）刀、砧板、抹布、配菜盘等用具要清洁，做到干净、无污渍、无异味。砧板使用完毕后，应先刮掉残渣再洗干净，然后用热碱水冲烫，并注意每周用酒精消毒两次。菜刀用毕，先用磨刀石磨利后清洗干净，再用干抹布擦净并抹上油。

3. 冷菜间

（1）冷菜间应单独配置，做到"五专"：专室、专人、专工具、专消毒、专冷藏。

（2）每日清扫冷菜间，冷菜间的地面应无水迹，无油污，无杂物；冰柜、工作台、存放架等设备及墙角无卫生死角；抽油烟机、换气装置无较重油污；垃圾桶的四周及地面、墙面无油污，垃圾桶加盖，垃圾不得放在地上；随时清理操作台杂物，保持操作间干净。

（3）冷菜间在营业之前、之后均需紫外线灯杀菌20min；刀、砧板、餐具等用具要彻底清洗，消毒后再使用；熟食架、冰箱每天清洗，每10d用热碱冲洗消毒1次；冰箱把手用消毒过的小方巾捆好，冰箱内的生、熟食品要分开放置；储存柜定期消毒。

（4）冷菜间员工应穿专制工作服上岗，进入操作间前员工的服装应消毒，其双手也应洗净消毒，并佩戴口罩。

（5）在冷盘切配操作时，应选用卫生、合格的食品原料，腐烂、过期和变质的原料均不得使用；在操作时应注意生熟食品的刀、砧板、盛器、抹布等严格分开，防止生熟食品交叉污染；拼盘用的香菜、胡萝卜等点缀物需先洗，而后消毒处理。

（6）营业结束后，各种调味汁和食品原料要放置在相应的冰箱内贮藏，用具彻底清洗，归位摆放，工作台保持清洁、光亮、无油污。一些机械设备如切片机要拆卸清洗，彻底清除食物残渣，以防机械损坏和设备污染。

4. 点心间卫生管理

（1）点心间每日应清扫，地面无水迹、无油污、无杂物；冰柜、工作台、存放架等设备及墙角无卫生死角；垃圾桶四周及地面、墙面无油污、垃圾，垃圾桶应加盖，垃圾不得堆放在地上。

（2）保证各种食品原料和馅料的新鲜卫生；原料保管中注意生、熟分开。

（3）点心间不加工生食品，防止交叉污染；加工操作中随时清理操作台杂物，保持操作间整齐干净；刀、砧板、面案要保持清洁，抹布要白净，各种花色模具、面杖随用随清洁，以防面粉油脂等残留物腐败，影响用具的使用寿命和污染食品；搅面机、挂面机及其他机械使用完毕后，应及时清洗干净。

（4）营业结束后，清洗各类用具，归位摆放。蒸笼锅放尽水，取出剩余食物，用洁布擦净油污和水分，清除滴入笼底的油脂；烤箱切断电源，取出剩余食物，清洗烤盘、擦干水分，使烤箱保持整洁、干净、无串味；清理灶面调料和用具，清洁灶面、吸烟罩。各类食品原料、馅料按不同贮藏要求分别放入冰箱贮藏。

5. 烹调热加工间卫生管理

（1）开餐前要将灶台、炒锅、手勺、笊篱等用品清洗干净，保持抹布的卫生。

（2）调味品应以适当容器盛装，使用后随即加盖，保证调味品、食品添加剂、油品的质量和卫生。

（3）食品原料在保证无污染或变质的前提下，要烧熟煮透，防止外熟里生。对烹制好的菜肴应用消毒后的碗碟盛装。在烹调操作尝试口味时应使用汤匙，保证烹调食品的卫生。

（4）生熟原料及制品要分开。厨房加工的半成品及熟食品，要与生原料分开存放，使用的一切用具、容器不能混用或串用，以防止加工好的熟食品再次受到生鲜原料中的细菌、寄生虫卵（虫）等的交叉污染。

（5）营业结束后，清洁台面、灶台、烤箱、蒸笼等设备，洗刷炒锅、汤锅、手勺等用具，清理调料，洗刷地面。灶台清除垃圾后用水清洗，灶前用半湿抹布擦净，使炉灶干净、明亮、无油污；炒锅用钢丝球洗净擦净后再用清水洗净，使炒锅干净、明亮、无锈迹，并将炒锅统一放置在炉口上；手勺用半湿抹布擦净，使手勺干净、无油污，并将手勺放在炒锅内，勺把朝后放；抹布用热碱水煮5min后再用清水洗净，晾晒于统一位置；调料及时更换，按实际用量添加，并加盖。

（三）餐厅卫生管理

从饮食食品生产加工和销售的流程来看，餐厅服务是继厨房加工生产后的又一个重要环节，餐厅的卫生管理也是餐饮企业卫生管理的一项中心内容。

1. 餐厅卫生基本要求

（1）餐厅应光亮、宽敞和干燥，厅内布置要优雅美观，色调和谐，给进餐者创造一个舒适、清洁、愉快的环境。

（2）餐桌台布和餐巾要求干净、平整、洁白。一餐换一次台布，不得重复使用。

（3）餐具、茶具、酒具要保持洁净，无口纹、水纹、指纹。

（4）餐厅、宴会厅的温度　一级餐厅（宴会厅）夏季 $24 \sim 26$℃，冬季 $20 \sim 24$℃；二、三级餐厅夏季 $24 \sim 26$℃，冬季 $20 \sim 24$℃；四级餐厅夏季 $25 \sim 28$℃，冬季 $22 \sim 24$℃。

（5）餐厅、宴会厅的相对湿度　一级餐厅夏季 $55\% \sim 65\%$，冬季 $40\% \sim 50\%$；二、三级餐厅夏季 65%，冬季 30%。

（6）餐厅、宴会厅的噪声　一级餐厅小于 35dB；二、三级餐厅小于 40dB；四级餐厅小于 50dB。

（7）餐厅、宴会厅等的换气次数　餐厅、宴会厅为 $10 \sim 12$ 次/h，咖啡厅为 $10 \sim 12$ 次/h，酒吧间为 $12 \sim 15$ 次/h。

2. 餐厅日常卫生管理

餐厅是客人就餐的场所，其装饰、设施的清洁程度和维修状况对于食品经营的卫生管理和饭店的整体形象都是至关重要的。餐厅日常卫生工作应做到经常化、制度化、规格化，要坚持每日"小清洁"，保持地面、桌面清洁，玻璃光亮，设备整洁；坚持每周"大清洁"，清洁咨客台、账台及电话机，有计划地为家具、灯具、地面等清洁打蜡等，有计划、分批地清洗座椅和墙面。

（1）地面卫生管理　餐厅地面一般为地毯或水磨石地面，其清洁程度应根据地面的性质和受污染的程度不同而有所区别。①一般地面：餐前、餐后将食物残渣汤汁清除干净，再用拖把湿拖干净即可；②地毯：需使用吸尘器和地毯清洗机以及专门的清洗剂进行清洁。豪华餐厅的地毯，每日需安排全面清洁保养，一般在夜晚停业之后或次日开餐之前进行。

（2）餐桌、餐椅卫生管理　①每日营业前应彻底擦拭餐桌、餐椅，应注意餐桌边、桌腿、凳腿上的食物残渣。②每次进餐完毕后必须及时清除食物残渣，油腻桌面要先用碱水清洗，然后用清水清洗并擦干。清洁备有转盘的桌面时，应先取掉转盘，桌面、转盘清洁完毕后，再将转盘放好备用。③使用沙发椅时，应在椅面上加布套，以利于经常洗涤和更换，保持干净。④开饭前应将餐桌上的糖罐、纸杯、牙签盅、四味架擦净续满，并定期刷洗，保持其清洁卫生。

（3）台布、餐巾卫生管理　①台布和餐巾直接与客人口腔接触，关系到餐具卫生和客人的安全。每次进餐完毕后，必须翻台换上干净台布，保持餐桌卫生。禁止一块台布多次重复使用。②每次更换下来的台布、餐巾应及时送洗涤间洗涤和消毒，熨平待用，同时注意保管时的卫生。③餐巾在正式宴席上常折成各种口布花，一是显示宾主落座的次序和位置，二是装饰美化餐厅环境，三是起清洁卫生的作用。但应注意，每次在餐前由服务员折制成形插入玻璃杯，或摆入餐盘上操作时，一定要事先洗干净手，或戴上干净的白手套操作，以保证餐巾的卫生。④餐巾纸应选用正规厂商产品，储存时应注意干净卫生，对启封剩余品要妥善保管，以免污染而影响饭菜卫生。

（4）香巾卫生管理　①所谓香巾就是在清洁卫生的小方巾上洒上香水。香巾主要是在餐前、餐后供客人擦掉脸上、嘴边和手上的灰尘、油污等，另外香巾还能起到提神、醒酒和清洁卫生的作用。②香巾在每次用完后都要用洗涤剂清洗，并要用开水浸泡消毒，应该注意开水浸泡时间，以保证杀灭香巾上的病菌，保持毛巾的干净卫生。

（5）工作台卫生管理　①工作台是服务人员工作和存放饮料、酒水及其他所用物品的地方，要定期或不定期地进行打扫，使工作台内外和存放的物品及用具保持清洁卫生。②要有防蟑螂措施，防止蟑螂滋生，污染食品及用具，影响菜肴卫生。

（四）酒吧卫生管理

酒吧是专门为客人提供酒水饮料及其服务的场所。酒吧主要供应各种酒水饮料（如鸡尾酒等）及一些佐酒小吃（如果仁等），一般不提供用餐服务。

1. 空间布局设计要合理

酒吧在设计时要考虑到酒橱、调酒台、酒具柜、洗涤槽和消毒池等用具的摆放位置和所占面积，以及客人的饮酒活动场所，做到布局合理，使用方便。并预留一定面积的储藏室、制冰间及酒吧工作人员更衣室、盥洗间和其他卫生设施间。

2. 通风采光要好

酒吧间保持室内空气流通和适度的室温是不可忽视的。按规定标准，室内气流在 $0.1\sim0.5m/s$，温度保持在 $18\sim22℃$ 最为适宜。另外，酒吧还要采光好，以便客人欣赏调酒师的调酒技艺。

3. 酒吧地面的清洁

酒吧柜台内地面多用大理石或瓷砖铺砌，每日要多次用拖把擦洗地面。酒吧柜台外的地方每日按照餐厅的清洁方法去做。

4. 酒吧吧台与工作台的清洁

吧台常由大理石及硬木制成，表面光滑，由于每天客人喝酒水时会弄脏或倒翻少量的酒水在其光滑表面而形成点块状污迹。清洁时先用湿毛巾擦，再用清洁剂喷在表面擦抹至污迹完全消失为止，最后在吧台表面喷上蜡光剂。工作台是不锈钢材料，表面可直接用清洁剂或肥皂粉擦洗，清洁后再用干毛巾擦干即可。

5. 酒吧柜台外区域的清洁

每日按照餐厅的清洁方法进行清洁。

6. 冰箱清洁

冰箱底部易形成油滑的沉积块，网隔层也会由于果汁和食物的翻倒而沾上污渍，故应经常清洁冰箱，可先用湿布和清洁剂擦洗干净污迹，再用清水抹干净。

7. 酒瓶与罐装饮料表面清洁

瓶装酒在散卖或调酒时，瓶上残留下的酒液会使酒瓶变得黏滑，特别是餐后甜酒，由于酒中含糖多，残留酒液会在瓶口结成硬颗粒状；瓶装或罐装的汽水啤酒饮料则由于长途运输仓贮而表面积满灰尘，要用湿毛巾每日将瓶装酒及罐装饮料的表面擦干净以符合食品卫生标准。

8. 酒吧应有防蝇、防蟑螂的卫生设备，以防止有害昆虫污染饮料、糕点等食品

（五）库房卫生管理

（1）食品和非食品物品（不会导致食品污染的食品容器、包装材料、工具等物品除外）应分别设置库房或在同一库房的不同区域存放，不同区域应有明显的标识。库房内不得存放私人物品，无杂物及有毒有害物品。

（2）库房应以无毒、坚固的材料建成，除冷库外的库房应有良好的通风、防潮设施，使贮存食品的品质劣化降至最低程度。库房内应设置数量足够的物品存放架，其结构及位置应能使储藏的食品距离墙壁、地面均在 10cm 以上，以利于空气流通及物品的搬运。

（3）库房地面、墙面、天花板应保持干燥卫生；墙角、货架角、办公桌等无污垢；抽风机及风口无污物；门窗、货架、灯泡、电线、开关盒、灭火器等清洁整齐。

（4）库房应有防尘、防蝇、防鼠设备，防止污染。每周进行定期货物清理、卫生清理、消毒、除臭，确保库房无过期变质物品，无鼠粪、鼠迹及污物。

（5）食品库房宜根据贮存条件的不同分别设置，必要时设冷冻（藏）库，冷冻（藏）库应设可正确指示库内温度的温度计。

（六）卫生间卫生管理

（1）卫生间不得设在食品处理区，而宜设置在出口附近。

（2）卫生间应采用冲水式，地面、墙壁、便槽等应采用不透水、易清洗的材料。

（3）卫生间厕所应设有效排气（臭）装置，并有适当照明，与外界相通的门窗应设置严密坚固、易于清洁的纱门及纱窗，外门应能自动关闭。

（4）卫生间排污管道应与食品加工经营场所的排水管道分设，且有可靠的

防臭气水封。

（七）公共区域卫生管理

（1）地面无积水、菜叶、鼠粪、纸屑、饭粒、肉粒等垃圾，无臭味，下水盖无残缺。

（2）墙面、顶棚无灰尘、油污、孔洞，无脱落瓷砖，企业制度、标识等的张贴符合标准。

（3）灯泡、灯管、灭蝇灯、管道、电线表面无油污、灰尘、无脱落掉线。

（4）门窗、纱窗无油污、无灰尘、无破损；气罐、灭火器体身洁净，无油污。

（5）道上不得放置障碍物。

（6）进货通道专人管理，随时清理。

二、餐饮设备和器具的卫生管理

（一）餐饮设备的卫生管理

1. 餐饮设备总的卫生要求

餐厅和厨房常用设备有炒灶、油炸锅、炒锅、蒸锅（笼）、搅拌机、烤箱、洗碗机、微波炉、电磁炉、绞肉机、切片机、冰箱、操作台等。这些设备应符合以下卫生要求。

（1）设备所用材料应无毒无害，与食品接触无溶出现象；操作台一般用不锈钢或大理石作台面，如用大理石其放射性应符合国家标准。

（2）机械设备使用前，必须详细检查其是否符合卫生要求。

（3）荤、素加工时，必须全面清洁冲洗（刷）、保洁后再使用。严禁未经任何处理直接交叉连续使用，防止混味、污染。

（4）加工中注意安全。一是防火和煤气中毒；二是防触电，电器应防鼠咬破电线而短路；三是防外伤，如刀伤、烫伤。

（5）机械加工后，应及时擦洗和清理，防止设备内残留原料因变质而污染新的原料。设备的清洁卫生必须严格按照操作规程进行，由于各种设备有不同的特点，管理者在制订操作规程时应考虑：设备种类；清理时间；拆卸、洗刷、安装步骤；安装注意事项；洗刷、冲洗、消毒用的清洁剂和消毒剂的性质、数量和水温等。

（6）设备使用完毕保洁后，必须加盖防尘、防害，对设备加以保护，并保持机械使用场地的清洁、干燥。

（7）管理人员必须明确，设备和餐具的卫生程度取决于管理者对员工的要求以及员工的具体工作。因而制订设备卫生计划和各种设备洗涤操作规程并教育培训员工，是搞好设备、餐具卫生的关键。

2. 各类餐饮设备的卫生管理

（1）加工原料用设备和工具的卫生管理　这类设备包括厨刀、案板、切菜机、绞肉机、拌面机等，因它们与生料直接接触，受微生物污染的可能性较高，故对这些设备、工具的洗涤、消毒就很重要。

①刀：生食及熟食使用的刀具应分开，避免熟食被污染；磨刀最好每周一次，至少每个月一次。不常使用的刀较干燥，宜涂上橄榄油（或沙拉油）以防锈，再用报纸或塑料纸包裹收藏。

②砧板：砧板宜分熟食、生食使用，如果砧板痕迹太多，最好刨平再用。

③肉类切割、绞碎机：调理工具如切片机、绞碎机及输送带等均应使用不锈钢材料，不宜使用竹、木质等易生霉菌的材料制作，且每日应拆卸清洗。生锈部分可用15%的硝酸或市面上有售的除锈剂将锈去除后水洗。

④食物搅拌机、切菜机：使用后应立即清洗。清洗部分包括背部、轴部、拌打轴、基座，清洗后利用空气烘干。

⑤果汁机：Ⅰ. 在玻璃容器内加清水或温水（40℃），再加少许清洁剂后，约旋转10s，使容器清洗干净，拆开零件洗净；除去水分晒干、收存。Ⅱ. 刮刀不可浸水，应在水龙头下冲洗，注意不要割伤手。Ⅲ. 不可用洗剂药品（如溶剂、酒精），以免造成表面变色或涂料剥落。Ⅳ. 不可将水泼于基座上，电动机或开关泼水容易发生故障。

（2）烹调原料用设备和工具的卫生管理　对于这类设备的清洁卫生要求主要是控制不良气味的产生，并提高设备的效率。这类设备如果洗刷不净，在烹制食物时能产生大量油烟和不良气味，特别是油锅、烤箱、烤炉等，如不注意清理油垢和残渣，厨房内往往会油烟弥漫。同时油垢和食物残渣往往影响烹调效果，并会缩短设备的寿命。

①炉灶：开始清理前，将炉灶完全冷却，遮板以热又湿的布料擦拭；去除油脂，使用热的机器清洁水溶液，冲净再拭干；表面烧焦物用金属丝制成的刷子刮除；热源采用湿布拭擦，不可浸入水中。火焰长度参差不齐时，可将炉嘴卸下，用铁刷刷除铁锈或用细钉穿通焰孔。

②烤箱：烤箱内部应用金属球或手刮刀清洗，不可用水清理。打开烤箱门，用沾有厨房用清洁剂的泡棉或抹布去除污渍，用湿润抹布擦净，再用干抹布擦干；烤箱底部有烧焦的物质时，将烤箱加热再冷却，使坚硬物炭化，用长柄金属刮刀刮除干净；将烤箱内用干抹布擦拭2~3min，应将水分完全去除，避免生锈。烤箱外部使用湿的清洁水溶液洗涤，再冲净、拭干，不锈钢要磨亮。

③微波炉：烹调完毕，应迅速用湿抹布擦拭；用泡绵洗净器皿及隔架；用软布擦拭表面机体；不可使用锐利的金属刷刷洗，也不可使用烤箱用的清洁剂、喷式玻璃清洁剂、化学抹布、溶剂等擦拭，以避免机体上字体模糊或造成锈蚀。

④油烟机：应该有自动门栅，温度过高时，能自动切断电源及导管以防止火

苗蔓延。应定时找专人清除油烟机管上的油渍。油烟罩应每日清洗。

⑤深油炸锅的清洗：内锅以长柄刷擦洗，并用水和半杯醋冲净，煮沸5min，用水冲净并烘干，外部应擦拭或冲净。

⑥油炸器具：油炸器具宜用中性清洁剂辅助清洗。油温温度计使用后也应用清洁剂洗净，用柔软干布擦干。

（3）冷藏设备的卫生管理

①冰箱：应照内部贮藏位置绘图，标明食物的位置与购入时间；冰箱应尽量少开，每开一次应将所需物一起取出，减少冰箱耗电及故障率；冰箱至少应每周清理一次；各类食物应用塑料袋包装或加盖冷藏，以防止其水分蒸发；冰箱非存物箱，食物要冷却加盖才能放进冰箱，且要留有空间使冷气流通；放入及取出饮料时，避免倾倒在冰箱内，以免使冰箱具有不良的气味。有些酸性饮料如柠檬汁还易使金属受到侵蚀。冰箱内最好置入冰箱脱臭器，消除冰箱内特殊食品的气味，净化箱内空气。

②冷冻柜：不可在太阳下直晒；冷冻柜内温度应保持在−18℃以下；食品应分小量包装后放入。

（4）清洁消毒设备的卫生管理　洗碗机、洗杯机、洗涤池皆属此类。保持这些机器、设备清洁卫生的重要性显而易见，但这在诸多企业里却常常被忽视，因为不少人认为只要在洗涤时使用清洁剂和消毒剂，这些设备也就必然清洁卫生。其实，这些设备在使用以后沾上污物和食物残渣，正是微生物生长繁殖的最佳场所。只有首先做到洗涤机械和设备清洁卫生，才能确保被洗涤的食具的清洁卫生。

（5）储藏和输送设备的卫生管理　橱柜、架子、推车等虽然不与食物直接接触，但却与餐盆、碗碟等食具直接接触，也应经常进行卫生消毒。

（二）餐饮容器和餐具的卫生管理

1. 餐饮器具的种类

餐饮容器和餐具使用的材料主要有纸、竹木、玻璃、塑料、陶瓷、金属材料等。传统的纸、竹木、玻璃一般对人无害。塑料的容器和餐具应使用聚乙烯、聚丙烯、聚苯乙烯、聚氯乙烯等可允许使用在食品中的材料，且材料应符合卫生要求。陶瓷、搪瓷及不锈钢等金属材料要求铅、镉等重金属含量须符合国家卫生标准。禁止用铅、锡作为容器，也不提倡用铜作为容器和炊具，因为铜可导致食物中维生素C破坏，且铜绿（碱式碳酸铜）对人有毒。一般不用金属容器盛装醋和果汁，以免金属溶出。餐饮容器和餐具主要有锅、碗、瓢、盆、碟、壶等，名称不一，使用各异，但其清洁保养方法类似。

2. 餐饮器具的清洁保养方法

餐饮器具的清洁保养方法大致相同，概括为"一清洗、二消毒、三保洁"。

（1）餐饮器具的清洁

①分拣：主要是将不同种类的餐具分开，例如将炖部的汤煲、笼仔及粥部煲

类分开，以及将不同大小规格的餐具分开，在分拣时，应先拣大碗、盘、煲仔等大餐具，后拣小碗、匙更等小餐具。分拣时要轻拿轻放，减少破损，分拣后将不同类别餐饮器具分别放置不同的洗水池清洗。

②刮渣：在正式清洗器具前应先将器具上的残渣污物刮干净，这样既可去除污物，又可提高化学洗涤剂效果，降低洗涤剂需用浓度和缩短器具浸泡时间，这个过程和分拣可以说是同时进行的。

③洗涮：利用热碱水或经卫生部门批准使用的表面活性剂等进行洗涤洗涮，以去除器具上的大部分油渍污物。

④冲洗：用流动的清水冲掉餐具内外附着的残渣、油腻及洗涤剂。

（2）餐饮器具的消毒

①消毒的目的：碗、筷、碟、勺等餐具是饮食活动中的必需用品，大量调查资料表明，从这些餐具上常可检测出各种致病微生物。如果对餐饮器具不经常进行彻底的清洗和消毒，那么这些器具就可能成为传播如甲型肝炎、痢疾、伤寒、结核病及食物中毒等疾病的媒介。因此做好餐饮器具的消毒对保证饮食者用餐安全和减少疾病传播至关重要。

②消毒的方法：Ⅰ．物理消毒是指用湿热、干热、紫外线等物理因素达到消毒目的的方法，主要有煮沸消毒、蒸汽消毒、远红外线消毒和紫外线消毒。煮沸消毒是将洗净的餐具全部浸入沸水中煮沸 5min 以上即可达到消毒要求。这种方法效果可靠，简单易行，是广大餐饮企业普遍推行的一种方法；蒸汽消毒是将洗净餐具放入蒸汽消毒箱（柜）或蒸笼，蒸汽温度达到 95～100℃，持续蒸 15～30min 即可。这种方法也很可靠，有锅炉的适于采用；远红外线消毒是利用远红外线箱进行消毒，要求温度达 120℃以上时持续 3min 即可达到消毒要求；紫外线消毒是利用紫外线灯对空气及台面进行消毒（距台面 1m 以内），紫外线强度不低于 $70\mu W/cm^2$，时间 30min，可达到消毒要求。Ⅱ．化学消毒法是指用化学药物进行消毒的方法，使用的化学药物称为消毒剂。餐饮企业常用的消毒剂有漂白粉、次氯酸钙（漂粉精）、二氯异氰尿酸钠（优氯净）、二氧化氯、碘伏、新洁尔灭、乙醇等。化学消毒应注意的事项：使用的消毒剂必须是经过卫生主管机关批准的，且对操作人员无伤害，易于冲洗，消毒效果可靠；使用的消毒剂应在保质期限内，并在适当条件下贮存；严格按规定浓度配制消毒液（固体消毒剂应先溶解再配制溶液），配好的消毒液应定时更换，一般每 4h 更换一次，在消毒时如消毒液浓度低于要求时也必须立即更换；餐具消毒时应完全浸没于消毒液中，浸泡时间应足够长（至少 5min 以上），消毒后以洁净水将消毒液冲洗干净。

（3）餐饮器具的保洁　消毒后的餐饮器具要自然滤干或烘干，不应使用手巾、餐巾擦干，以避免受到再次污染。消毒后的餐饮具应及时放入专用密闭式餐具保洁柜（间）保存，避免再次受到污染。保洁柜内外洁净、干爽，不得存放其他物品。已消毒和未消毒的餐具应分开存放，不应摆放在同一个贮存柜内，在盛放消毒过的餐具贮存柜上应有类似"已消毒"字样的明显标记。

3. 餐饮器具的卫生质量要求

餐饮器具经过清洁、消毒、保洁等程序后，应达到如下的卫生质量要求：

（1）无缺口、无裂缝。金属和陶瓷器具表面亮洁，釉质无脱落，镀层无脱层。

（2）餐具、器具无污渍、油迹、水迹，光亮整洁。

（3）玻璃器皿光亮洁净。

（4）筷子色泽正常，不发毛。

（5）餐具清洗消毒后无异味（如洗涤剂、消毒液及其他食品的气味）。

（6）根据餐具的品种、规格进行分类有序陈列，并分别贴上标识。

三、 餐饮从业人员卫生管理

（一） 餐饮从业人员的健康要求

1. 持证上岗， 定期检查

《食品安全法》第三十四条明确规定：食品生产经营人员每年必须进行健康检查。新参加工作和临时参加工作的食品生产经营人员必须进行健康检查，取得健康证明后方可参加工作。通过健康检查，一方面可以帮助个人及早发现疾病，便于及时治疗和早日恢复健康，另一方面也可以避免把疾病传染给广大消费者。《食品安全法实施条例》第二十三条规定，患有痢疾、伤寒、病毒性肝炎等消化道传染病（包括病原携带者）、活动性肺结核、化脓性或渗出性皮肤病以及其他有碍食品卫生疾病的人员，不得参加接触直接入口食品的工作。

2. 出现疾病， 立即停工

食品从业人员应建立每日晨检制度。有发热、腹泻、皮肤伤口或感染、咽部炎症等有碍食品安全病症的人员，应立即离开工作岗位，待查明原因并将有碍食品安全的病症治愈后，凭治疗单位出具的证明方可重新上岗。

（二） 餐饮从业人员的卫生知识培训

餐饮从业人员每年都要接受《食品安全法》和食品卫生知识培训以及职业道德教育，取得当地主管卫生行政部门签发的卫生培训合格证明后方可上岗。通过培训，使从业人员懂得讲卫生的重要性，能自觉遵守各项操作卫生制度，防止食品污染，保障食品安全卫生。每年用于卫生培训的时间，卫生管理干部不得少于50h，一般员工不得少于20h。学习内容主要包括三个方面，即国家卫生法规、职业道德和卫生知识。对新进人员及临时工，必须先学习卫生知识，经考核合格后才能上岗，即先培训后上岗。对于已在职的从业人员，仍需进行卫生知识培训，并将培训情况记录在案。

（三） 餐饮从业人员的个人卫生

《食品安全法》规定，食品生产经营人员应经常保持个人卫生，生产、销售食品时，必须将手洗净，穿戴清洁的工作衣帽；销售直接入口食品时，必须使用售货工具。

1. 做到 "四勤"

（1）勤洗手　保持手的清洁对餐饮从业人员非常重要，手在一天工作中接触的东西最多。接触直接入口食品的操作人员在有下列情形时应洗手：开始工作前；处理食物前；上厕所后；处理生食物后；处理弄污的设备或饮食用具后；咳嗽、打喷嚏或擤鼻子后；处理动物或废物后；触摸耳朵、鼻子、头发、口腔或身体其他部位后；从事任何可能会污染双手活动（如处理货项、执行清洁任务）后。

（2）勤剪指甲　可防止污秽和细菌在指甲中留存。

（3）勤洗澡和理发　可减少身上出现异味而招致客人厌恶。

（4）勤洗换工作衣　工作中应穿戴清洁的工作衣帽；工作衣应以浅色为宜，每人应有2套以上，以便勤洗勤换。

2. 做到 "八不"

（1）不得将头发外露，头发必须梳理整齐置于帽内。

（2）不得佩戴项链、戒指、手镯、手链、手表等饰物。

（3）不得留长指甲、涂指甲油。

（4）不得穿拖鞋或无跟、露脚趾的凉鞋上班。

（5）不得将个人衣物和私人物品带入操作间。

（6）不得在工作场所吃东西、嚼口香糖、吸烟、扔烟头、随地吐痰。

（7）不得在操作间挖鼻孔、掏耳朵、剔牙，不得把双手插在裤子口袋里。

（8）不得面对食品打喷嚏、咳嗽或做其他可能污染食品的行为。

【技能实训】

1. 调查酒店（酒楼）对从业人员的卫生培训情况。
2. 调查学校周边几家酒店厨房或餐厅的卫生状况。

【知识拓展】

1. 哪些人不能从事餐饮业的工作？乙型肝炎是什么？如何预防？
2. 查阅资料了解国外餐厅的卫生情况。

【练习题】

1.《餐饮业食品卫生管理办法》对于餐饮业卫生管理作出了哪些规定？
2. 请论述厨房、餐厅的卫生管理。
3. 请谈谈餐饮企业使用的设备和工具有哪些，这些设备和工具有何卫生标准。
4. 请谈谈餐具、酒具的卫生标准。

任务二　餐饮加工卫生管理

【引入】

小饭店就餐后头痛腹泻不止

在上海闵行区万源路宜山路口一家机械加工厂工作的辛先生和几个同事一起到工厂附近的小吃店吃饭，酒足饭饱回家之后，辛先生就开始感到阵阵头疼，腹泻不止，被送到医院治疗，几个同事也出现了相似症状。市医疗急救中心工作人员告诫说，夏天因食用不洁食物引发急性肠胃炎的病人逐渐增加，路边小店卫生状况相对较差，饮食时要多加注意。

【知识介绍】

一、 食品原料采购的卫生管理

食品采购是保证菜品卫生的第一关，采购的食品及原料不符合卫生要求，就难以保证供应到餐桌上的食品是卫生的。

1. 供货单位的要求

当前我国多数供货单位可送货上门。采购人员不论采购直接入口食品还是采购食品原料，必须弄清供货方的名称和地址，查明是否有卫生许可证，切不可图便宜省事，随便购进无证商贩送来的不合格食品。

2. 采购食品及其原料应当按照国家有关规定索证

采购时应索取发票等购货凭据，并做好采购记录，便于溯源；向食品生产单位、批发市场等批量采购食品的，或向供货商直接批发采购的食品还应索取食品卫生许可证、检验（检疫）合格证明或者化验单；进口食品应索取口岸食品卫生监督检验机构出具的同批产品检验合格证书；索取的各种卫生证明应妥善保存，以备查验。

3. 不得采购《食品安全法》第二十八条规定禁止生产经营的食品

有毒、有害、腐烂变质、酸败、霉变、生虫、污秽不洁、混有异物或者其他感官性状异常的食品；无检验合格证明的肉类食品；超过保质期限及其他不符合食品标签规定的定型包装食品；无卫生许可证的食品生产经营者供应的食品。

4. 采购食品时应对食品进行感官检查

采购人员应把好食品检查关，所购食品及其原料应当无毒、无害，符合应有的营养要求，具有相应的色、香、味等感官性状；如采购定型包装食品，应查看食品包装标识内容是否齐全，如是否有品名、产地、厂名、生产日期、批号、规格、配方（或主要成分）、保质期限、食用方法等。食品包装标识必须清楚，容易辨识。在国内销售的食品须有中文标识。

5. 食品定点采购

果蔬定点采购可减少受到农药等有毒有害物质的污染；肉类采购放心品牌并索取检疫证明，确保食品原料新鲜卫生；各类定型包装食品尽可能选用知名度高的大型企业的产品，保证安全卫生。

6. 严格控制采购数量

食品采购数量受餐饮企业营业需要、资金情况、仓库条件、现有库存量、原料特点、市场供应情况等因素的影响。库存过多，容易使原材料腐烂变质，采购数量不足，又无法满足餐饮企业需要，形成缺货损失。一般来说，可采用以销定购的方法，即采购食品应遵循用多少定多少的原则，以保证食品新鲜和卫生质量。

7. 防止运输过程的污染

运输过程是常见的一个污染环节，特别是散装的直接入口食品，在运输过程中易受到容器、车辆及装卸人员手的污染。这些食品必须盛装在带盖的容器内运输，容器在使用前必须进行洗刷消毒。运输过程应防雨、防尘、防蝇、防晒。若为供货方送货，应对运输过程是否受到污染进行严格检查，如受到污染，收货方应拒绝收货。

二、 食品原料贮存的卫生管理

1. 食品在入库前应有专人验收

入库前应查验产品包装、标识及一般卫生状况是否符合相关规定的索证要求和其他相关要求，核查所购产品与索取的有效凭证是否一致，并建立台账如实记录食品名称、规格、数量、供货商及其联系方式、进货时间等内容。

2. 入库时做好登记

食品及食品原料入库时，要详细记录入库产品的名称、数量、产地、进货日期、生产日期、保质期、包装情况、索证情况，并按入库时间的先后分类存放，做到先进先出，尽量缩短储存时间，以免储存时间过长而生虫、发霉。最好做成标牌，挂在食品货架上，掌握食品进出的动态情况。

3. 分门别类储存

库房内的各类食品、食品原料与成品、成品与半成品、生品与熟品、正常食品与卫生质量有缺陷的食品、短期存放与较长期存放的食品、具有异味的食品和易于吸收气味的食品，要分开存放并有明显标识；肉类、水产、蛋、乳等易腐食品要冷藏；冷库内不可存放腐败变质食品和有异味的食品。

4. 隔墙离地存放

存放的食品应与墙壁、地面保持一定的距离，一般的要求是离地 40~50cm，离墙 30cm，以利于通风换气，货架之间应有一定的间距，中间留有通道。

5. 食品库房内不得存放有毒有害物品

食品库内不得存放变质、有异味、污秽不洁的食品；不得存放私人物品和杂物；严禁存放化肥、农药、强酸、强碱、亚硝酸盐、洗消剂等有毒有害物品，特别是外观与食品相似的有毒有害物品。

6. 建立库存食品定期检验制度

要定期检查库存食品质量，随时掌握所储存食品的保质期，防止发生霉烂、软化、发臭、虫蛀、鼠咬。发现腐败变质、超保质期的食品应及时处理。处理前必须与正常食品分开存放并有明显标记，以防继续使用。

7. 保持库房清洁

食品库房必须通风良好，门窗、地面、货架清洁整齐，库内有防潮、防尘、防蝇、防鼠设备；如是封闭式库房和设在地下室的库房还应有机械通风装置，防止食品发霉。库房应定期进行清洁消毒工作，冷库还要经常查看温度，并定期清扫和除霜。

三、 食品原料加工卫生管理

1. 原料的卫生要求

烹调加工所用的原料应保证新鲜。冷冻的肉、禽、水产品应在室温下缓慢地彻底融解。已解冻的食物不应再冷冻，避免食物质量下降，造成微生物的污染。不得使用已经腐烂变质、酸败、霉变、生虫、污秽不洁、混有异物或者出现其他感官性状异常的食品原料。

2. 食品粗加工及切配卫生要求

（1）各种食品原料在使用前应洗净，动物性食品和植物性食品应分池清洗，水产品宜在专用水池清洗，禽蛋在使用前应对外壳进行清洗，必要时消毒处理。

（2）在进行粗加工时，肉、禽、水产所用的刀、墩、案、盆、池等应与蔬菜用的分开，避免造成交叉污染。

（3）易腐食品应尽量缩短在常温下的存放时间，加工后应及时使用或冷藏。

（4）切配好的半成品应避免污染，与原料分开存放，并应根据性质分类存放。

（5）切配好的半成品应按照加工操作规程，在规定时间内使用。

（6）已盛装食品或半成品的容器不得直接置于地上，以防止食品污染。

（7）加工用容器、工具应符合餐用具卫生要求，生熟食品的加工工具及容器应分开使用并有明显标志。

3. 食品原料热加工的卫生要求

热加工如控制不严，细菌性、化学性或有毒动植物食物中毒均可发生。

（1）加热前检查原料　如发现有腐败变质或其他感官异常，不得进行烹饪加工，也不得将回收后的食品（包括辅料）经烹饪加工后再次供应。

（2）彻底加热　从食品卫生角度讲加热就是对食品进行一次消毒灭菌。若加热不彻底，细菌将残留在食品内部，极易造成食物中毒或其他食源性疾病。一般认为食品的中心温度应达到70℃以上。在加工大块肉类尤其是带骨肉或整只家禽时，应特别留意加热程度，防止里生外熟。扁豆、豆浆等植物性食品，含有天然毒素，需要经高温加热才能被破坏，若加热不彻底同样会引起食物中毒。

（3）生熟分开　即防止食品与生食品、直接食用食品与尚待加工食品的交叉污染，包括直接和间接的交叉污染。加工用的容器和用具应标上生熟标记，严防交叉使用。切忌把烹调后的食品盛放在原来盛生食品的容器里，这样极易引起食物中毒。菜点用的围边、盘花应保证清洁新鲜、无腐败变质，不得回收后再用。

（4）热菜储存温度要合适　采用水浴保温或明火加热保温时，须把食品的温度保持在60℃以上，保温温度低于这个温度，则可能加速细菌的生长繁殖；盛放在大容器的热菜散热较慢，降温时间较长，延长了食物在适合于细菌繁殖的温度范围内的存放时间。一旦食物中有耐热细菌芽孢残存或通过容器使食物再次受到污染，就会使食物变质甚至引起食物中毒，故热食品储存应避免使用过大容器。

（5）剩饭菜处理　热菜加工应做到尽量不剩或少剩，要想继续食用剩饭菜，必须妥善保存，凉透后方入熟食专用冰箱冷藏保存，切不可暴露存放在室温下。再次食用剩饭菜前，必须彻底加热，不可掺入到新的热食品中。

4. 凉菜加工的卫生要求

凉菜经过加热或消毒后，再次与刀、案、容器接触，特别是频繁与手接触，受污染的机会多，食用前又不再加热，易引起食物中毒或其他食源性疾病。

（1）具备凉菜加工的硬件条件，能做到"五专"

①专人：固定厨师专门加工凉菜。

②专室：专为加工凉菜用的加工间，不得加工其他食品，不得存放无关的物品。专设洗手池和出菜窗口；应把室温控制在25℃以下。

③专用工具：备齐专用的刀、砧板、盆、盘、抹布、墩等设备，严禁与其他部门的工具混用。

④专用消毒设备：凉菜间内设有供工具、容器、手、水果、蔬菜洗刷消毒用的设备。

⑤专用冷藏设备：凉菜间内设足够的冰箱专供存放凉菜及所用的原料。这些条件是防止凉菜污染，保证凉菜卫生的硬件基础。

（2）检查原料质量　制作凉菜的食品原料或成品应是清洁、卫生、安全的，如发现有腐败变质或其他感官性状异常的，不得进行加工。

（3）保证切拼前的食品不被污染　①生的肉、禽、水产、蛋等动物性原料必须在凉菜间外进行粗加工、热加工，热加工时应注意烧熟煮透。加热后用于制作凉菜的熟食品应放在凉菜间内冷却凉透，然后放入冰箱冷藏。切忌把热食品或未凉透的热食品直接放入冰箱，否则食品易腐败变质。冰箱所冷藏食品不应超过两天。海蜇必须用净水反复冲洗后进凉菜间，使用前用开水烫，加食醋调拌处理。②外购的熟肉制品，应及时冷藏，当天进货当天用，隔夜的熟肉应重新加热后再使用。定形包装熟肉一定要在保质期内食用。③水果、蔬菜必须在凉菜间外择洗干净，再进凉菜间消毒后放入冰箱或直接切配。各种围边菜的加工要求与凉拌菜相同。冰箱应定时除霜，确实达到冷藏的温度，一般为5℃左右。当冰箱断电或有故障时，对内存食品必须采取特殊处理措施。

（4）切拼过程严防食品污染　①凉菜间每餐（或每次）使用前应进行空气和操作台的消毒。使用紫外线灯消毒的，应在无人工作时开启30min以上。②操作人员进入专间前应更换洁净的工作衣帽，并按照洗手消毒程序将手洗净、消毒，工作时宜戴口罩。操作人员在有下列情形时应按照洗手消毒程序将手洗净、消毒：上厕所后；处理生食物后；处理弄污的设备或饮食用具后；咳嗽、打喷嚏或擤鼻子后；处理动物或废物后；触摸耳朵、鼻子、头发、口腔或身体其他部位后；从事任何可能会污染双手活动（如处理货项、执行清洁任务）后。③凉菜间内应有专用的刀、砧板、盆、盘等工具和容器，用前应消毒，用后应洗净并保持清洁。不能用切生食的刀和砧板切熟食和要拌的菜。④制作凉菜所用调味品的卫生也不能忽视，最好选好卫生安全、可直接食用的调味品。制作凉菜时最好多放些醋和蒜，既能调味又能杀菌。

（5）凉菜加工完毕应立即食用　凉菜、冷拼加工制作与食用的时间越短，安全性越高，常温下凉菜、冷拼放置4h是十分危险的，故凉菜加工完毕应立即食用。剩余尚需食用的应存放于专用冰箱内冷藏或冷冻。无适当保存条件（温度低于60℃、高于10℃的条件），存放时间超过2h的熟食品，需再次利用的应充分加热。加热前应确认食品未变质。

5. 烧烤加工卫生要求

（1）烧烤加工前应认真检查待加工食品，发现有腐败变质或者其他感官性状异常的，不得进行加工。

（2）原料、半成品应分开放置，成品应有专用存放场所，避免受到污染。

（3）烧烤时宜避免食品直接接触火焰和食品中油脂滴落到火焰上。

6. 主食、点心加工卫生要求

（1）要确保原料卫生，原料必须新鲜、无虫、无异物、无霉变、无酸败；肉馅易变质，应随用随加工。

（2）蒸米饭、炒米饭和米粉应做到尽量不剩，因为剩米饭和南方的米粉容易引起蜡样芽孢杆菌食物中毒，若有剩余应摊开凉透后冷藏，食用之前要彻底加热。

（3）不要把剩米饭掺到新蒸的米饭里。

（4）炒米饭应是用新米饭，一定要翻炒均匀，彻底加热。

（5）未用完的点心馅料、半成品点心，应在冷柜内存放，并注意保质期限。

（6）奶油类原料应低温存放。水分含量较高的含乳、蛋的点心应当在10℃以下或60℃以上的温度条件下贮存。

7. 裱花操作卫生要求

（1）专间内应当由专人加工制作，非操作人员不得擅自进入专间。

（2）专间每餐（或每次）使用前应进行空气和操作台的消毒。使用紫外线灯消毒的，应在无人工作时开启30min以上，并做好记录。

（3）专间内应使用专用的设备、工具、容器，用前应消毒，用后应洗净。

（4）蛋糕坯应在专用冰箱中冷藏。

（5）裱浆和经清洗消毒的新鲜水果应当天加工、当天使用。

（6）植脂奶油裱花蛋糕储藏温度在（3±2）℃，蛋白裱花蛋糕、奶油裱花蛋糕、人造奶油裱花蛋糕储藏温度不得超过20℃。

8. 鲜榨果汁和水果拼盘制作的卫生要求

（1）从事现榨饮料和水果拼盘制作的人员进行榨汁操作前，应穿戴干净的工作衣帽，戴口罩，并洗手消毒。

（2）果蔬汁制作场所应有专用操作台，并配备有一整套专用的设备、工具和容器。每餐次使用前应消毒，用后应洗净并在专用保洁设施内存放。

（3）用于现榨饮料和水果拼盘制作的蔬菜、水果及谷类、豆类应新鲜，未经清洗干净的不得使用。已去皮、开膛的果蔬原料需清洗时，应使用冷开水、桶装饮用水或可直接饮用的水冲洗。经去皮、开膛等加工整理后的果蔬应及时使用。

（4）用于制作现榨饮料、食用冰等食品的水，应为通过符合相关规定的净水设备处理后或煮沸冷却后的饮用水。

（5）制作现榨饮料不得掺杂、掺假及使用非食用物质。

（6）制作的现榨饮料和水果拼盘当餐用完，不得重复利用。

【技能实训】

餐饮部经理领了一只新食品温度计，校准后去试用。他先到冷藏间测量生肉温度，测量结果是2℃到5℃之间，接着他跑到顾客自助餐柜测量炒鸡蛋的温度，测量结果是63℃。他很满意他的测量结果，因为所有生食品的温度在5℃以下，所有熟食品的温度都在57℃。

请分析：餐饮部经理的行为有什么问题？结合日常生活中经历或了解的有关事例，谈谈你对食品卫生和安全的认识。

【知识拓展】

餐饮企业在招聘厨师时应注意什么？

【练习题】

1. 如何做好食品采购、验收和贮存管理？
2. 请谈谈食品原料热加工的卫生要求。配制凉菜的卫生要求有哪些。
3. 请谈谈面点制作、裱花操作、鲜榨果汁、水果拼盘制作等的卫生要求。

任务三　餐饮服务卫生管理

【引入】

服务员手指插入汤碗中挨顾客打

　　市民张先生到一小吃店点了碗鸭血粉丝汤，可服务员把汤端来时，张先生发现服务员的手指插入了汤里。为此，张先生很生气，与服务员大声争吵，最后还打了起来。

【知识介绍】

一、餐厅服务人员的卫生管理

　　（1）餐厅服务人员必须持证上岗　按照国家法规，从事餐厅服务的人员和厨师等其他餐饮从业人员一样，必须在上岗前经卫生防疫部门对身体健康状况进行检查，符合健康标准的，发给从业人员健康证书才能上岗。患有肠道传染病、肝炎、肺结核、渗出性皮炎等传染病或携带有传染性疾病病菌者，均不能从事餐厅服务工作。餐厅服务员也每年必须进行一次健康检查和参加食品卫生知识培训，工作中如发现有发烧腹泻、皮肤伤口或感染、咽部炎症等有碍食品安全病症的人员，应立即离开工作岗位，待病愈后方可重新上岗。

　　（2）养成良好的个人卫生习惯　餐厅服务人员应养成良好的个人卫生习惯，这不仅有利于从业人员自身的健康，也是展示企业形象的重要标志。餐厅服务员应养成以下良好习惯。

　　①做到"六勤"：

　　★勤洗澡、勤洗头：餐厅服务员应养成每天洗澡的卫生习惯，因为不及时洗澡，身上的汗味很难闻。特别是在夏季，客人闻到后会很反感，这样会影响服务质量。头发应经常清洗和梳理，使头发无味、无头屑。

　　★勤理发：男服务员一般两周左右理一次发，发长不过耳，不留怪发型，不留大鬓角，上班前将头发梳理整齐。男服务员还应不留长胡须。女服务员应留短发（发长不过肩），亦不能留怪发型，上班前将头发梳理整齐并盘起来，或带上发网，以防头发掉入食品中。

　　★勤换衣服：餐厅服务员应养成每天换上干净整洁服装的习惯，不仅外面的工作服要换，里面的内衣更要更换。每天还应换干净的袜子，穿合适的鞋子。

★勤刷牙：餐厅服务员应养成早晨、晚上刷牙，每次用餐后漱口的习惯。美丽洁白的牙齿，会给客人留下良好的印象。

★勤剪指甲：这是养成良好卫生习惯的基本要求。手指甲内有许多致病细菌。指甲很长很脏，在为客人上菜、斟酒时会让客人很反感。女服务员不允许涂抹指甲油，因为指甲油容易掉，客人看见手指涂有指甲油会产生联想，认为菜中也会有掉下的指甲油。服务员每星期要剪 1～2 次指甲。

★勤洗手：服务员保持手部清洁可减少疾病传播，在工作前后、大小便前后都应洗手。

②做到"八不"：

★工作期间不戴戒指、手表、手镯等珠宝首饰。

★不浓妆艳抹，不洒过多的香水。

★在工作区域内不吸烟、嚼口香糖、吃零食。

★在工作区域内不要梳理头发、喷洒发胶、修剪指甲或化妆。

★在客人面前不掏耳、剔牙、抓头皮、打哈欠、抠鼻子，不随地吐痰。

★服务前不食韭菜、大蒜和大葱等有强烈气味的食品。

★不要在离食品近的地方咳嗽、打喷嚏。

★不准穿工作服上厕所。

（3）执行良好的卫生规范　服务人员在工作中执行良好的卫生操作规范，既体现了对客人的礼貌，也是服务素质高的一种体现，具体要求有以下几点：

①开始干活前应洗手，工作过程中也应注意经常洗手，有下列动作之后应立即洗手：用手摸过头发或皮肤；擦过鼻涕或咳嗽时捂过嘴；用过手绢或卫生纸；抽过烟；上过厕所；拿过使用过的或弄脏了的餐具等。

②禁止在餐厅或厨房中抽烟、嚼口香糖或吃东西。

③餐具和食品或客人的嘴接触的部位，服务员的手尽可能不要去碰，尤其注意不能在客人面前将手触摸到以上部位。拿杯子或玻璃杯时，应拿杯把或杯子的下部，禁止拿杯子的上缘；拿餐具应拿柄，禁止拿餐勺的头、碗边、餐刀的刃部、餐叉的叉齿；端盘子、端碗或端餐碟时，应小心不要碰到食品，或把手指伸进餐具的边缘。

④服务操作时动作要轻，要将声响降低到最低限度。动作要轻，不但表现在上菜等服务上，而且走路、讲话都要体现出这个要求。

⑤餐厅内销售的各种食品，服务人员要从感观上检查其质量，如发现有不符合卫生要求的，则应立即调换。

⑥绝对不能把从盘子里滑出或掉到地上的食品拿给客人食用。

⑦掉到地上的餐具或餐巾，应立即用干净的替换。

⑧不允许对着饭菜大声说话、咳嗽或者打喷嚏，以防飞沫污染菜肴和饭食。

⑨不要把抹布或围裙搭在肩上或夹在腋下。不要把工作服穿出工作区域外。

二、 餐厅服务员在服务中的卫生管理

1. 摆台服务卫生

（1）使用干净清洁的托盘为客人服务。如有菜汤、菜汁洒在托盘内，要及时清洗。托盘是服务员的工具，要养成随时清洁托盘的好习惯。

（2）上餐盘、撤餐盘、拿餐盘的手法要正确。正确拿餐盘的手法是：四个手指托住盘底，大拇指呈斜状，拇指指肚朝向盘子的中央，不要将拇指直伸入盘内。如有些大菜盘过重时，可用双手端捧上台。

（3）运送杯具要使用托盘。拿杯时要拿杯的下半部，高脚杯要拿杯柱，不要拿杯口。任何时候都不要几个杯子套擦在一起拿，或者抓住几个杯子内壁一起拿。

（4）拿小件餐具如筷子、勺、刀叉时，筷子要带筷子套放在托盘里送给客人，小勺要拿勺把，刀叉要拿柄部。

（5）餐具有破损的，如餐盘有裂缝、破边的，玻璃杯有破口等，要立即挑拣出来，不可继续使用，以保证安全。

2. 上菜服务卫生

（1）上菜前注意观察菜肴的色泽、新鲜程度，注意有无异味，检查菜肴有无灰尘、飞虫等不洁之物；在检查菜肴卫生时，不能用手翻动或用嘴吹除，必须翻动时，要用消过毒的器具；对卫生达不到质量要求的菜肴要及时退回厨房。

（2）服务员在上菜时要用托盘，菜盘的盘底、盘边一定要保持干净，这可防止弄脏制服、餐具和台布，但切忌用抹布擦拭盘子。如不用托盘而用手端时，盛菜盘或碗下应有衬盘，这样做既防烫手，又卫生雅观。不允许用手直接端呈菜盘或碗，手指更不能接触食物。

（3）上菜时注意保持食品温度，热菜应在60℃以上，冷菜应在10℃以下。热菜应用经过高温消毒的热盘盛放，冷菜应用经过冷却的盘子盛装。

（4）在上菜时还应保证每道菜的造型和味道，在上桌时应该与厨师刚整理的菜一样，不能有任何损坏。

（5）上菜要向客人打招呼，并从客人右侧进行，防止汤水洒在客人衣服上，倒酒水饮料则从客人右侧进行。

3. 分菜服务卫生

（1）为了避免手与食品不必要的接触，分菜一律使用分菜工具。中餐分菜的工具有分菜叉（服务叉）、分菜勺（服务勺）、公用勺、公用筷、长把勺等。西餐服务的分切工具有服务车、割切板、刀、叉、勺等。

（2）使用公用筷和公用匙分菜时，左手握匙，右手用筷，通过筷子，将菜肴送至匙中。左手的服务匙应配合右手一起将菜分派在每个顾客的餐盘中。

（3）使用服务叉和服务匙时，服务员右手握住服务叉柄和服务匙柄。叉的底部朝下，匙的正面朝上，这时，服务叉在服务匙的上面，叉的底部与匙的上部相对。右食指和无名指应插在叉柄与匙柄之间，食指和大拇指控制叉与匙之间的距离，其余三指控制插柄，中指在匙的中部。在分菜时，依靠大拇指与食指控制服务叉，其余三指控制服务匙，将菜肴从菜盘中分至每个顾客的餐盘上。

（4）分派带骨的鱼菜时，应使用服务刀分派。服务员的左手可用服务匙压住鱼头，用右手刀具将鱼刺剥出后再分派。在分派带骨的禽肉时，服务员可戴上干净的手套，左手按住菜肴，右手用刀片肉，然后将禽肉正面（带皮面）朝上，整齐地摆放在餐盘上。

（5）分菜工具暂时不用，可以放置于食品中，分菜工具的柄、把朝外，或将其洗净擦干后放在带盖的工具盒中。

4. 斟酒服务卫生

（1）在给客人斟酒之前，必须严格检查酒水质量，将瓶口擦干净，如果发现瓶子破裂或有变质的酒水应及时更换。斟酒之前还应嗅查瓶塞的味道，不得使用变质酒、异味酒。

（2）酒盖或易拉罐应当着客人的面开启，不要面向客人以免气体喷溅到客人。

（3）凡是冰镇过的酒应将一块布包住瓶身，以免水滴弄湿台布及客人衣服。

（4）斟酒时，服务员应站在客人身后右侧，不要紧贴客人，但也不能离客人太远。左手拿口布，右手执住酒瓶中下部，酒瓶商标朝向客人，从客人右侧斟酒，切忌反手斟酒。

（5）斟酒时，瓶口不可搭在酒杯上，相距 1cm 为宜，以防止将杯口碰破或将酒杯碰倒；斟酒时也要掌握好酒瓶的倾斜度，防止流速过快，而使酒水冲出杯外；由于操作不慎而将酒杯碰翻时，应向宾客表示歉意，并立即另换新杯，用一块干净餐巾铺在酒迹之上。

（6）当用捧斟方式斟酒时，拿酒杯要注意卫生，对高脚杯要用手指夹住杯柱或杯脚部分，玻璃杯要拿杯底部分，手不可接触到杯口边缘。

（7）即将斟完酒时，应将酒瓶口慢慢抬起，在抬起酒瓶的同时用右手腕慢慢将瓶口向内旋转 45°，使最后一滴酒均匀分布在瓶口处，然后再用口布擦干瓶口。

5. 饮料供应卫生

（1）给客人供应饮料前，饮品应处于适当温度的环境中，例如清凉饮料必须低温存放，冷冻饮品则必须处于冷冻状态。

（2）客人使用的饮料杯必须是清洁且消毒过的。

（3）制作冰块的水应是清洁、卫生、安全，可直接饮用的水源。

（4）给客人供应冰块时，应使用冰勺、冰铲、冰夹等专用工具，禁止用手直接拿取冰块，也禁止让客人自取冰块，以防污染。

（5）给饮料杯加冰块时，应轻拿轻放，防止冰块掉入杯中溅出水滴溅到客人。

（6）给客人提供热饮料时，要端好拿稳，以免洒落烫伤客人。

6. 席间、席后的卫生

（1）在中餐服务中，服务员应适时地为顾客更换餐具，更换时要轻拿轻放，不能发出声响。当顾客用过一种酒水，再用另一种酒水时，应及时地更换酒杯。当顾客用过带鱼腥味的餐具，再上其他菜肴时，应及时地更换骨盘。当顾客吃甜菜和甜汤之前，应及时更换骨盘，并增加必要的餐具。当顾客用完风味菜肴、特色菜肴或特别味道的菜肴之后应及时更换骨盘。当顾客吃完带芡汁的菜肴之后应及时更换骨盘。当骨盘的骨刺残渣较多时，应及时更换骨盘。

（2）西餐服务时，顾客每次用完一道菜肴，服务员应当撤掉一次餐具。如果顾客将刀和叉合拢在一起，平放在餐盘上，服务员应当及时地撤掉该餐盘。连同餐刀和餐叉一起撤下，将它们放在餐盘上。

（3）服务员应用右手在客人的右边撤换餐具。撤换餐盘时，服务员右脚向前，从顾客右边接近餐桌。用右手撤盘，拇指按在盘沿上，中指和食指垫在盘底。

（4）把撤掉的餐具传到左手的托盘上，然后顺时针方向移到下一个顾客身后，从顾客右边接近顾客，以右手撤餐具，再送往洗碗间。

（5）吃自助餐时，禁止客人将用过的餐具拿回来再次添加食品，但饮料杯可以再使用。

（6）客人食用剩余的食品一般不能再给其他客人食用，以免传播疾病。

（7）所有弄脏的餐具应立即撤走，并送到洗碗间去，防止不经清洗和消毒就再次使用；对有传染病的客人使用过的餐具、用具，不要与其他客人的餐具混在一起，要单独存放、清洗，及时单独做好消毒工作。

【技能实训】

1. 餐饮业从业人员如何办理健康证？
2. 练习上菜、倒酒服务。

【知识拓展】

1. 如果上了菜后客人反映菜肴不卫生，你应该怎么办？
2. 餐厅服务人员的素质要求是什么？

【练习题】

1. 餐厅服务员应养成哪些良好的个人卫生习惯？
2. 餐厅服务中有哪些卫生规范？
3. 请谈谈餐厅服务过程中的卫生管理。

附录　中国居民膳食营养素参考摄入量（Chinese DRIs）

　　　　　　　　　中国居民膳食能量需要量（EER）

| 人群 | 能量/（kcal/d） | | | | | |
| | 身体活动水平（轻） | | 身体活动水平（中） | | 身体活动水平（重） | |
	男	女	男	女	男	女
0 岁～	—	—	90kcal/（kg·d）	90kcal/（kg·d）	—	—
0.5 岁～	—	—	80kcal/（kg·d）	80kcal/（kg·d）	—	—
1 岁～	—	—	900	800	—	—
2 岁～	—	—	1100	1000	—	—
3 岁～	—	—	1250	1200	—	—
4 岁～	—	—	1300	1250	—	—
5 岁～	—	—	1400	1300	—	—
6 岁～	1400	1250	1600	1450	1800	1650
7 岁～	1500	1350	1700	1550	1900	1750
8 岁～	1650	1450	1850	1700	2100	1900
9 岁～	1750	1550	2000	1800	2250	2000
10 岁～	1800	1650	2050	1900	2300	2150
11 岁～	2050	1800	2350	2050	2600	2300
14 岁～	2500	2000	2850	2300	3200	2550
18 岁～	2250	1800	2600	2100	3000	2400
50 岁～	2100	1750	2450	2050	2800	2350
65 岁～	2050	1700	2350	1950	—	—
80 岁～	1900	1500	2200	1750	—	—

续表

人群	能量/（kcal/d）					
	身体活动水平（轻）		身体活动水平（中）		身体活动水平（重）	
	男	女	男	女	男	女
孕妇（早）	—	+0	—	+0	—	+0
孕妇（中）	—	+300	—	+300	—	+300
孕妇（晚）	—	+450	—	+450	—	+450
乳母	—	+500	—	+500	—	+500

附表 2　中国居民膳食蛋白质、碳水化合物参考摄入量（DRIs）

人群	蛋白质				碳水化合物
	EAR/（g/d）		RNI/（g/d）		EAR/（g/d）
	男	女	男	女	
0 岁 ~	—	—	9（AI）	9（AI）	60（AI）
0.5 岁 ~	15	15	20	20	85（AI）
1 岁 ~	20	20	25	25	120
2 岁 ~	20	20	25	25	120
3 岁 ~	25	25	30	30	120
4 岁 ~	25	25	30	30	120
5 岁 ~	25	25	30	30	120
6 岁 ~	25	25	35	35	120
7 岁 ~	30	30	40	40	120
8 岁 ~	30	30	40	40	120
9 岁 ~	40	40	45	45	120
10 岁 ~	40	40	50	50	120
11 岁 ~	50	45	60	55	150
14 岁 ~	60	50	75	60	150
18 岁 ~	60	50	65	55	120
50 岁 ~	60	50	65	55	120
65 岁 ~	60	50	65	55	—
80 岁 ~	60	50	65	55	—
孕妇（早）	—	+0	—	+0	130
孕妇（中）	—	+10	—	+15	130
孕妇（晚）	—	+25	—	+30	130
乳母	—	+20	—	+25	160

附表 3　　　　　　　　常量和微量元素的 RNIs 或 AIs

人群	钙 RNI	磷 RNI	钾 AI	钠 AI	镁 RNI	铁 RNI 男	铁 RNI 女	锌 RNI 男	锌 RNI 女	锰 AI	碘 RNI	硒 RNI
					（单位：mg/d）						（单位：μg/d）	
0 岁～	200（AI）	100（AI）	350	170	20（AI）	0.3（AI）		2.0（AI）		0.01	85（AI）	15（AI）
0.5 岁～	250（AI）	180（AI）	550	350	65（AI）	10		3.5		0.7	115（AI）	20（AI）
1 岁～	600	300	900	700	140	9		4.0		1.5	90	25
4 岁～	800	350	1200	900	160	10		5.5		2.0	90	30
7 岁～	1000	470	1500	1200	220	13		7.0		3.0	90	40
11 岁～	1200	640	1900	1400	300	15	18	10.0	9.0	4.0	110	55
14 岁～	1000	710	2200	1600	320	16	18	11.5	8.5	4.5	120	60
18 岁～	800	720	2000	1500	330	12	20	12.5	7.5	4.5	120	60
50 岁～	1000	720	2000	1400	330	12	12	12.5	7.5	4.5	120	60
65 岁～	1000	700	2000	1400	320	12	12	12.5	7.5	4.5	120	60
80 岁～	1000	670	2000	1300	310	12	12	12.5	7.5	4.5	120	60
孕妇（早）	+0	+0	+0	+0	+40		+0	—	+2.0	+0.4	+110	+5
孕妇（中）	+200	+0	+0	+0	+40	—	+4	—	+2.0	+0.4	+110	+5
孕妇（晚）	+200	+0	+0	+0	+40	—	+9	—	+2.0	+0.4	+110	+5
乳母	+200	+0	+400	+0	+0	—	+4	—	+4.5	+0.3	+120	+18

附表 4　　　　中国居民膳食脂溶性维生素参考摄入量（DRIs）

人群	维生素 A /（μgRAE/d） RNI 男	维生素 A /（μgRAE/d） RNI 女	维生素 D /（μg/d） RNI	维生素 E /（mgα - TE/d） AI	维生素 K /（μg/d） AI
0 岁～	300（AI）		10（AI）	3	2
0.5 岁～	350（AI）		10（AI）	4	10
1 岁～	310		10	6	30
4 岁～	360		10	7	40
7 岁～	500		10	9	50
11 岁～	670	630	10	13	70
14 岁～	820	630	10	14	75
18 岁～	800	700	10	14	80

续表

人群	维生素 A / （μgRAE/d）		维生素 D / （μg/d）	维生素 E / （mgα – TE/d）	维生素 K / （μg/d）
	RNI		RNI	AI	AI
	男	女			
50 岁 ~	800	700	10	14	80
65 岁 ~	800	700	15	14	80
80 岁 ~	800	700	15	14	80
孕妇（早）	—	+0	+0	+0	+0
孕妇（中）	—	+70	+0	+0	+0
孕妇（晚）	—	+70	+0	+0	+0
乳母	—	+600	+0	+3	+5

附表 5　　中国居民膳食水溶性维生素参考摄入量（DRIs）

人群	维生素 B$_1$ / （mg/d）		维生素 B$_2$ / （mg/d）		叶酸 / （μgDFE/d）	生物素 / （μg/d）	维生素 C / （mg/d）
	RNI		RNI		RNI	AI	RNI
	男	女	男	女			
0 岁 ~	0.1 （AI）		0.4 （AI）		65 （AI）	5	40 （AI）
0.5 岁 ~	0.3 （AI）		0.5 （AI）		100 （AI）	9	40 （AI）
1 岁 ~	0.6		0.6		160	17	40
4 岁 ~	0.8		0.7		190	20	50
7 岁 ~	1.0		1.0		250	25	65
11 岁 ~	1.3	1.1	1.3	1.1	350	35	90
14 岁 ~	1.6	1.3	1.5	1.2	400	40	100
18 岁 ~	1.4	1.2	1.4	1.2	400	40	100
50 岁 ~	1.4	1.2	1.4	1.2	400	40	100
65 岁 ~	1.4	1.2	1.4	1.2	400	40	100
80 岁 ~	1.4	1.2	1.4	1.2	400	40	100
孕妇（早）	—	+0	—	+0	+200	+0	+0
孕妇（中）	—	+0.2	—	+0.2	+200	+0	+15
孕妇（晚）	—	+0.3	—	+0.3	+200	+0	+15
乳母	—	+0.3	—	+0.3	+150	+10	+50

注：“—”表示未指定参考值；“＋”表示在同龄人群参考值基础上的额外增加量。

参考文献

1. 刘爱月. 食品营养与卫生. 第二版. 大连：大连理工大学出版社，2012.
2. 王丽琼. 食品营养与卫生. 北京：化学工业出版社，2008.
3. 林海，杨玉红. 食品营养与卫生. 武汉：武汉理工大学出版社，2011.
4. 李凤林，夏宇. 食品营养与卫生学. 北京：中国轻工业出版社，2008.
5. 田克勤. 食品营养与卫生. 第三版. 大连：东北财经大学出版社，2007.
6. 莫慧平. 食品卫生与安全管理. 北京：中国轻工业出版社，2007.
7. 吴肖淮，高臣，陈冬梅. 饮食营养与卫生. 北京：科学出版社，2012.
8. 曾洁. 烹饪化学. 北京：化学工业出版社，2013.
9. 严祥和. 烹饪化学. 杭州：浙江大学出版社，2009.
10. 葛可佑. 公共营养师. 北京：中国劳动社会保障出版社，2007.
11. 杨月欣. 公共营养师（三级）. 北京：中国劳动社会保障出版社，2007.
12. 杨月欣. 营养配餐和膳食评价实用指导. 北京：人民卫生出版社，2008.
13. 杨月欣. 中国食物成分表（2002）. 北京：北京大学医学出版社，2002.
14. 杨月欣. 中国食物成分表. 第二版. 北京：北京大学医学出版社，2009.
15. 李勇，孙长颢. 营养与食品卫生学实习指导. 北京：人民卫生出版社，2007.
16. 吴坤. 营养与食品卫生学. 第五版. 北京：人民卫生出版社.
17. 中国营养学会. 中国居民膳食营养素参考摄入量. 北京：中国轻工业出版社，2013.
18. 中国营养学会. 中国居民膳食指南（2007）. 拉萨：西藏人民出版社，2008.
19. 王喜生. 人体营养状况的评价方法. 天津：天津科学技术出版社，2005.
20. 卫生部卫生监督中心标准处. 食品卫生标准及相关法规汇编. 北京：中国标准出版社，2005.
21. 王尔茂. 食品营养与卫生. 北京：科学出版社，2004.
22. 刘志皋. 食品营养学. 北京：中国轻工业出版社，2005.
23. 李世敏. 应用营养学与食品卫生管理. 北京：中国农业出版社，2009.
24. 陈炳卿. 营养与食品卫生学. 北京：中国轻工业出版社，2006.

25. 赵笑虹. 食品安全学概论. 北京：中国轻工业出版社，2010.

26. 刘海珍. 营养与食品卫生. 广州：广东旅游出版社，2009.

27. 天津轻工业学院食品工业教学研究室. 食品添加剂. 第二版. 北京：中国轻工业出版社，2003.

28. 霍军生. 现代食品营养与安全. 北京：中国轻工业出版社，2005.

29. 郭红卫. 营养与食品安全. 上海：复旦大学出版社，2005.

30. 邹翔. 餐饮业 HACCP 实用教程. 北京：北京出版社，2004.

31. 中华人民共和国卫生部. 餐饮业和集体用餐配送单位卫生规范. 北京：中国法制出版社，2005.

32. 卫生部. 中华人民共和国食品卫生法. 北京：中国法制出版社，2003.

33. 卢一. 烹饪营养学. 成都：四川人民出版社，2003.

34. 凌强. 食品营养与卫生安全. 北京：旅游教育出版社，2006.